Angela Pfotenhauer und
Elmar Lixenfeld

Mit Fotografien von
Gert Schütze und
Sigrid Schütze-Rodemann

Romanik
in Sachsen-Anhalt

Im Verlag der
Deutschen Stiftung
Denkmalschutz

MONUMENTE Edition

»Vom 12. bis zum 20. Jahrhundert stritten Historiker darüber, ob mit den Ottonen die fränkische Geschichte fortdauerte oder die deutsche begann. Bis heute ist keine abschließende Einigung erzielt worden. Die Ottonen schufen die Voraussetzungen einer deutschen Geschichte und besaßen an ihren Anfängen entscheidenden Anteil. Doch als Herrscher über das Frankenreich und das Römerreich wußten sie davon noch nichts.« (Schneidmüller in Kat. Europas Mitte 2000, 688)

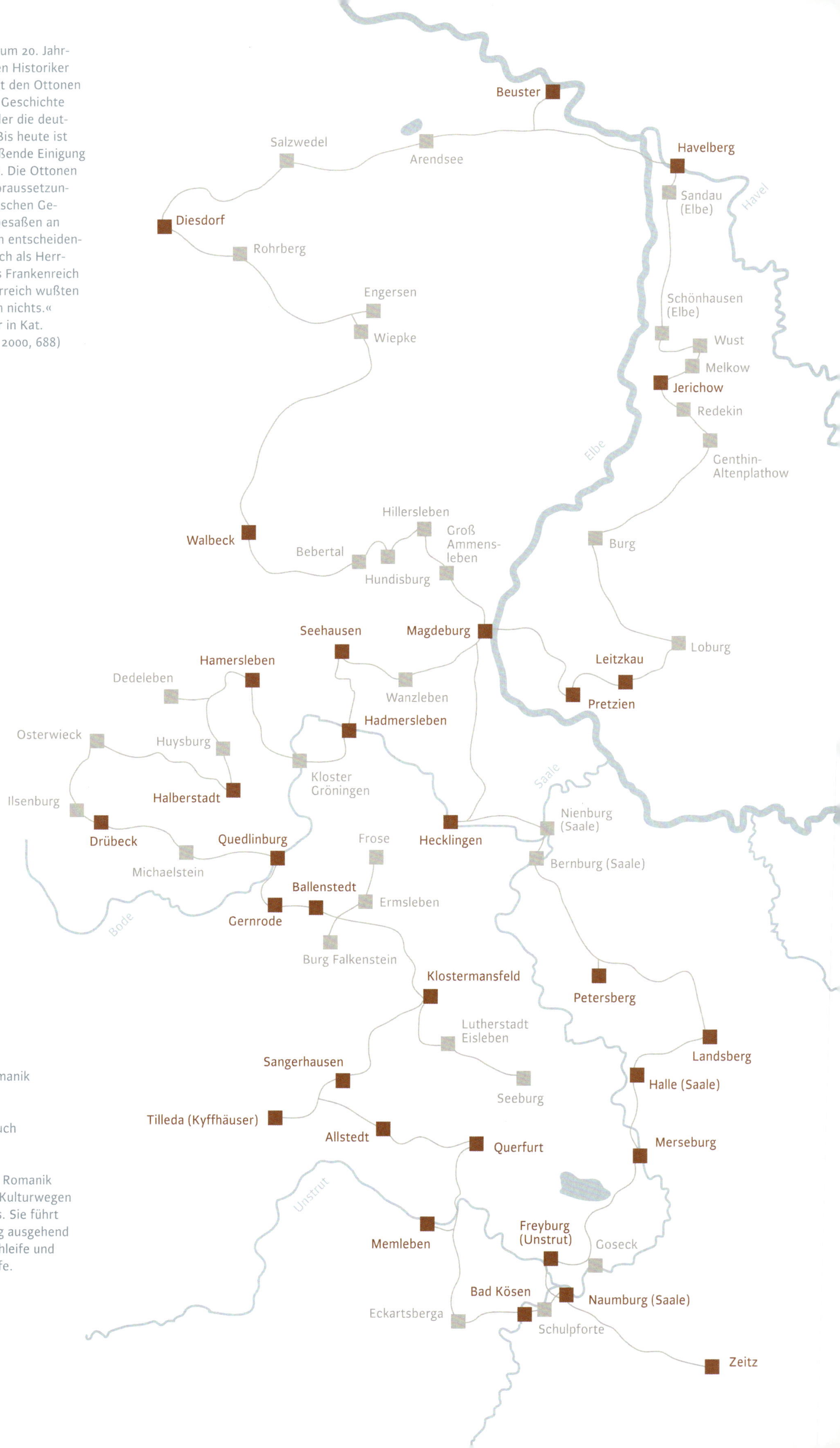

Orte auf der Straße der Romanik

Orte, die im Buch bebildert sind

Die Straße der Romanik gehört zu den Kulturwegen des Europarats. Sie führt von Magdeburg ausgehend in eine Nordschleife und eine Südschleife.

Inhaltsverzeichnis

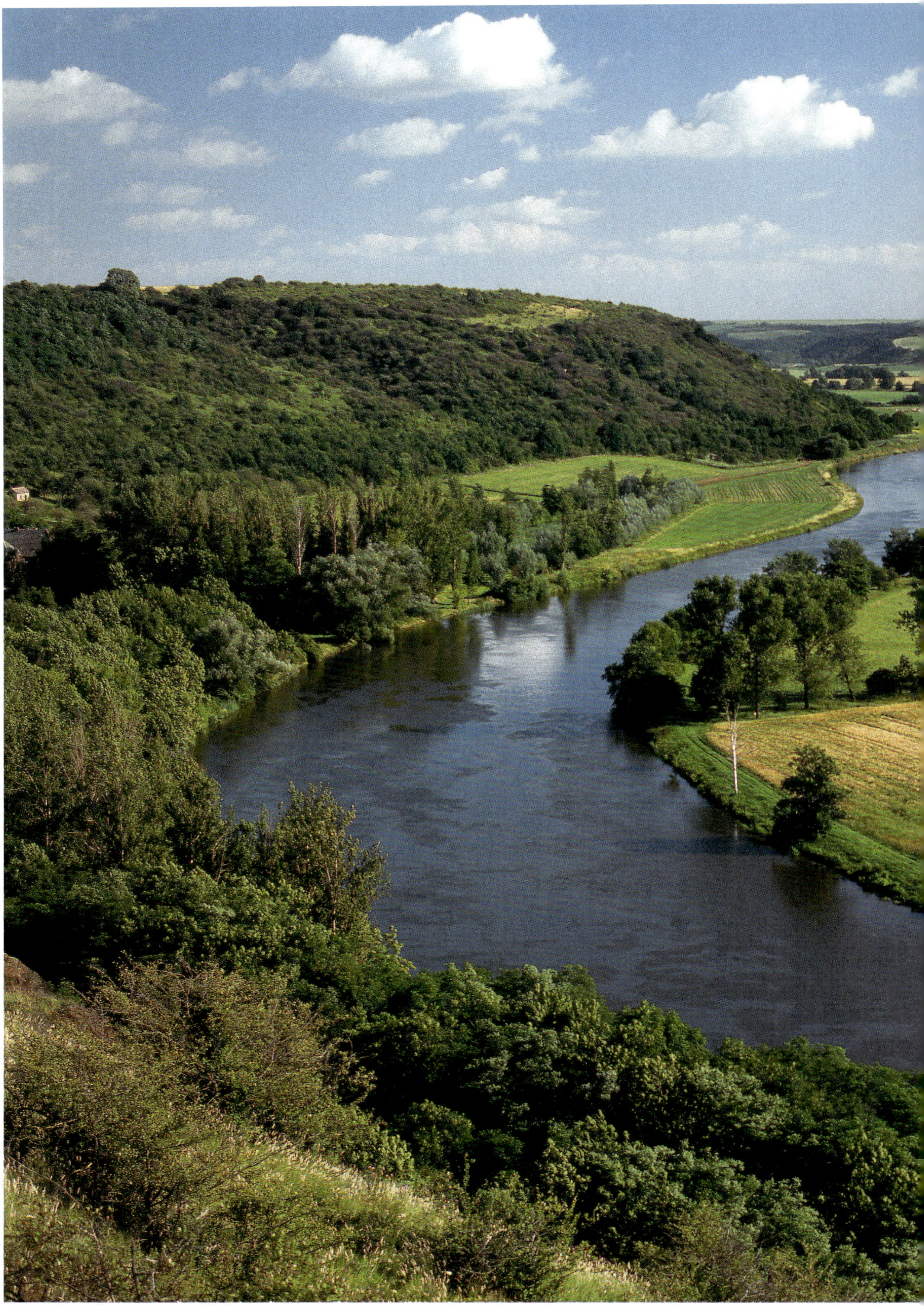

Saaletal

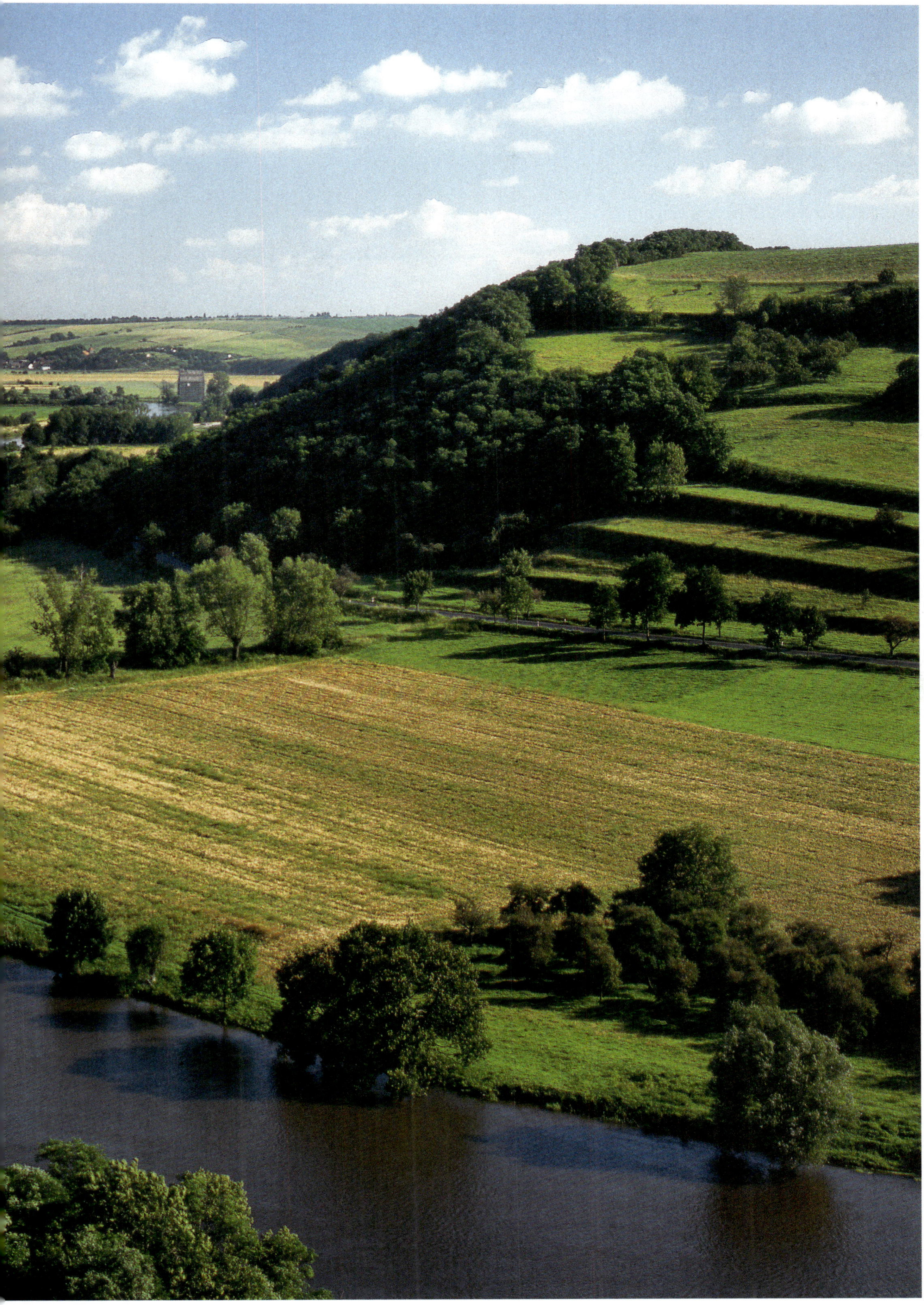

Zu verstehen ist noch, dass man die Romanik als ersten internationalen ›Stil‹ in Westeuropa bezeichnet und dass mit der ›ottonischen Architektur‹ im 10. Jahrhundert der Auftakt zur Romanik beginnt. Doch wieso gehört die nach Otto dem Großen genannte Herrscherfamilie zu den ›Sachsen‹, deren Herrschaftsgebiet im heutigen Sachsen-Anhalt liegt?

Die Sachsen in Sachsen-Anhalt?

Wie kommen die Ottonen nach Sachsen?

Die Antwort ist einfach: Die damaligen Könige machten nicht an den Grenzen der heutigen Bundesländer Halt, und niemand verordnete oder definierte, ab sofort ›ottonisch‹ zu bauen. Ottonische Architektur und deren Nachfolgebauten finden wir heute in westdeutschen Städten wie Köln, Essen, Soest, Hildesheim und Paderborn, aber nirgends in einer derartigen Dichte wie im östlichen Niedersachsen und vor allem in Sachsen-Anhalt.

Niedersachsen machte durch die touristische Route ›Wege zur Romanik‹ auf seine Baudenkmale in Braunschweig, Hildesheim, Salzgitter, Goslar und Königslutter aufmerksam. Sachsen-Anhalt eröffnete 1993 eine fast eintausend Kilometer lange Route in Form einer liegenden Acht, in deren Schnittpunkt die Landeshauptstadt Magdeburg liegt. Man nannte sie die ›Straße der Romanik‹. Heute gehören mehr als 80 Bauwerke dazu.

Eine Landkarte, die die strategisch wichtigen Flüsse und Gebirge zeigt, veranschaulicht, warum wir heute noch so viele romanische Großbauten entlang der Elbe, Saale und Unstrut finden. Zu bedenken ist auch, dass das Gebiet des heutigen Sachsen-Anhalt vor tausend Jahren dichter besiedelt war.

Romanische Architektur ist Herrschaftsarchitektur. Sie setzt eindeutige Zeichen in die Landschaft, für die eigenen Leute wie für die Gegner. Flüsse bedeuteten Grenzen, oft lange umkämpft, und daher als Grenzlinie zu befestigen. Aus der Ferne sichtbare Burgen und Klöster wirkten als Bastionen, die unmissverständlich angaben, dass dort bereits jemand Besitzansprüche erhoben hatte und man sich möglicherweise in Feindesland befand. Wer aber kämpfte gegen wen?

Ottonische Architektur ist Herrschaftsarchitektur

Die Bauten selbst geben noch heute eine klare Antwort. Es sind Stadtkirchen, Bischofskirchen (Dome), Klöster und Burgen: Zeichen der Sieger. Es siegten entlang der Havel, Elbe, Saale und Unstrut nach jahrzehntelangen erbitterten Kämpfen Christen gegen Nichtchristen, frankisierte Sachsen gegen Slawen. Wer die Dome in Havelberg und Magdeburg, die Hundisburg oder Halberstadt vom Fluss aus sieht, erahnt die Abschreckungswirkung der Steinmauern. Wer die Burgen Saaleck und Rudelsburg in Bad Kösen, Schloss Neuenburg in Freyburg, Burg Allstedt oder Querfurt schon von weitem auf einem Felsmassiv erblickt und von dort den Blick in die fruchtbare Weite der Landschaft genießt, dem wird bewusst, dass es der gleiche weite Ausblick war, der vor tausend Jahren die Grundsteinlegung an einem strategisch klug gewählten Stützpunkt veranlasste.

Worum ging es? Um Landgewinn, Bodenschätze – davon zeugt noch heute das Bergwerk Rammelsberg bei Goslar – und innere Sicherheit. Dies schloss die selbstverständliche Aufgabe jedes christlichen Herrschers ein, das Christentum zu verbreiten und Andersgläubige zu missionieren. Die Landnahme Europas durch die Franken und Sachsen ging als ›Christianisierung‹ in die Geschichtsbücher ein. Zeitgenössische Quellen beschreiben es daher als gottgewollten Sieg, wenn ein Slawenfürst aufgab, wenn er überlief oder sich unterwarf, vor allem aber: sich taufen ließ. In der Tat war es der Adel, die Führungsschicht, die zuerst überlief, oder, in der Sprache der Zeit formuliert, erkannte, wer wahres Königsheil besaß.

Von den Karolingern zu den Ottonen

Bereits die Karolinger, die herrschende fränkische Familie, hatten das Imperium weit nach Osten ausgedehnt. Nach mehr als dreißig Jahren gelang ihnen unter Kaiser Karl dem Großen der Sieg über die Sachsen (Sachsenkriege 772–804). Die Karolinger gründeten in dem eroberten Land Pfalzen und Bistümer und schoben damit die Grenze ihres fränkischen Reiches um 300 Kilometer nach Osten, bis zur Elbe, vor.

Sieger und Besiegte wuchsen über mehrere Generationen zusammen, sächsische Adelsfamilien heirateten in fränkische hinein, Sachsen wurden zu Bischöfen und Grafen ernannt, gründeten Klöster und verteidigten nun ihrerseits ›ihre‹ Ostgrenze. Als das Frankenreich unter Karls Erben immer weiter zersplitterte, waren die Sachsen längst ›frankisiert‹, die Adligen in Führungspositionen aufgestiegen, und eine dieser Familien trat besonders hervor: die reiche Familie der Liudolfinger, die später Ottonen genannt wurden.

Chronisten wie Bischof Thietmar von Merseburg (er schreibt bis 1018), die Äbtissin Hrotsvit (Roswitha) von Gandersheim und der Mönch Widukind von Corvey (beide um 970) waren hochgebildete Geistliche, die Schilderungen von dieser aufstrebenden Familie hinterließen. Ihre – überaus parteiischen – Berichte durchzieht neben der Vorstellung einer gottgewollten Herrschaft der Stolz auf die Leistungen der sächsischen Könige. Die Erfolge der Ottonen bei der Christianisierung der ›Heiden‹ werden als gerechter, letztlich siegreicher Kampf im Sinne Gottes empfunden und beschrieben.

Politik und Religion sind im Mittelalter untrennbar verbunden, gebaut wird im Dienste des christlichen Auftrages. So beschreibt der große Kenner mittelalterlicher Baukunst, Hans Jantzen, treffend: »Die ottonische Kunst ist eine in hohem Maße aristokratische Kunst. Zunächst in dem Sinne, dass die Auftraggeber den höchsten Ständen des Reiches angehören. Die Kaiser selbst wie die Angehörigen des kaiserlichen Hauses sind in zahlreichen Fällen vertreten. Als Bauherren kennen wir, um nahegelegene Beispiele zu nennen, Heinrich I. in Quedlinburg und Merseburg, Otto I. in Magdeburg, Heinrich II. in Bamberg und Basel, Bruno, den Bruder Ottos d. Gr., in Köln und Soest, Mathilde, eine Enkelin gleichfalls Ottos des Großen, in Essen. In weitaus größerem Umfange kommen dann die Reichsbischöfe in Betracht, von denen wiederum viele dem Königshause verwandt waren oder die doch den vornehmen Familien entstammen. Ihre Bedeutung als Bauherren ist kaum hoch genug einzuschätzen.« (Jantzen 1947, 9).

Ein Jahrhundert ottonische Baukunst etwa 920 bis 1030

Wenn wir ›Stile‹ nach Dynastien unterscheiden in karolingisch, ottonisch, salisch usw., benutzen wir Stilbegriffe, die über den dynastischen Zeitraum hinausgreifen und die helfen sollen, die Kunst einzuordnen. Hans Jantzen bemerkte zum Ottonischen: »Indessen steht die ottonische Kunst nicht mit einem Schlage als fertige da. Sie ist weder schnell gewachsen, noch ist sie für uns leicht überschaubar. Im letzten Drittel des 10. Jahrhunderts mehren sich die Zeugnisse, und um die Jahrtausendwende gewinnt sie eine Blüte von höchster leuchtender Färbung.« (Jantzen 1947, 8/9).

Ottonische Kunst entsteht etwa zwischen 920 und 1030. Wenn gerade in Sachsen-Anhalt so viel gebaut wurde, dann liegt das daran, dass der Familie dieses Land gehörte. Die Erträge aus den Bergwerken im Harz und der Handel machten die Liudolfinger zu einer reichen Familie. Ihre Kriegszüge gegen die militärisch unterlegenen Slawen brachten viel Geld. Gefangene wurden als Sklaven über Prag nach Venedig und Córdoba verkauft.

Da ottonisches Bauen nicht unvermittelt mit dem Tode Heinrichs II. 1024 und dem Dynastiewechsel zu den Saliern aufhört, spricht man um 1050 noch von spätottonischen Bauten, während man danach meint, Frühsalisches definieren zu können. Stilistisch gelten folgende Zeitspannen:

ottonisch	920/30–1000
spätottonisch	1000–1030/50
frühsalisch	1030/50–1080

Über die Ottonen, ihren Aufstieg unter Heinrich I. und Otto I. und ihre Ideologie, das römische Imperium fortzusetzen, gibt es umfangreiche Darstellungen, die zum Ottonenjahr 2001 um weitere Bücher ergänzt wurde. Die folgenden Stichworte zu den fünf Ottonenkönigen verstehen sich daher als grober zeitgeschichtlicher Hintergrund zum Verständnis der Bauten.

Der Aufsteiger Heinrich I. *um 876 Regierungszeit 919–936

Unter dem ersten zum König erhobenen Ottonen erlebt das Frankenreich noch die Ungarn als Bedrohung aus dem Osten, so dass sich Heinrich 933 mit einem Sieg über die berittenen Krieger (bei Riade an der Unstrut) und einer ausgehandelten neunjährigen Friedenszeit das Ansehen und die Führungsposition im ostfränkischen Reich erwerben kann.

Klugerweise lässt er sich von den anderen zum König (Rex) ausrufen und nennt sich im Unterschied zu den karolingischen Herrschern diplomatisch

›Erster unter Gleichen‹ (›Primus inter pares‹). Als Aufsteiger, der die ruhmvolle, aber geschwächte Dynastie der Karolinger ablöst, muss er zunächst seine Macht festigen.

Er kämpft nicht mehr gegen die Fürsten (Duces), wie oft die Karolinger, sondern bindet sie durch sog. Amicitiae-Verträge ›freundschaftlich‹ an sich. Die gewachsene Stellung der sog. Stammesherzogtümer respektiert er, schafft damit inneren Frieden und die Grundlage für die ottonische Hegemonie in Westeuropa.

929 regelt er in der ›Hausordnung‹ die Erbfolge weitblickender als die Karolinger, indem er seinen ältesten Sohn Otto zum alleinigen Nachfolger bestimmt.

Heinrich erobert 927/928 die slawische Brandenburg und errichtet 929 in Meißen eine Burg. Damit installiert er Stützpunkte für die späteren Eroberungen östlich von Elbe und Saale. Aus der Regierungszeit dieses ersten Ottonen sind fast nur Wehrbauten überliefert. Die Holz- und Fachwerkhäuser der Slawen wurden nur archäologisch nachgewiesen.

Heinrich I. stirbt etwa 60-jährig am 2. Juli 936 in seiner Pfalz Memleben und wird in Quedlinburg bestattet.

Der Namensgeber Otto I. der Große *23. Nov. 912 Regierungszeit 936–973

Otto wird mit fast 24 Jahren am 7. August 936 in Aachen zum König und mit 50 Jahren 962 in Rom zum Kaiser gekrönt. Als Kaiser herrscht er auch, anknüpfend an das römische Reich Karls des Großen, über Oberitalien und Rom.

Otto ist zweimal rechtmäßig verheiratet, zuerst mit der angelsächsischen Prinzessin Edgith (Editha), danach mit der viel jüngeren Burgunderin und italischen Königswitwe Adelheid. Aus dieser zweiten Ehe stammt der Thronfolger Otto. Adelheid sollte Ehemann und Sohn um viele Jahre überleben und mit ihrer Schwiegertochter Theophanu die Herrschaft für den minderjährigen Enkel Otto III. sichern.

»Von dem Namen Ottos des Großen strahlt ein vielfacher Glanz aus, der eine neue Vorstellung vom Abendland ankündet, denn ihm gelang die Verwirklichung der Idee des christlichen Kaisertums abendländischer Prägung.« (Jantzen 1947, 7)

Otto I. erringt 955 in der berühmten Schlacht auf dem Lechfeld (bei Augsburg) den entscheidenden Sieg über die Ungarn. Damit befreit er nicht nur Sachsen, sondern auch Italien, Frankreich und Burgund von großer Sorge und kann die so gewonnene Vormachtstellung nutzen.

Diplomatische Verbindungen und Fernhandelsstraßen verbinden die sächsischen Gebiete mit dem Kalifat von Córdoba, dem oströmischen Reich und mit Böhmen. Über Prag und Venedig gelangen arabische Waren nach Sachsen. Im Gegenzug werden Erze, Silber, Wachs, Bernstein, Waffen und nicht zuletzt Menschen über Venedig an die Araber bis ins fatimidische Afrika verkauft, wo sie den Mameluken als Soldaten zu dienen haben.

Seit Ottos Sieg 955 werden aufwendige Großbauten geplant. Noch 955 beschließt er, das Erzbistum Magdeburg zu gründen. Dieser Dom Ottos I. wird 1208 durch den heutigen, gotischen Dom ersetzt.

Ein Jahrzehnt nach der Kaiserkrönung in Rom gelingt es Otto I., die byzantinische Prinzessin Theophanu als Ehefrau für seinen Sohn und Thronfolger Otto II. zu gewinnen. Damit bekommt die Beziehung zu Ost-Rom eine Form, die weitere Handelsverbindungen nach sich zieht.

Otto I. versteht sich in der Aachennachfolge Karls des Großen als Erneuerer des fränkischen Reiches (›Renovatio Imperii Francorum‹) und lässt sich deshalb in Aachen zum König krönen. Doch sein Herrschaftszentrum verlagert er nach Sachsen, an der Ostgrenze des Reiches.

Mit dem ›Privilegium Ottonianum‹ zwingt Otto I. den Papst, fortan vor seiner Wahl auf den deutschen Kaiser den Treueid zu schwören. Das sächsische und das italische Reich sind damit vereint.

Seinen Bruder Brun setzt Otto I. als Erzbischof von Köln ein. Seinen Bruder Heinrich macht er zum Herzog von Bayern, seinen außerehelichen Sohn Wilhelm zum Erzbischof von Mainz und seinen Sohn Liudolf zum Herzog von Schwaben. Als Stützpunkte für die Grenzsicherung gründet Otto I. die Bistümer Havelberg und Brandenburg (948).

Otto stirbt am 7. Mai 973 in Memleben. Er wird in Magdeburg bestattet.

Der glücklose Sohn Otto II. *955 Regierungszeit 973–983

Otto I. hatte vorsorglich seinen sechsjährigen Sohn Otto 961 in Aachen zum Mitkönig und 967 in Rom zum Mitkaiser krönen lassen. Mit 18 Jahren wird Otto II. 972 in Rom mit Theophanu verheiratet. Die Nichte des byzantinischen Kaisers wird auch zur weströmischen Kaiserin gekrönt. 973 tritt Otto II. unangefochten die Nachfolge seines Vaters an. Missions- und Kaiserpolitik gehen eine noch engere Verbindung ein. Otto II. stirbt unerwartet am 7. Dezember 983 mit 28 Jahren in Rom und wird in Alt-St. Peter beigesetzt.

Weitblickend hatte Otto II. seinen dreijährigen Sohn Otto in Verona zum Nachfolger wählen und in Aachen zum König krönen lassen. Die 24-jährige griechische Kaiserwitwe Theophanu setzt sich gegen die Konkurrenz durch, übernimmt die Herrschaft und regiert acht Jahre lang für ihren minderjährigen Sohn das römische Reich. Zu ihren Beratern zählen Erzbischof Willigis von Mainz und Kanzler-Bischof Hildibald von Worms. Als Theophanu (geb. ca. 959) 991 mit 32 Jahren stirbt, ist der Thronfolger Otto III. elf Jahre alt. Die Kaiserin wird in das Kölner Kloster St. Pantaleon überführt. Nach ihrem Tod führt ihre Schwiegermutter Adelheid, die Witwe Ottos I., drei Jahre lang die Regierungsgeschäfte für ihren minderjährigen Enkel weiter.

Der europäische Römer Otto III. *980 Regierungszeit 983–1002

Otto III. tritt nach dem Tod seiner Großmutter Adelheid 994 mit 14 Jahren die Regentschaft an. Er wird am 21. Mai 996 in Rom zum Kaiser gekrönt und verlagert das Herrschaftszentrum von Sachsen nach Rom. Von griechischen Lehrern und gebildeten Bischöfen wie Bernward von Hildesheim, Williges und Hildebald erzogen, spricht Otto III. fließend lateinisch und griechisch. Seinen Vetter Brun erhebt er zum ersten deutschen Papst (Gregor V.). Otto nennt sich ›Romanorum Imperator Augustus‹ und will ausdrücklich das römische Reich aufrecht erhalten (›Renovatio Imperii Romanorum‹), wie in seiner Bleibulle 998 formuliert. Ein Denken in Staaten liegt ihm fern, ihm geht es um die Ideologie. Rom als Mittelpunkt des Imperium und des Sacerdotium sind eins, Rom wird der Mittelpunkt des Reiches. Wenn sich Otto III. in Italien aufhält, vertritt ihn in Sachsen seine Tante, die Äbtissin Mathilde von Quedlinburg, und nach deren Tod seine Schwester, Äbtissin Adelheid.

Otto III. pilgert im Jahre 1000 ins polnische Gnesen (Gniezno) zu Fürst Bolesław Chrobry, erhebt Gnesen zum Erzbistum und begründet damit die Geschichte der eigenständigen polnischen Kirche.

In Italien stirbt Otto III. unerwartet früh mit etwa 22 Jahren (am 24. Januar 1002), kinderlos, ohne geregelte Thronnachfolge. Der Kölner Erzbischof Heribert überführt ihn nach Aachen, wo Otto III. neben Karl dem Großen bestattet wird.

Der bayerische Sachse Heinrich II. *973 Regierungszeit 1002 – 1024

Nach dem plötzlichen Tod Ottos III. setzt sich nach einigen Machtkämpfen Herzog Heinrich von Bayern durch. Er ist der Enkel des gleichnamigen Großvaters, der damit in der dritten Generation der Bayernherzöge den begehrten Königsthron besteigt. Zu seinen Beratern zählen die Äbte Bernward und Goderam von Hildesheim sowie Bischof Thietmar von Merseburg, der wie kein anderer die historische Sichtweise auf die Ottonen beeinflusst hat.

Heinrich II. verlagert das Reichszentrum zwar wieder von Rom in den Norden und knüpft ausdrücklich an die Tradition der fränkischen Könige (›Renovatio Regni Francorum‹) an. Doch die ›alten‹ ottonischen Orte wie Quedlinburg und Magdeburg sind für den Bayern weniger wichtig als neue Pfalzgründungen in Bamberg oder Goslar.

Bis zu Heinrich II. dienten Pfalzen und Reichsklöster als Aufenthaltsorte der umherziehenden Kaiser. Unter Heinrich gewinnen dann die Bischofsstädte an Bedeutung. Die Bischöfe gehören in ottonischer Zeit zur engsten Verwandtschaft des Königs und unterstützen die Eroberungen. Bischöfe sind Stadtherren mit allen Rechten, die ein eigenes Heer unterhalten und Münzen prägen dürfen. Unter dem letzten Ottonen werden die Reichskirche und das Königtum noch enger verbunden. Schaltstelle der Macht ist die Institution der ›Hofkapelle‹, die Bildungs- und Ausbildungsstätte für Adelige und Bischöfe.

Heinrich II. beschenkt die Kirchen überaus großzügig. Er stirbt am 13. Juli 1024 in seiner Pfalz Grone und wird im Bamberger Dom bestattet. 1146 wird er heilig gesprochen.

Mit Heinrichs Tod erlischt 1024 die männliche Linie der ottonischen Familie. Die Sachsen werden abgelöst durch Konrad II., einen Salier (Franken). Damit verschiebt sich das Zentrum der Herrschaft endgültig von Sachsen wieder nach Westen, zum Oberrhein.

Stammtafel der Ottonen

Die Ottonen werden nach ihrem Stammvater auch Liudolfinger genannt. Die Stammtafel beginnt unten links mit Liudolf, dem Großvater des ersten Sachsenkönigs Heinrich I. Sie endet mit Heinrich II., dem letzten Sachsenkönig aus dem Hause Bayern.

- dynastisch entscheidende Ehebündnisse
- König
- Kaiser

Die Schautafel will im Unterschied zu den gängigen Stammbäumen vor allem zeigen, dass Personen nicht nacheinander leben und Generationen sich nicht ablösen. Biographien verlaufen parallel zueinander und Regierungszeiten überschneiden sich. Manche Herrscher, wie Otto III., leben und regieren nur kurz – andere hingegen, wie etwa sein Großvater Otto I., ungewöhnlich lang.

Otto III. *980, †1002 König 983, Kaiser 996
Theophanu *um 956, †991 Kaiserin 973
Otto II. *955, †983 König 961, Kaiser 973
Ezzo Pfalzgraf bei Rhein
Mathilde *979, †1025
Sophia *978, †1039 Äbtissin von Gandersheim und Essen 1002–1039
Adelheid *977, †1043 Äbtissin von Quedlinburg 999–1043 und Gandersheim 1039–1043
Adelheid von Burgund *um 932, †999 Königin 951, Kaiserin 962–973
Otto I. der Große *912, †973 König 936, Kaiser 962
Edgith *um 910, †946
Mathilde *um 955, †999 Äbtissin von Quedlinburg 966–999
Konrad Herzog von Lotharingien
Liudgard *um 931, †953
Ida von Schwaben
Liudolf von Schwaben *930, †957
Wilhelm (unehelich) *929, †968 Erzbischof von Mainz 954–968

Die fünf Ottonenherrscher und Beispiele für die in ihrer Herrschaftszeit entstandenen Bauwerke

Heinrich I.
Regierungszeit 919–936
Vor allem Wehrbauten (Ausbau der Brandenburg und der Meißener Burg) und die Westkrypta in Quedlinburg. Urkundlich ist überliefert, dass er in seiner Merseburger Pfalz seinen Sieg über die Ungarn darstellen ließ.

Otto I. der Große
Regierungszeit 936–973
›Ottonisch‹
920/30–1000
Quedlinburg, St. Servatii-Stift (936). Walbeck, Klosterkirche (nach 942). Werden, St. Ludger (943) und St. Klemens (957). Trier, St. Maximin, Außenkrypta (949/52 oder karolingisch). Magdeburg, Mauritiuskloster mit Krypta (nach 942, 1208 abgebrochen). Köln, Dom VII (953–965). Gernrode, Stiftskirche (959) mit Krypta (961). Köln, St. Pantaleon I (966–984)

Otto II.
Regierungszeit 973–983
Memleben mit Krypta (um 980, nur ergraben). Münster, Dom (967–993). Mettlach, sogenannter Alter Turm (977). Berühmt ist die Heiratsurkunde der Theophanu (972, Original im Staatsarchiv Wolfenbüttel, Faksimile in Köln St. Pantaleon).

Otto III.
Regierungszeit 983–1002
Köln, St. Pantaleon II (wohl 984–996/1000). Lüttich, St. Denis (gegr. 987). Werden, St. Lucius II (nach 995). Insel Reichenau (um 1000 entstehen Oberzell, St. Georg, Niederzell, St. Peter und Paul sowie Mittelzell, Marienkirche). Berühmt ist auch das Evangeliar Ottos III.

Heinrich II.
Regierungszeit 1002–1024
›Spätottonisch‹
1000–1030/50
Zyfflich (1003). Gandersheim (1007). Paderborn, Dom (1009 ff.). Merseburg, Dom (1015, unter Thietmar von Merseburg begonnen). Hildesheim, St. Michael, (1010–22). Berühmt ist auch das Perikopenbuch Heinrichs II.

Genealogie der Macht

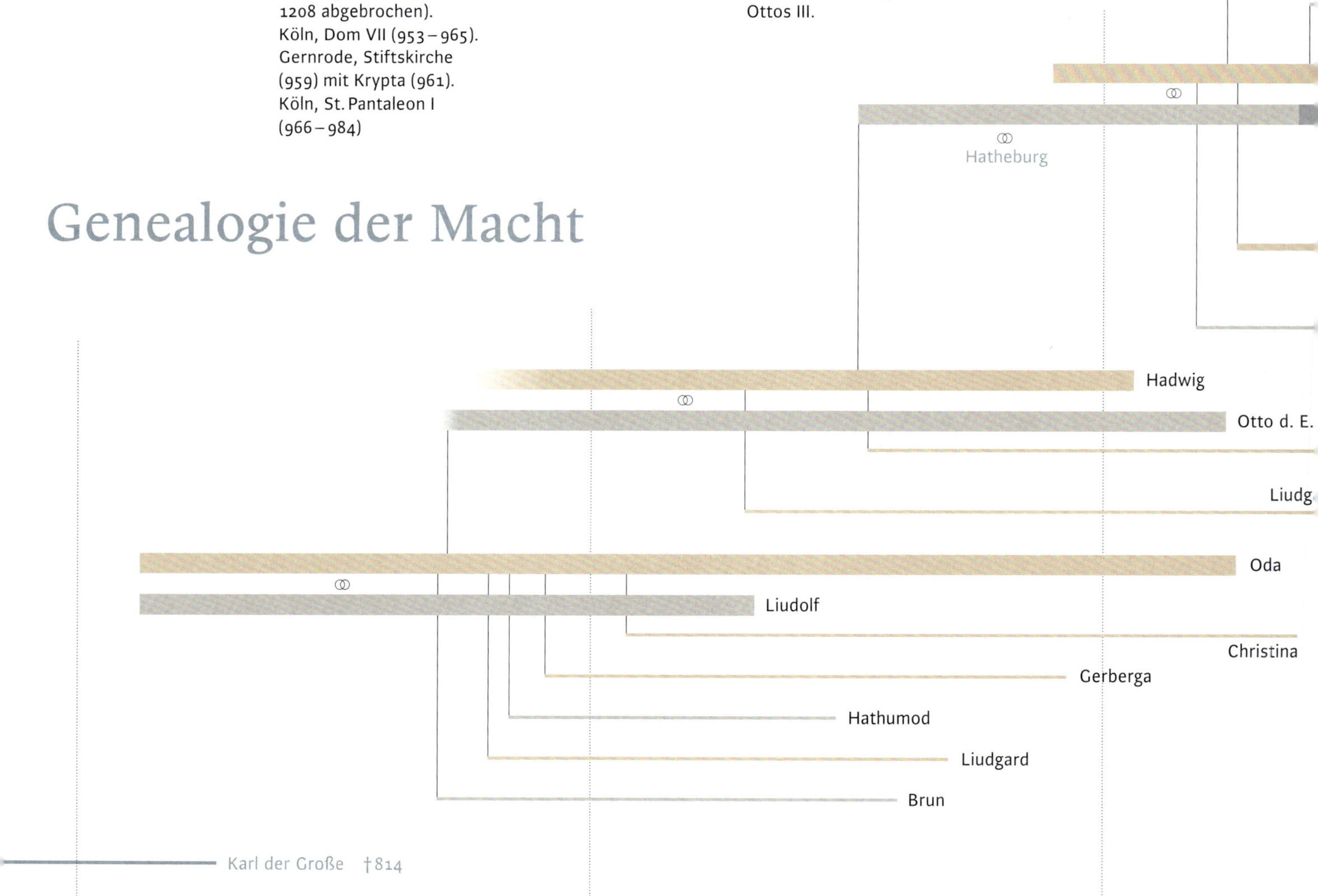

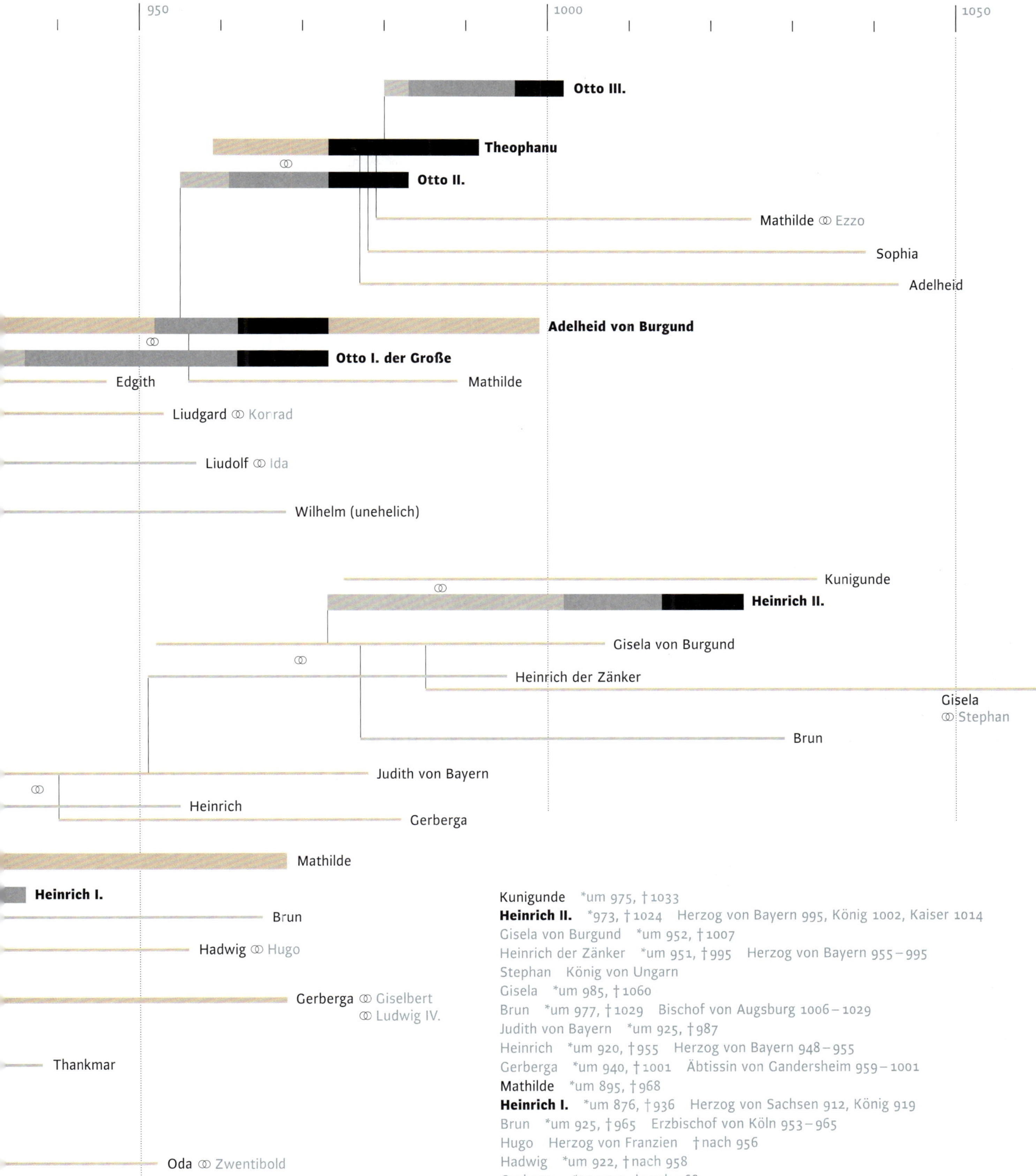

Kunigunde *um 975, †1033
Heinrich II. *973, †1024 Herzog von Bayern 995, König 1002, Kaiser 1014
Gisela von Burgund *um 952, †1007
Heinrich der Zänker *um 951, †995 Herzog von Bayern 955–995
Stephan König von Ungarn
Gisela *um 985, †1060
Brun *um 977, †1029 Bischof von Augsburg 1006–1029
Judith von Bayern *um 925, †987
Heinrich *um 920, †955 Herzog von Bayern 948–955
Gerberga *um 940, †1001 Äbtissin von Gandersheim 959–1001
Mathilde *um 895, †968
Heinrich I. *um 876, †936 Herzog von Sachsen 912, König 919
Brun *um 925, †965 Erzbischof von Köln 953–965
Hugo Herzog von Franzien †nach 956
Hadwig *um 922, †nach 958
Gerberga *um 913, †nach 968
Thankmar *um 909, †938
Hadwig †903
Otto der Erlauchte *um 836, †912 Herzog von Sachsen
Zwentibold König von Lotharingien
Oda *um 877, †nach 952
Liudgard †923 Äbtissin von Gandersheim
Oda *806, †913
Liudolf *806, †866 Herzog von Sachsen
Christina †919/20 3. Äbtissin von Gandersheim
Gerberga †896/97 2. Äbtissin von Gandersheim
Hathumod †874 1. Äbtissin von Gandersheim
Liudgard *um 840, †885
Brun *um 830/840, †880 Herzog von Sachsen

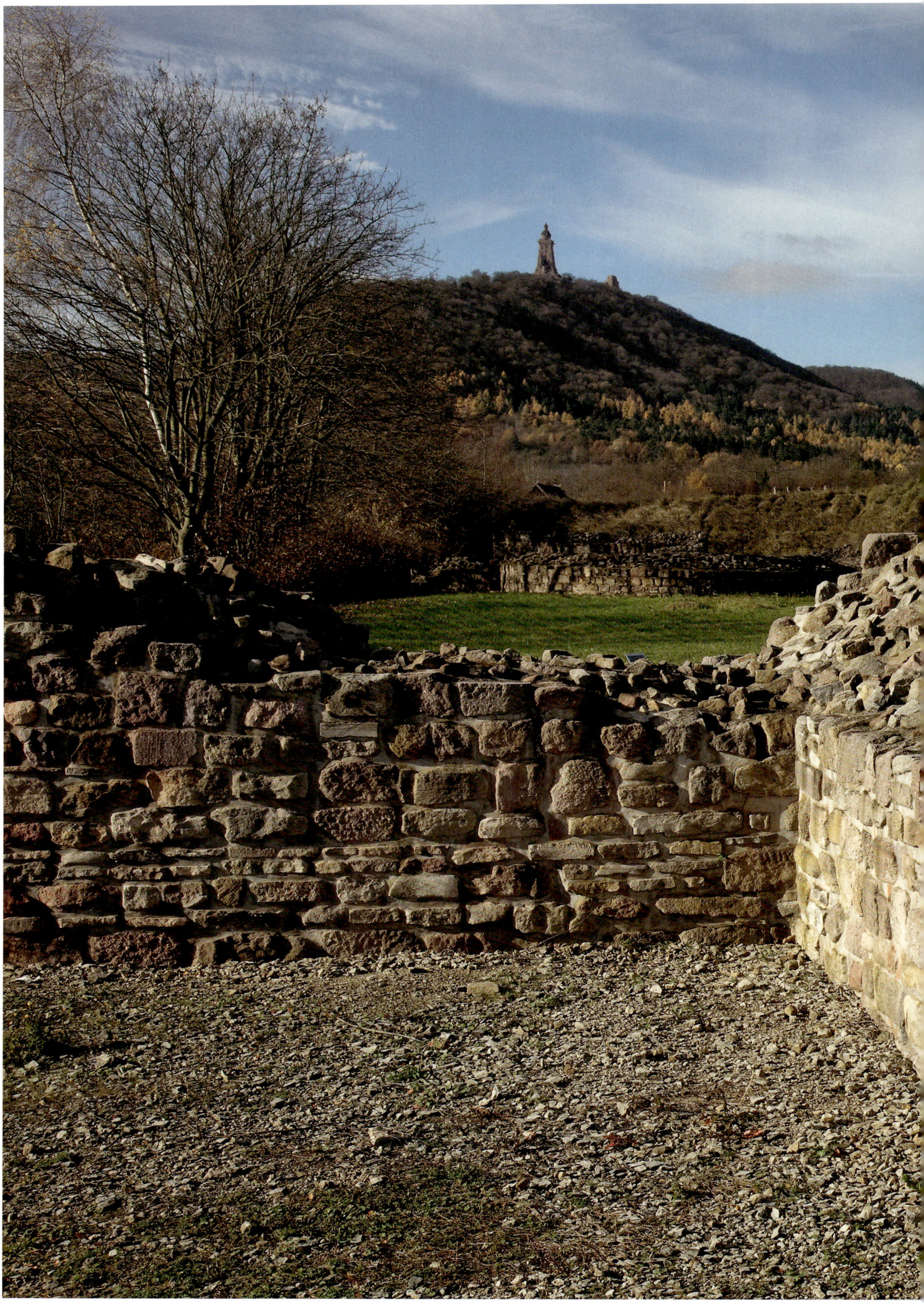

Tilleda am Kyffhäuser, Pfalz der Ottonen

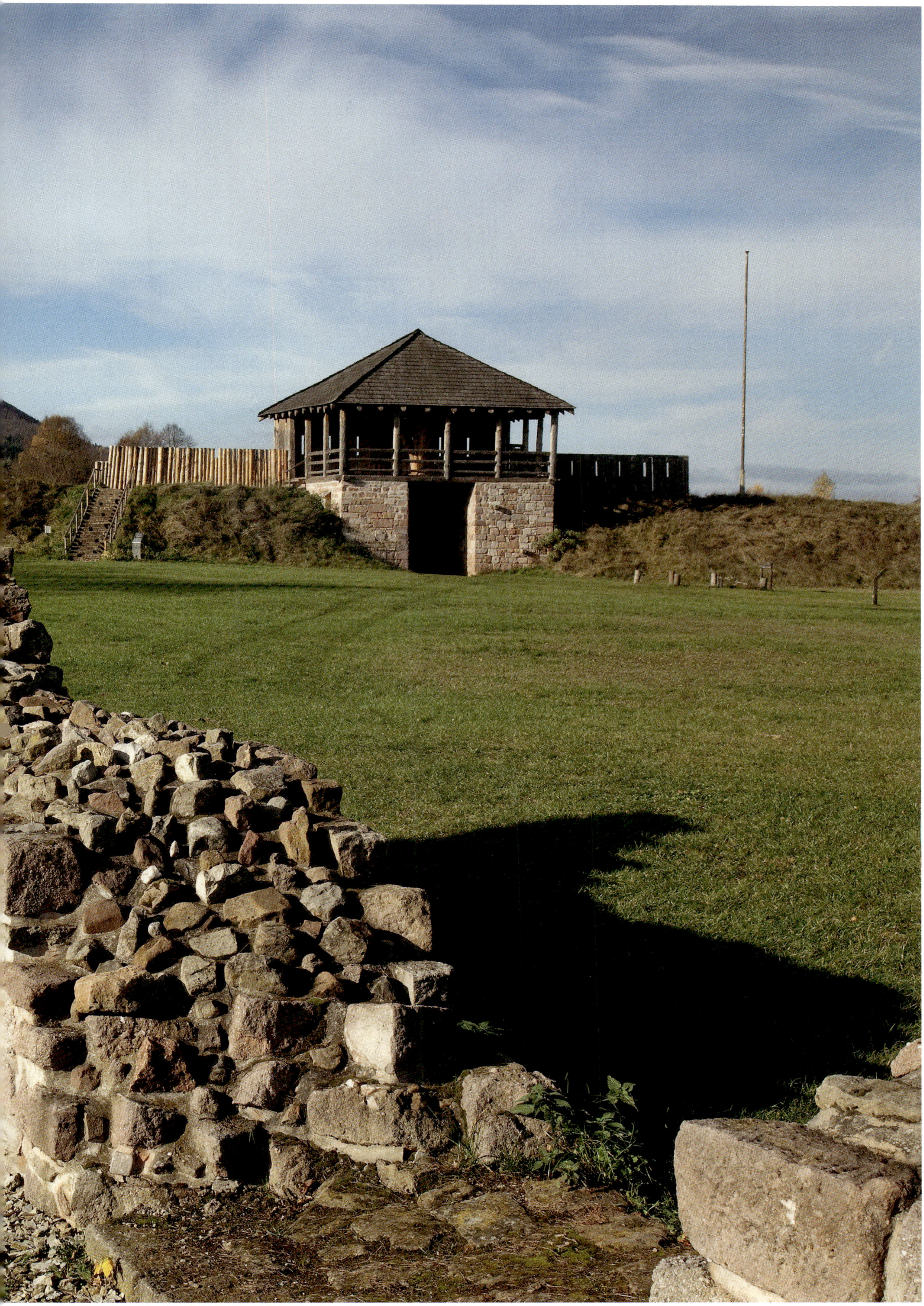

Die sächsischen Geschichtsschreiber Widukind von Corvey und Thietmar von Merseburg berichten, dass die ottonischen Könige mit Gefolgschaften von mehr als 100 Personen unterwegs waren. Je nach Größe des Hofstaates, Wetter und Wegbeschaffenheit legten sie 20 bis 30 Kilometer am Tag zurück. Für das leibliche Wohl sorgten die Pfalzen, königliche Besitzungen, die über das Reich verteilt waren.

Könige, ständig auf Reisen

Wissensdurstige spazieren bei strahlendem Sonnenschein über den Pfingstberg am Fuße des Kyffhäusergebirges – sie sind auf den Spuren der sächsischen Kaiser. Der Ausblick in das Wolwedatal ist herrlich, gelegentlich dringen Geräusche der Zivilisation aus dem beschaulichen Örtchen Tilleda am Fuße der Anhöhe durch die klare Luft. Der Blick schweift über die liebliche Hügellandschaft. Vögel zwitschern, und eine milde Brise scheint Bilder aus ferner Vergangenheit herbeizuwehen.

In Kniehöhe finden die Besucher Hinweistafeln, die erklären, dass man in der Kapelle, im Versammlungssaal oder in der Vorburg steht. Konservierte Steinflächen in der Wiese und einige erhaltene Mauern erleichtern die Vorstellung vor dem geistigen Auge. Anschaulich aber wird es vor allem durch die dreidimensionalen Bilder im Maßstab Eins zu Eins, das heißt durch die Rekonstruktionen des »Freilichtmuseums Königspfalz Tilleda«. Die Pfostenhäuser mit Webstühlen, das Zangentor und die Erlebnispädagogik in historischer Gewandung vergegenwärtigen uns Heutigen das quirlige Leben von damals vielleicht 250 Bewohnern in der Pfalz – Tilleda ist die archäologisch und bauhistorisch am besten ergrabene, untersuchte und publizierte frühmittelalterliche Pfalzanlage.

Wer von den Ottonen etwas sehen möchte und nicht unbedingt ein leidenschaftlicher Archäologe oder Bauforscher ist, verlangt Erklärungen. Denn über die historischen Persönlichkeiten erfahren wir kaum mehr als Krönungs- und Todesdaten, familiäre Machtrangeleien, Kriege, Siege, Verträge und Urkunden. Bei wichtigen Bauunternehmungen, wie der Gründung von Magdeburg oder Memleben, stecken die Ideen nur als Fundamente im Boden oder als Mauerreste in den Nachfolgebauten. Tilleda dagegen wurde nie überbaut, sondern nach Felsabstürzen an der Nord- und Ostseite bereits im Mittelalter als Pfalz aufgegeben. Der flache Bergsporn barg daher für Archäologen unschätzbare Informationen im Boden, die Paul Grimm in seiner Abschlusspublikation 1990 veröffentlichte. Bereits in den 1930er Jahren hatte er mit den Ausgrabungen begonnen. Seit 2001 schlägt sich eine kritische Befragung der Grabungsunterlagen und Neuinterpretation durch Michael M.C. Dapper in einer Reihe von Publikationen nieder.

Kontrolle durch leibliche Präsenz

Tilleda berichtet aus einer Zeit, als die Könige umherreisten, um ihre Regentschaft aufrecht zu erhalten. Denn der König musste seinen Anspruch stets aufs Neue demonstrieren, regierte er doch ein großes Reich, das nördlich der Alpen – jedenfalls jenseits des römischen Limes – noch keine Städte kannte, sondern überwiegend agrarisch und in

Vorhergehende Doppelseite: Tilleda am Kyffhäuser, Pfalz der Ottonen

Von Tilleda ist das hohe Kyffhäuser-Denkmal zu sehen, das seit 1896 an die staufische Reichsburg, die einst größte mittelalterliche Burg Deutschlands, erinnern soll. Ihre Blütezeit erfuhr sie unter Kaiser Friedrich I. Barbarossa. Möglicherweise hängt der Aufstieg der Burg Kyffhausen mit dem Abstieg der ottonischen Pfalz Tilleda zusammen. – Bekannteste Figur des Kyffhäuser-Denkmals ist der sitzende Barbarossa, dessen steinerner Bart durch den Tisch gewachsen ist – heute ein Denkmal der romantisierenden Bewegung Ende des 19. Jahrhunderts. – Tilleda zählt neben Allstedt, Wallhausen, Nordhausen und Pöhlde zu den politisch bedeutenden ottonischen Königspfalzen südlich des Harzes. – Tilleda gehörte spätestens seit dem 9./10. Jh. zum Besitz der Liudolfinger. Urkundlich wird Tilleda erstmals 972 genannt: In einer prächtigen Heiratsurkunde überträgt Kaiser Otto II. Tilleda neben anderen Gütern seiner Gattin Theophanu als Morgengabe. Darunter versteht man Güter, über die Theophanu frei verfügen kann. – Die Könige hatten unterschiedliche Präferenzen: Heinrich I. bevorzugte Quedlinburg, Otto I. Magdeburg, Otto II. Allstedt, Otto III. Aachen und Heinrich II. Merseburg.

losen Stammesverbänden organisiert war. Die Dichte der Pfalzen südlich des Harzes zeigt, dass die ottonischen Stützpunkte oft nur einen Tagesetappe, 20 bis 30 Kilometer, voneinander entfernt lagen. Durch dauerndes Reisen kontrollierten die Könige seit der Zeit der Merowinger und Karolinger die örtlichen Grafen, riefen Hoftage ein und hielten Gericht, vergaben und nahmen Land und Privilegien. Wie Tilleda zeigt, wurden die frühen Pfalzen zu einer Zeit, als es noch keine steinernen Burgen in Europa gab, durch Wälle und Trockengräben geschützt.

Nach dem Hersfelder Güterverzeichnis aus dem Anfang des 9. Jahrhunderts hatten bereits die Franken in dieser Gegend Königsbesitz. Auch bei den Grabungen wurden Hausreste aus dem 8. Jahrhundert gefunden, die belegen, dass der Pfingstberg schon früh besiedelt war.

In der Nähe von Tilleda liegen drei Pfalzen, die als Orte bekannt sind, an denen ottonische Königsurkunden ausgestellt wurden: Wallhausen, Nordhausen und Allstedt. Da die Kaiserin Theophanu 972 zur Hochzeit mit Otto II. Tilleda als Mitgift erhielt, war die Pfalz vermutlich spätestens dann voll ausgebaut – wie auch immer das ausgesehen haben mag.

Eine ganz normale Pfalz

Die Mittelalterarchäologen unterscheiden mehrere Bauphasen. Zunächst begannen die Ottonen im späten 10. Jahrhundert, die Hauptburg durch eine Holzkonstruktion, mit einem Humuswall ummantelt, von der Vorburg abzuschirmen. In diese Zeit gehören die erste Pfalzkapelle, die später mehrmals erweitert und umgebaut wurde, sowie ein Saalbau für Versammlungen. In der zweiten Bauphase wurde die Hauptburg durch einen 15 Meter breiten Halsgraben und die Aufschüttung des Humuswalls stärker befestigt. Gleichzeitig wurde eine ausgedehnte Vorburg angelegt. Man fand über 235 Häuser unterschiedlicher Größe, 43 davon wurden erst im späten 12. Jahrhundert gebaut. Die Gebäude wurden als Wohn- und Vorratshäuser genutzt, als Tuchmachereien, Scheunen, Ställe und Wachhäuser. Man fand in den Häusern Abfallstücke, die auf unterschiedliche Handwerksberufe deuten: Elfenbein, Kämme, Email, Messer- und Kastenbeschläge, Eisen. Trotz der dichten Besiedlung der Vorburg konnten keine Brunnen gefunden werden; offenbar stellten die Bewohner im 10. Jahrhundert die Wasserversorung mit Hilfe von Eseln und Maultieren aus dem Fluss Wolweda sicher.

Die Keramikfunde gehen nicht über das 11. Jahrhundert hinaus, Brandschichten in mehreren Häusern der Vorburg deuten auf eine weitgehende Zerstörung hin. Hiebverwundungen an den Schädeln von zwölf Skeletten erwachsener Männer lassen ebenfalls auf brutale Auseinandersetzungen schließen. Ein Friedhof entstand um die ehemalige Pfalzkapelle im späten 12. Jahrhundert, 50 Gräber stammen aus dieser Zeit. Weitere 368 Skelette sind jünger, sie gehören ins 14. Jahrhundert. Diese Befunde zeigen, dass die Pfalz ihre Bedeutung verloren hatte und ihre Kapelle nun als Pfarrkirche genutzt wurde. Im 14./15. Jahrhundert endete schließlich die Besiedlung auf dem Gelände der ehemaligen Pfalz.

Tilleda erreichte nie die große symbolische Bedeutung, wie sie etwa Aachen seit Karl dem Großen oder Magdeburg seit Otto dem Großen zufiel. Für die Wissenschaft aber erwies sich diese ›normale‹ Pfalz rückblickend als Glücksfall. Tilleda hat unser spärliches Wissen über das Leben der Sachsen im 10. Jahrhundert erheblich erweitern können.

Folgende Doppelseite:
Allstedt, Burg und Schloss
Die imposante Burg- und Schlossanlage von Allstedt liegt nicht weit von Tilleda entfernt und erhielt ihre heutige Gestalt zwischen dem 15. und 18. Jahrhundert anstelle der vormaligen Pfalz. Diese Pfalz Allstedt wurde seit Heinrich I. von den Ottonen häufig genutzt. Otto I. weilte sechsmal dort, und unter Otto II. avancierte Allstedt zum meistbesuchten Aufenthaltsort, den auch die Kaiserinnen Adelheid und Theophanu aufsuchten. Otto II. hielt sich dort bis 979 mindestens einmal jährlich auf, während er offenbar nur einmal, 974, nach Tilleda kam. Heinrich II. hielt 1017 und 1021 mehrere Hoftage dort ab, und auch die Salier und Staufer gaben Allstedt den Vorzug vor Tilleda. – Heute beherbergt Schloss Allstedt ein sehenswertes Museum über seine Geschichte. Eine Besonderheit ist die gotische Küche mit einem riesigem offenen Kamin. Er ist funktionstüchtig und sorgt bei Festen für mittelalterliches Flair.

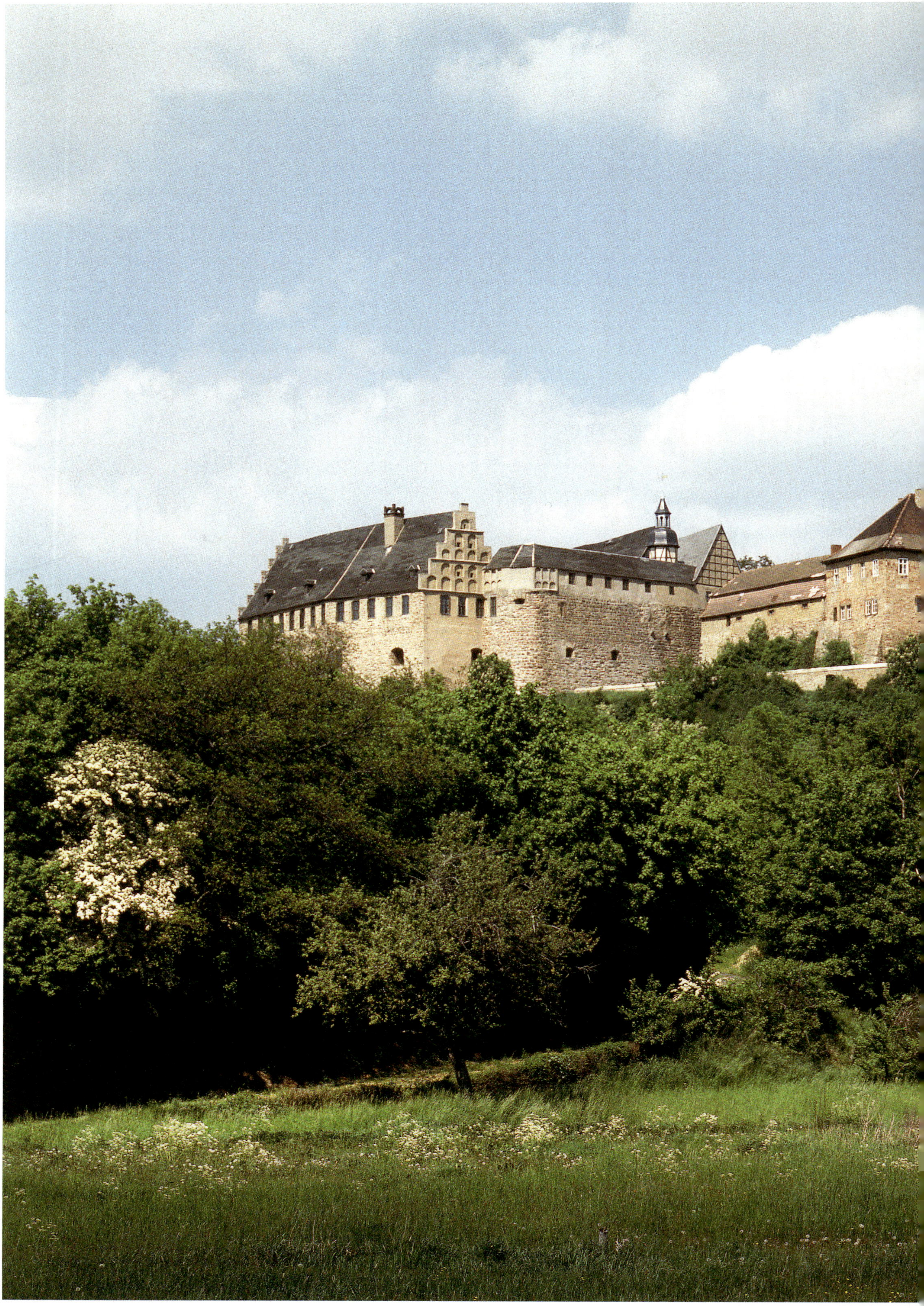

Allstedt, Burg und Schloss

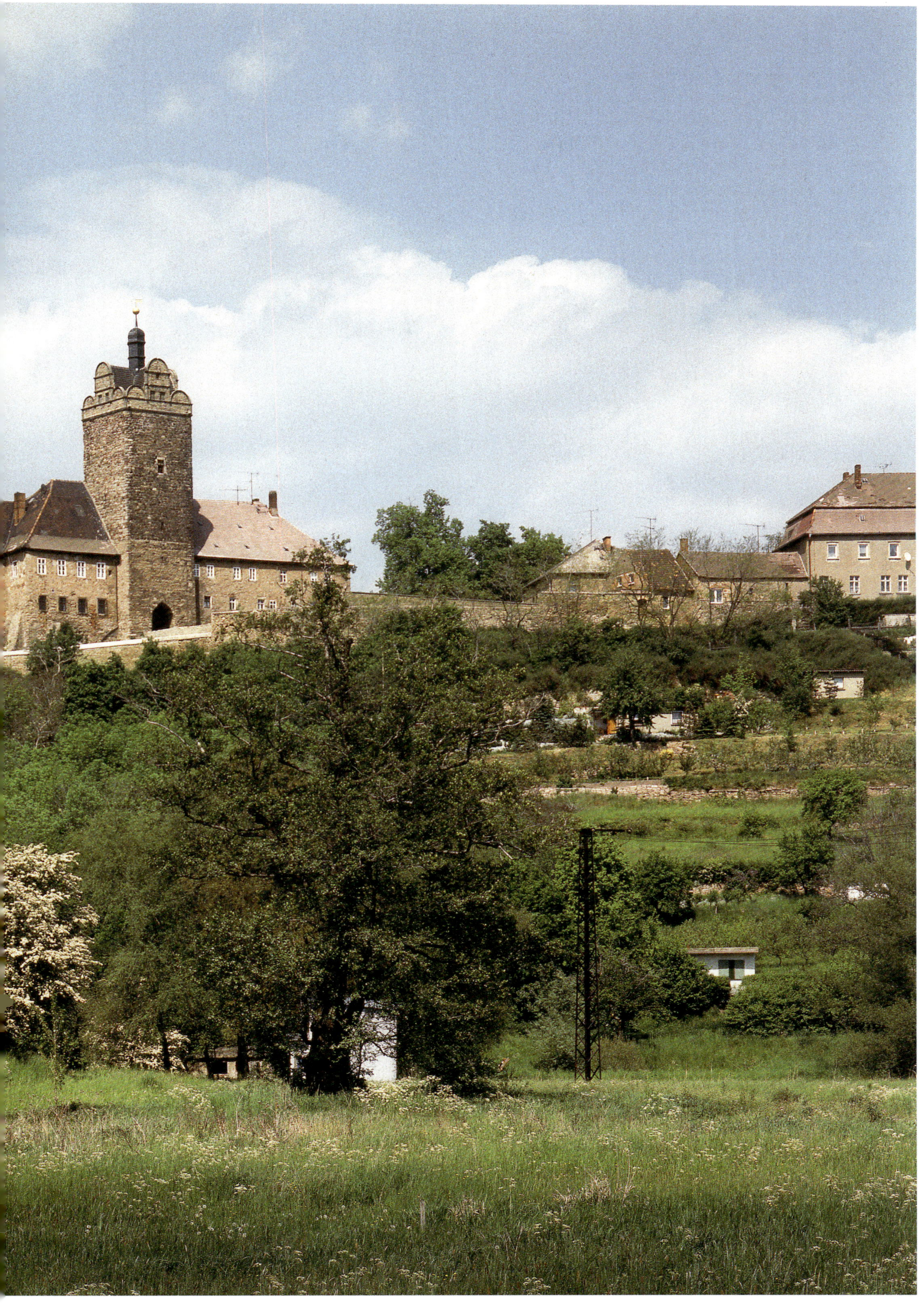

Die vor tausend Jahren bedeutende Pfalz Memleben betritt man durch einen privat anmutenden, zauberhaften Garten. Wo einst Könige regierten, erwartet die Besucher heute die romantische Vedute einer Kirchenruine. Daneben weisen im Boden die Markierungen einer zweiten Kirche auf das Ausmaß eines anspruchsvollen, frühen ottonischen Bauwerks hin.

Beschaulichkeit, Landschaft und zwei gewaltige Kirchen

Memleben – diesem bezaubernden Idyll sieht man seine große Bedeutung nicht sofort an. Hier unterhielten die frühen Ottonen eine Pfalz. Mindestens 15 Königsaufenthalte sind belegt. Doch wie die Pfalz aussah und wo sie genau lag, gibt bis heute Rätsel auf. Vielleicht stecken Fundament- und Mauerreste in den umliegenden Gutsgebäuden. Erste Grabungen wurden 1936 eingestellt, weil man sie nicht mit der Pfalz in Verbindung bringen konnte. Doch seit 1959 führten Friedrich Bellmann und Gerhard Leopold systematische Grabungen durch und konnten eine 82 Meter lange, 38 Meter breite Basilika aus dem 10. Jahrhundert nachweisen. 1964 fanden sie auch die Reste der Krypta und publizierten ihre bis heute grundlegenden Ergebnisse.

Den heutigen Besucher erwartet zunächst die beeindruckende spätromanische Ruine einer Benediktinerkirche aus dem frühen 13. Jahrhundert. Deren Krypta ist unter dem Ostchor vollständig erhalten und zugänglich. Eine Ausstellung informiert über Bauabschnitte und denkmalpflegerische Maßnahmen, die kontinuierlich und behutsam an dieser bedeutenden Ruine durchgeführt werden.

Erstaunlicher und rätselhafter jedoch als das zunächst Sichtbare ist das Gebäude, das durch Bodenplatten im Südwesten der Kirche als Grundriss dokumentiert wurde: eine zweite, ältere Kirche. Die Ausmaße dieser doppelchörigen Anlage mit zwei Querschiffen und zwei Krypten reichen an die des 955 gegründeten Doms Ottos des Großen in Magdeburg heran. Der Grundriss zeigt an, wie aufwendig frühe ottonische Kirchen geplant waren. Doch wer stiftete diesen Bau? Wo bauhistorische Befunde (noch) fehlen, helfen Quellentexte weiter.

Vater und Sohn sterben am gleichen Ort

Der Chronist Widukind von Corvey berichtet, dass der erste Sachsenkönig, Heinrich I., am 2. Juli 936 etwa 60-jährig in seiner Pfalz Memleben starb. Heinrich hatte ein Jahr zuvor einen Schlaganfall erlitten, als er sich zur Jagd in den Harz aufmachte. »Er fand aber noch die Kraft, einen Hoftag nach Erfurt zu berufen, auf dem er den Großen noch einmal Otto eindringlich als seinen Nachfolger empfahl (designavit).« Begraben wurde Heinrich aber nicht in Memleben, sondern in St. Servatii in Quedlinburg.

Mit einem zeitlichen Sprung von 37 Jahren berichtet uns der gleiche Widukind, dass auch Heinrichs Sohn, Otto der Große, am gleichen Ort starb: Das Osterfest hatte Otto wie üblich in Quedlinburg gefeiert, Christi Himmelfahrt in Merseburg und war dann am 6. Mai 973 nach Memleben gekommen. Wie gewöhnlich wohnte der Kaiser in der

Memleben, ehemaliges Benediktinerkloster, Nordportal der Klosterkirche des 13. Jahrhunderts
Durch das Nordportal blickt man in die Ruine der Kirche aus der ersten Hälfte des 13. Jahrhunderts. Dieser Bau vermittelt eine Vorstellung von der Größe und der Raumwirkung einer romanischen Basilika, wie man sie auch für den benachbarten, archäologisch nachgewiesenen Vorgängerbau aus dem 10. Jahrhundert erahnen kann. Diese ältere, ottonische Basilika, deren Grundriss im Bodenbelag markiert wurde, war jedoch noch größer.

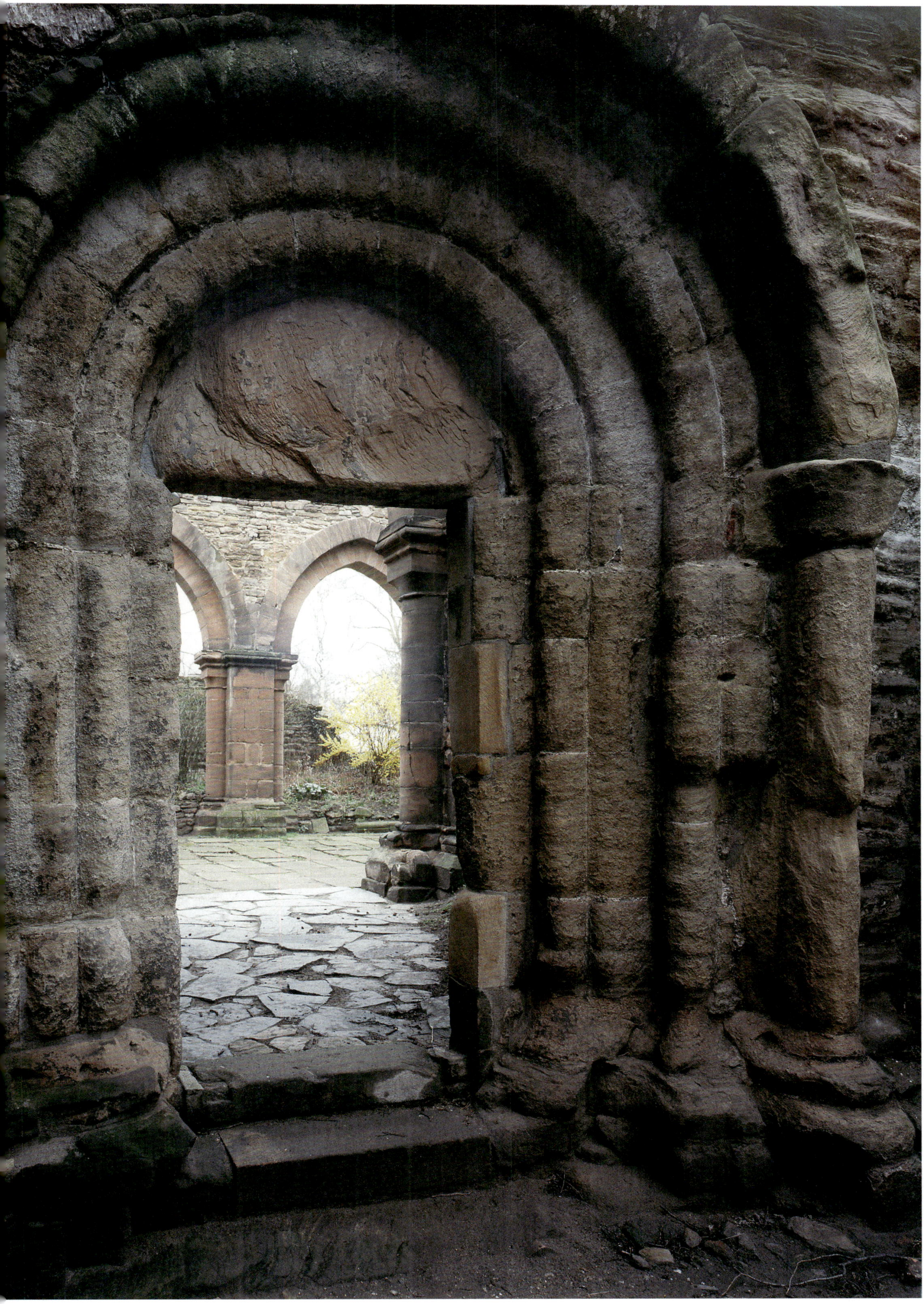

Memleben, ehemaliges Benediktinerkloster, Nordportal

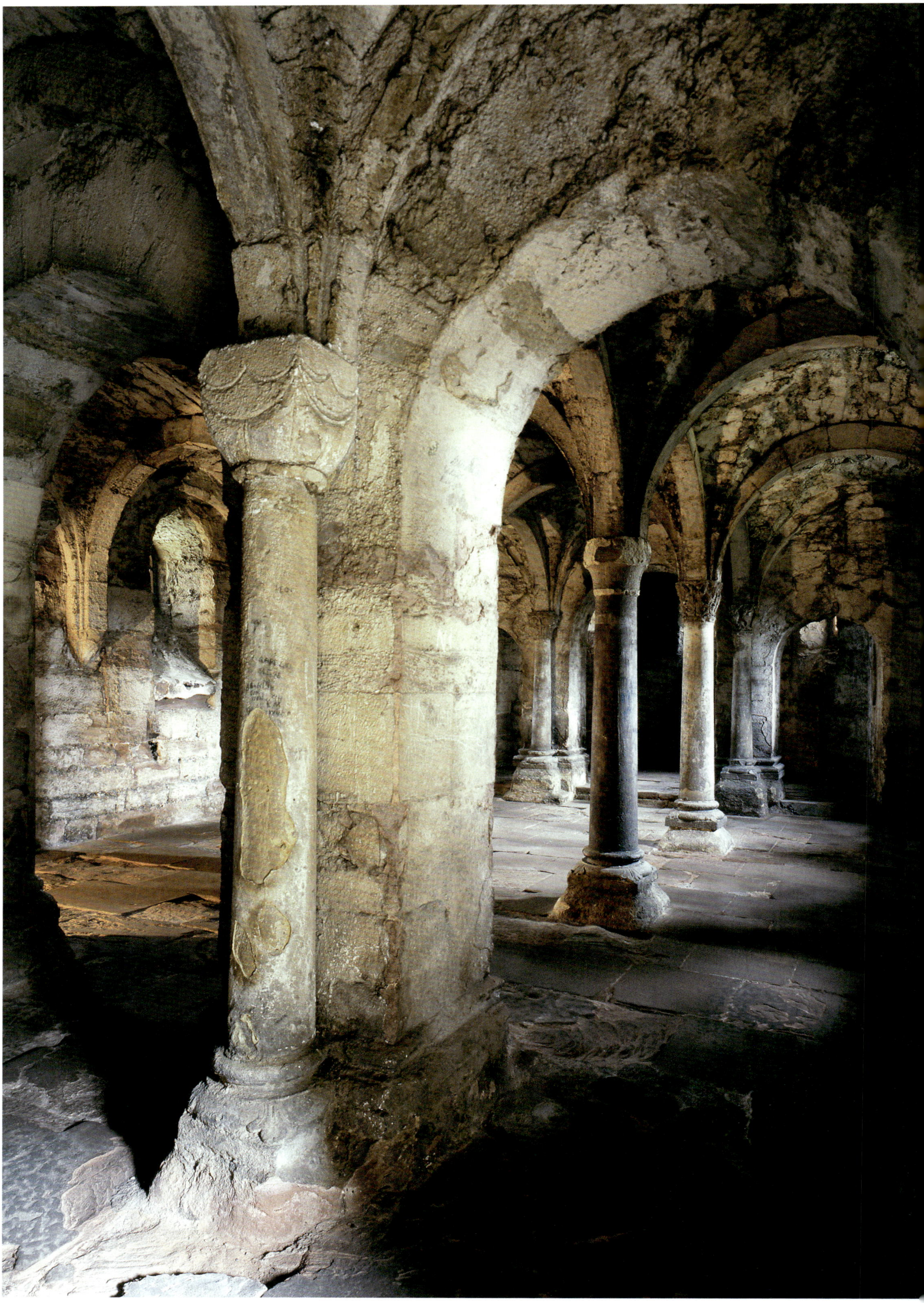

Memleben, ehemaliges Benediktinerkloster, Krypta

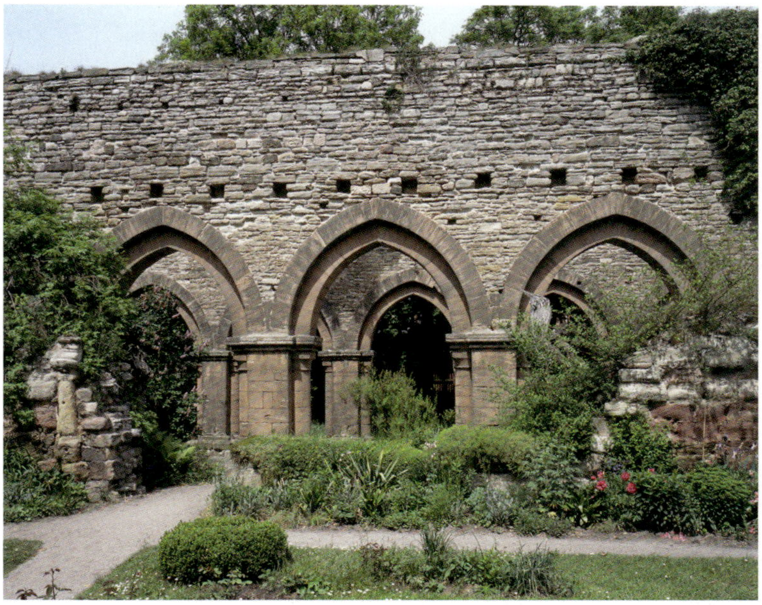

Klosterkirche des 13. Jahrhunderts, südliche Mittelschiffmauer

Klosterkirche des 13. Jahrhunderts, südliche Mittelschiffmauer
Vom Aussehen der Pfalz wissen wir wenig. Von dem späteren Kloster sind die Reste des 13. Jahrhunderts erhalten. An der Reihe der quadratischen Gerüstlöcher in der südlichen Mittelschiffmauer ist der Ansatz des Seitenschiffdaches ablesbar. Das südliche Seitenschiff fehlt.

Memleben, ehemaliges Benediktinerkloster, Krypta
Der kreuzgratgewölbte Raum der dreischiffigen Krypta mit den schlanken Säulen aus dem 13. Jahrhundert ist mindestens 200 Jahre jünger als die ottonische, nur archäologisch nachgewiesene Krypta. Die Kapitelle sind stark verwittert, lassen aber den einst reichen Kapitellschmuck mit Figuren und Pflanzenornamenten erahnen. – Wozu Krypten in ottonischer Zeit genau dienten, ist nicht ganz geklärt. Oft, aber nicht immer, erschließen sie ein Reliquien- oder Heiligengrab und weisen einen oder mehrere Altäre auf. In Memleben ist indes kein Heiligenkult nachweisbar. In ottonischer Zeit wurden Krypten erstmals als Grablege des Stifters üblich, so dass die neuere Forschung darüber nachdenkt, ob Otto II. Memleben möglicherweise als seine eigene Grablege plante.

Morgendämmerung dem Chorgesang bei, hörte die Messe, spendete »gewohnheitsmäßig den Armen« und »setzte sich fröhlich an den Mittagstisch«. Bei der Vesper aber schüttelte ihn ein heftiges Fieber. Otto I. fiel in Ohnmacht. Wieder bei Bewusstsein, verlangte er die Sterbesakramente und starb am Abend des 7. Mai in Memleben. Der Leichnam wurde seinem Wunsch gemäß in seinen Magdeburger Dom überführt.

Den Quellen nach war es Ottos Sohn, Kaiser Otto II., der kurz vor 979 in Memleben in Erinnerung an seinen Vater für sein eigenes Seelenheil und das seiner Gattin, der Kaiserin Theophanu, eine ungewöhnlich reich ausgestattete Stiftung für ein der Gottesmutter Maria geweihtes Benediktinerkloster errichtete. Erst die Mittel aus dieser Schenkung scheinen den Kirchenbau ermöglicht zu haben.

Die Westkrypta dieser Kirche wurde niemals fertiggestellt, sondern irgendwann verfüllt, und auch die Ostkrypta »scheint nach den fragmentarischen Grabungsbeobachtungen kein benutzbarer Raum gewesen zu sein«, wie der Bauhistoriker Matthias Untermann betont. Ob der gesamte Kirchenbau überhaupt jemals fertiggestellt wurde, ist nicht erwiesen. Der unerwartet frühe Tod Ottos II. und seine Beisetzung in Rom im Jahre 983, wenige Jahre nach seiner Stiftung, könnten die Erklärung dafür geben, dass die als Grablege vorgesehene Westkrypta überflüssig wurde. Ottos Witwe Theophanu und seine Mutter Adelheid unterstützten das Kloster Memleben zwar weiter, und auch sein Sohn Otto III. bedachte Memleben 998 mit einer Schenkung von benachbarten Weingütern. Aber Heinrich II. schränkte die Selbständigkeit der Abtei Memleben durch Mediatisierung am 26. Januar 1015 zugunsten des von ihm 1007 gegründeten Bistums Bamberg ein – so der Chronist Thietmar. Spätestens diese Verfügung »dürfte die Einstellung aller Baumaßnahmen, zumindest aber aufwendiger Ausstattungsarbeiten erklären«, folgert Untermann. Erst künftige Bauuntersuchungen könnten dies klären.

Stilistisch verwandt ist die ottonische Kirche mit ihren zwei Apsiden und Krypten mit dem karolingisch-ottonischen Kölner Dom ebenso wie mit dem Lütticher Dom, der nach 972 begonnen wurde. Bauliche Verwandtschaft besteht zum Magdeburger Dom ebenso wie zum Dom zu Münster. Vorbild für die Memlebener Westkrypta war wohl die älteste erhaltene ottonische Krypta: Gernrode, nach 959 entstanden.

Die charakteristische Neuerung ottonischer Baukunst sehen Bellmann und Leopold 1964 in der Ausbildung des Querhauses. In Memleben tritt an die Stelle älterer querhausähnlicher Anlagen ein mächtiges Westquerhaus.

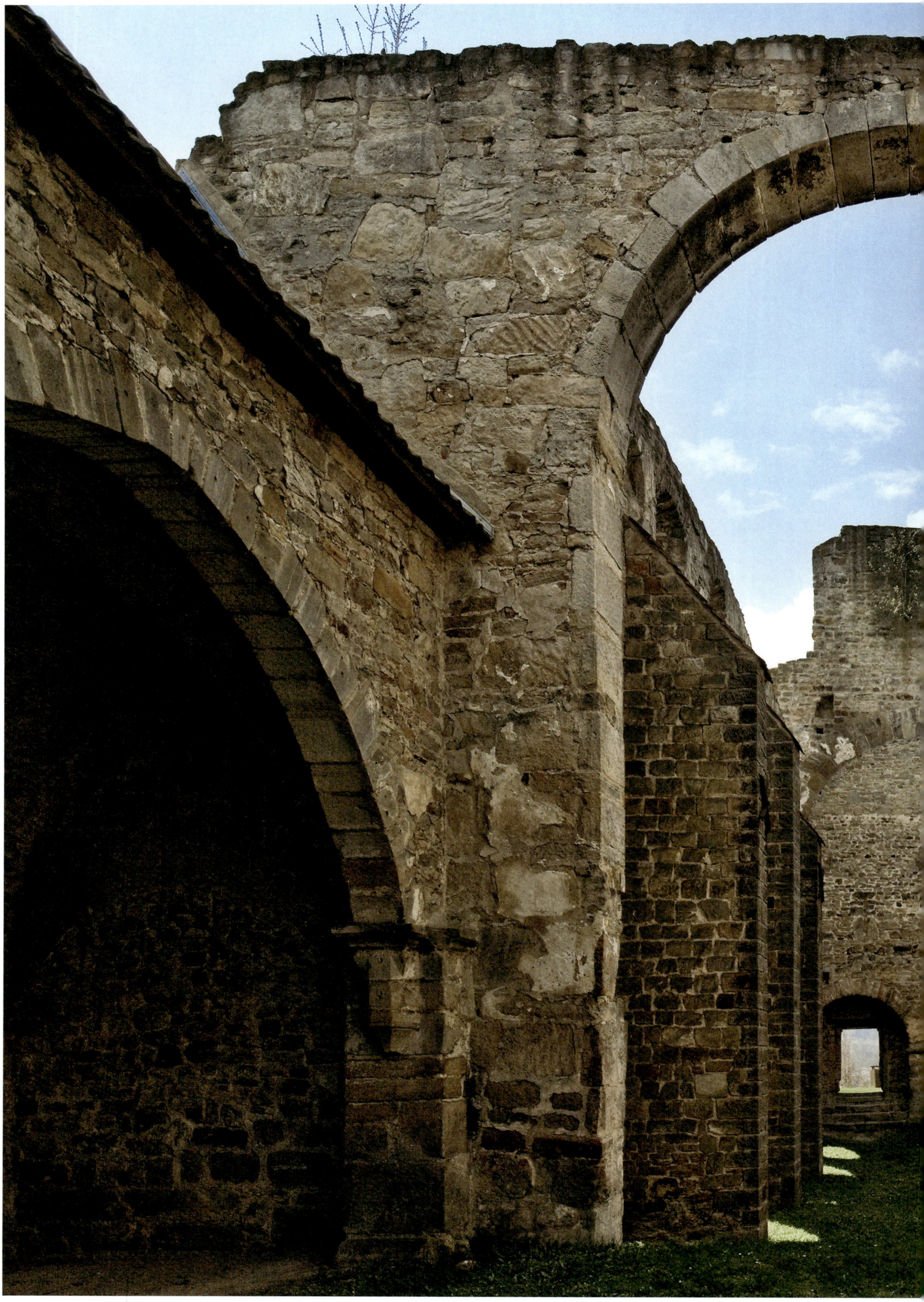

Walbeck, ehemaliges Benediktinerinnenkloster

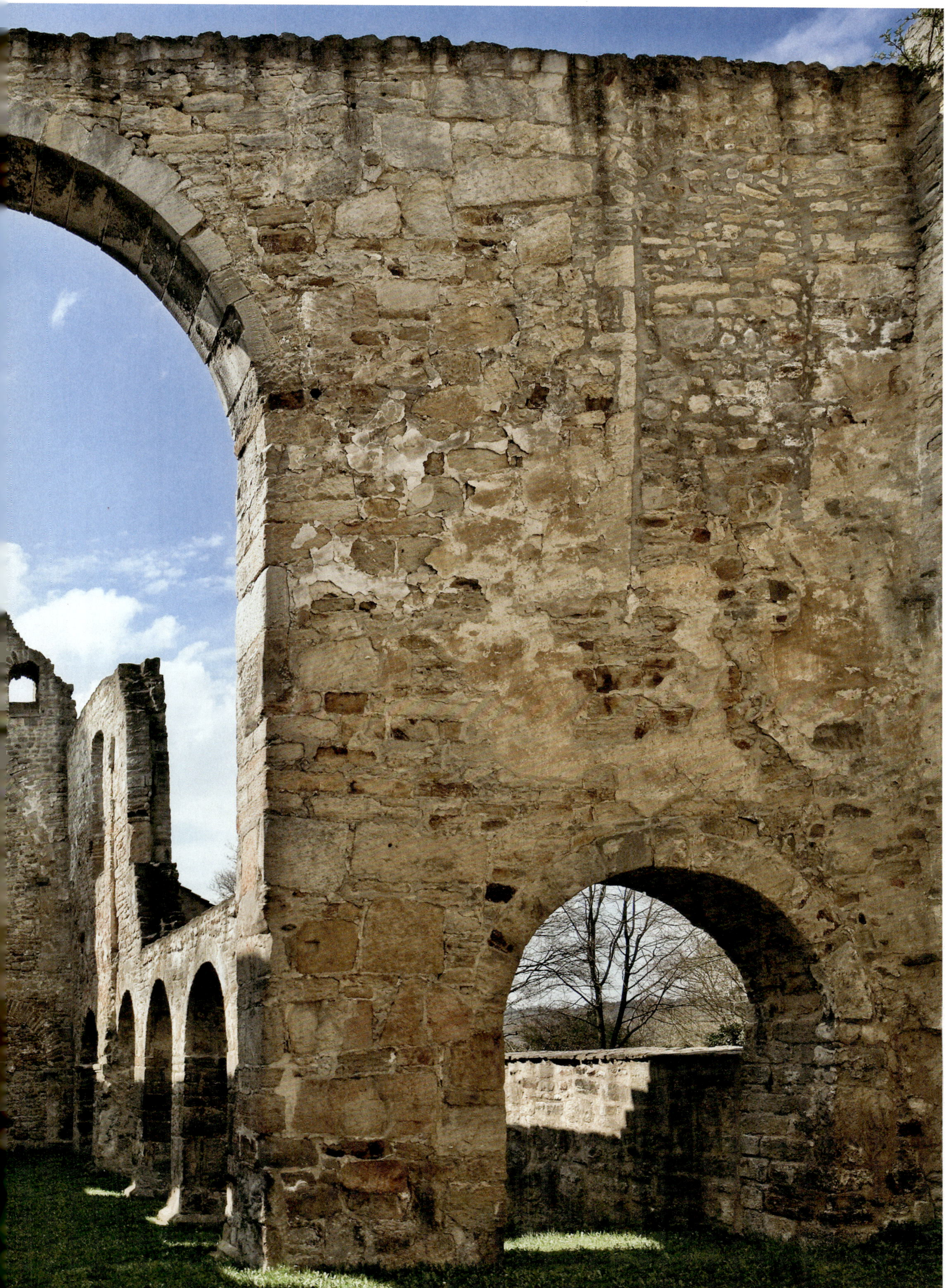

Für den Geschichtsschreiber des sächsischen Kaiserhauses, Thietmar von Merseburg, war der Attentatsversuch auf König Otto I. eine unrechtmäßige Verschwörung, über den er 1018 schrieb: »In seinen Zeiten brach das goldene Zeitalter an.« (Thietmar Chron. II 13). Aus der Sicht der ›Verschwörer‹ war das geplante Attentat jedoch die rechtmäßige Einforderung ihrer jahrhundertealten Erbrechte.

Die Sühne des Sünders?

Dem Attentat auf König Otto I. mangelt es nicht an einer gewissen Pikanterie: Einer der Verschwörer, Graf Liuthar II. (Lothar) von Walbeck, war der Großvater des angesehenen Merseburger Bischofs und Chronisten Thietmar.

Die gescheiterte Ermordung Ottos an Ostern 941 durch die eigene Familie und verbündete Adelige spiegelt die großen internen Konflikte wider, gegen die sich Otto I. in den ersten Jahren seiner Herrschaft mit aller Härte durchsetzte: Otto war als Alleinerbe der Königsherrschaft seines Vaters Heinrich I. der erste Nutznießer aus dessen revolutionärer Neuregelung, der 929 erlassenen ›Hausordnung‹. Darin ordnet Heinrich sein Haus. Er regelt die Thronfolge nunmehr nach dem Primogenitur-Prinzip und versorgt auch die Ehefrau und die Kinder mit Ämtern.

Seit 929 wurde das Reich nicht mehr, wie Jahrhunderte lang üblich, auf die legitim geborenen Söhne aufgeteilt. Thronfolger wurde stattdessen der Älteste. Diese Neuregelung sollte die Zersplitterung des Reiches verhindern. Doch für den jungen König hieß das zunächst, die Schlacht in der eigenen Familie zu gewinnen. Da die Hausordnung gegen die gewohnte Erbtradition verstieß, erschien sie vielen ungerecht. Otto I. hatte sich zunächst gegen seinen älteren Halbbruder Thankmar, und dann noch gegen den jüngeren Bruder Heinrich durchzusetzen. Thankmar fand 938 an einem Kirchenaltar den Tod. Heinrich überlebte – Otto überließ ihm überraschenderweise das Herzogtum Bayern.

Diese Großzügigkeit, oder besser: dieser ungelöste Bruderstreit sollte die generationendauernden Rangeleien zwischen Bayern und Sachsen begründen. Denn der Sohn dieses Heinrich, der Bayernherzog Heinrich mit dem Beinamen ›der Zänker‹, entführte später das Enkelkind von Otto I., den Thronfolger Otto III., um sich des lange ersehnten Thrones zu bemächtigen. Der Sohn des Zänkers schließlich schaffte es: Er wurde als Heinrich II. König. Rückblickend war der kinderlose Heinrich der letzte Ottonenkaiser. Es ist verständlich, dass er als Bayer nicht mehr an den sächsischen Pfalzen seiner Vorfahren hing, sondern seine Königsgüter in Bayern bevorzugte und Bamberg gründete.

Keine freiwillige Klostergründung

Begonnen hatte der Anspruch auf den Thron unter Heinrichs Großvater, der nicht müde wurde, unter den sächsischen Adeligen immer wieder neue Verbündete gegen seinen Bruder Otto I. zu mobilisieren. Der Anspruch auf die Krone gipfelte in dem Attentatsversuch an den traditionellen Osterfeierlichkeiten 941 in Quedlinburg. Der Plan flog auf, aber die verfeindeten Brüder überlebten – beide.

Vorhergehende Doppelseite: Walbeck, ehemaliges Benediktinerinnenkloster
Blick von Osten in die Pfeilerbasilika auf die hohe Querschiffmauer und den Triumphbogen. Im Hintergrund steht der Rest des um 1100 entstandenen Westwerks, das zur Verteidigung angelegt und wohl 1219 mit Aufgabe der Burg abgerissen wurde.

Walbeck, Rundbogenportal
Die Ruine des Benediktinerinnenklosters St. Andreas in Walbeck liegt an der Aller nördöstlich von Helmstedt. Im 17. Jahrhundert wurde das Kloster als Steinbruch benutzt. Heute betritt man die Kirchenruine durch ein Rundbogenportal im Westen, dessen Quadermauerwerk mehrere Bauphasen erkennen lässt.

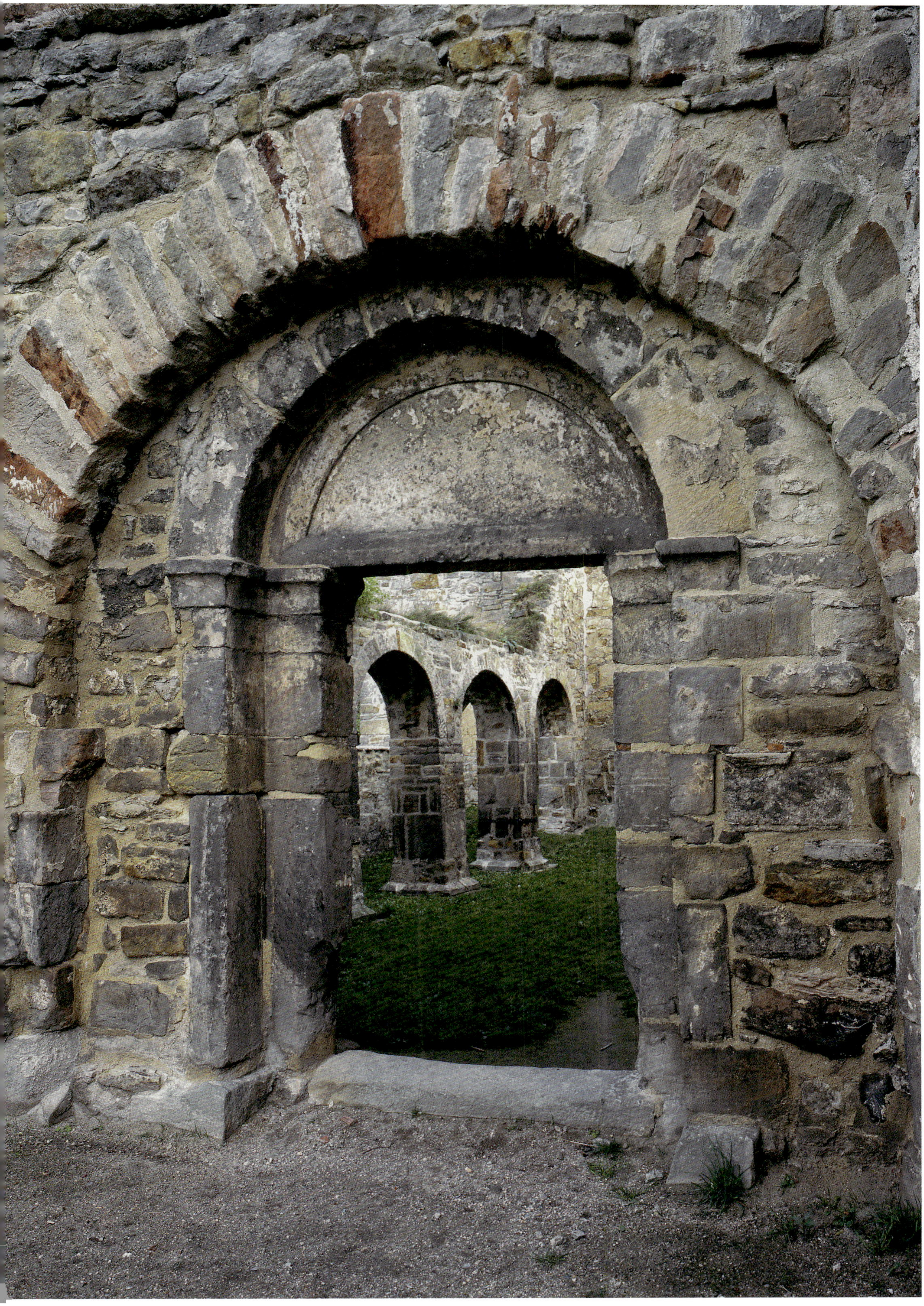

Walbeck, ehemaliges Benediktinerinnenkloster, Rundbogenportal

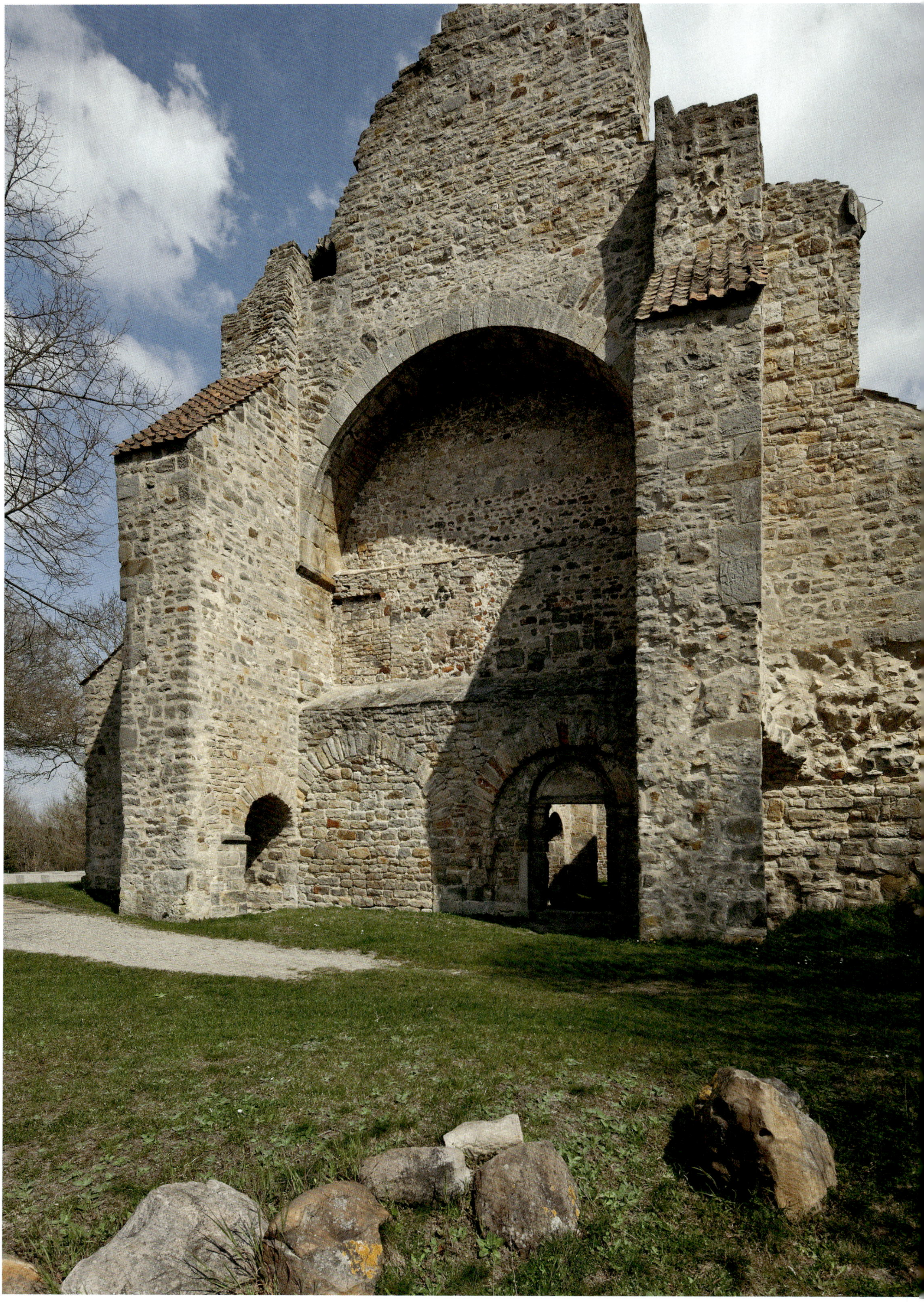

Walbeck, Westwerk

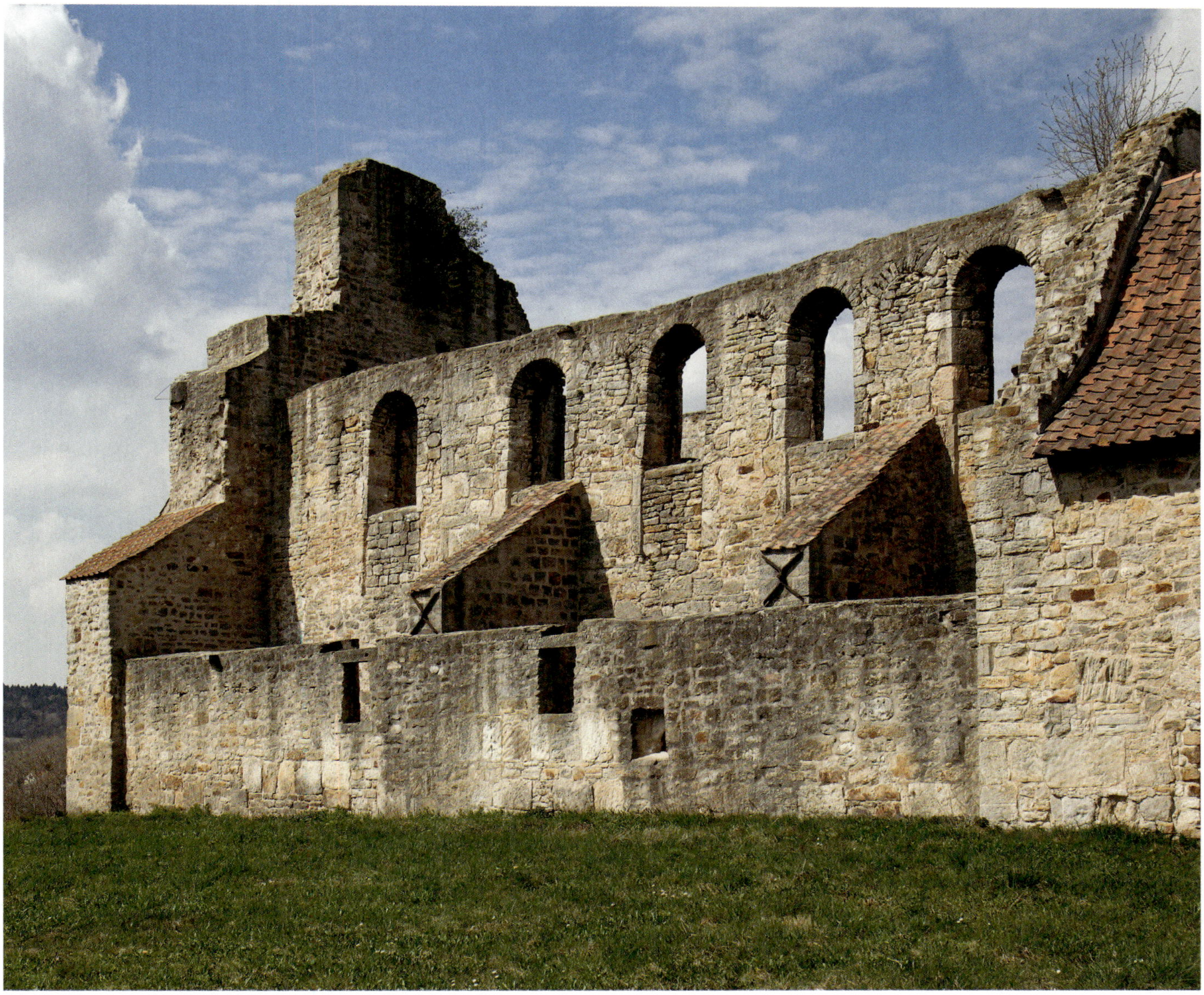

Walbeck, Ruine der Klosterkirche

Walbeck, Ruine der Klosterkirche
Nicht immer wurden kostspielige Klöster ganz freiwillig gegründet. Das Benediktinerinnenkloster St. Andreas in Walbeck verdankt sich dem gescheiterten Putschversuch gegen Otto den Großen im Jahre 941, dem sechsten Jahr nach seinem Regierungsantritt. Der aufständische Graf Liudolf II. von Walbeck bezahlte zwar nicht mit seinem Leben, aber mit einem Kloster. Nach 942 als Sühnestiftung begonnen, ist die Kirche nur wenige Jahre älter als Gernrode (seit 959). Sie ist damit einer der frühesten ottonischen Bauten, von dem wir Kenntnis haben.

Die Rädelsführer, darunter auch Graf Liuthar II. von Walbeck, der Großvater des Bischofs Thietmar von Merseburg, wurden getötet oder festgenommen. Liuthar fand Gnade. Er kam mit dem Leben davon. Sein Enkel, der Bischof, schreibt fast acht Jahrzehnte später dazu:

»Mein schon erwähnter Großvater Liuthar hatte sich nach seinem Vergehen gegen seinen Herrn und König ernsthaft bemüht, seine Schuld wieder gut zu machen. Deshalb stiftete er in Walbeck zu Ehren der hl. Gottesmutter ein Kloster, zu dessen Propst er Williges ernannte: für ihren Bedarf an Nahrung und Kleidung schenkte er den Brüdern den zehnten Teil seines Erbgutes.« Durch diese Ereignisse kann der ottonische Klosterbau auf ›nach 941‹ datiert werden. Das steingewordene Zeichen der Reue erhebt sich heute als Ruine auf einer idyllischen Bergkuppe oberhalb des Ortes Walbeck. Dort wurde auch am 25. Juli 975 Thietmar geboren. Erzogen in Magdeburg, wurde er 1009 zum Bischof von Merseburg geweiht.

Völlig verarmt und in Ungnade gefallen war der streitbare Liuthar durch seine Klosterstiftung allerdings nicht, denn er wurde in einem prachtvollen Stucksarkophag beigesetzt. Diese frühottonische Rarität von großem historischen Wert ist in der Dorfkirche St. Michaelis in Walbeck zu sehen.

Magdeburg, die Landeshauptstadt von Sachsen-Anhalt, ist nach den Bombardierungen im Zweiten Weltkrieg als moderne Großstadt aufgebaut worden. Die mittelalterlichen Kirchen auf dem Domberg über der Elbe erinnern an die Blütezeit der Residenzstadt unter dem Kaiserpaar Otto I. und Edgith.

Bistumsgründung durch Otto I.

Wer auf einer Romanikreise tagelang durch die wasserreiche Landschaft der Altmark, durch die Wälder des Harzes oder die lieblichen Täler von Saale und Unstrut gefahren ist und Autobahnen gemieden hat, könnte beim Einfahren in die moderne Landeshauptstadt Magdeburg fast einen Großstadtschock bekommen. Wäre für eine Romaniktour nicht Magdeburg besser als Ausgangspunkt geeignet? Das empfiehlt die Route der ›Straße der Romanik‹ – wegen der zentralen Lage und der Bedeutung als wichtigste Erzbistumsgründung Ottos des Großen.

Überlegenswert ist, je nach Gemüt, Stimmung und Wissen über die Ottonen, ob sich der Reisende nicht lieber auf ein langsames Herantasten durch die unterschiedlichen Landschaften einlassen will. Denn ottonische Baukunst ist vor allem kaiserliche, von einem christlichen Sendungsbewusstsein durchdrungene Herrschaftskunst, und diese ist von unserem hektischen, profanen Alltag tausend Jahre – oder noch weiter – entfernt.

Nach der verheerenden Zerstörung im Zweiten Weltkrieg wurde Magdeburg neu aufgebaut. In der lebendigen Großstadt mit ihren Magistralen geraten Geschichte und Zeitgeschichte zuweilen in ein knirschendes, oder besser hupendes, Getriebe. Anders ausgedrückt: Wie kann es sich ein Mensch, der es gewohnt ist, in Shoppingmalls nahezu alles kaufen zu können, vorstellen, was es bedeutete, wenn Otto der Große 968 seine Residenz Magdeburg zum Erzbistum erhob? Oder: Wie soll man an archäologischen Erdschichten und Fundamenten den Reichtum seines Königspalastes beschreiben?

Fotos von Magdeburg nach 1945 zeigen das Zentrum genauso zerbombt wie Berlin, Frankfurt oder Dresden. Respekt verdienen die vielen Frauen, die Stein für Stein die Trümmer aus Magdeburg geschleppt haben, ebenso wie jene Menschen, die den ältesten gotischen Dom Deutschlands und das romanische Kloster Unser Lieben Frauen retteten. Die den Mut und Weitblick besaßen, die Ruinen in Zeiten von Hunger und Mangel zu sichern, um sie später restaurieren zu können. Das Kloster Unser Lieben Frauen ist heute die älteste Kirche der Stadt und neben dem Dom eine Oase der Kunst und Musik.

Magdeburg wird Ottos I. ›Neues Rom‹

Der ottonische Palast befand sich dort, wo heute der Domplatz liegt. Unter dem Domplatz liegen die Fundamente der vor über tausend Jahren mit legendärer Pracht ausgestatteten, weiträumigen königlichen Pfalzanlage Ottos des Großen. Die Rekonstruktionsvorschläge werden seit dem Ottonenjahr 2001 neu diskutiert. Weiterführen könnte die Vermutung von Sven Schütte, die Trierer Kaiserthermen als Vorbild mit zu bedenken.

Magdeburg, Dom, thronendes Herrscherpaar
Lange galten die von einem unbekannten Meister wohl nach 1250 geschaffenen Skulpturen als posthume Darstellung des Kaiserpaars Otto I. und Edgith, denn Otto und seine erste Gemahlin wurden noch lange nach ihrem Tode als Herrscherpaar verehrt. Inzwischen wurde darauf hingewiesen, dass die Skulpturen einem sehr viel komplexeren theologischen Programm unterliegen. Die Dargestellten sind demnach als Personifikationen des Himmlischen Brautpaares Christus und Ecclesia (seine Kirche, zugleich auch Maria) zu interpretieren. Auftraggeber war vermutlich der gelehrte Prämonstratenserabt Willibrand (1235 – 1253). Die Züge der offenbar noch jugendlichen Persönlichkeiten sind fein durchgestaltet. Beide tragen langes Haar, und das der Königin fällt offen. Es weist sie als Jungfrau aus. Wie bei antiken Herrscherbildnissen schauen beide den Betrachter an. Ganz leicht ist die Sitzhaltung des Königs zur Königin gewandt. – Das Figurenpaar wurde auf leichte Untersicht angelegt und viel später in der Heilig-Grab-Kapelle des Magdeburger Domes auf Augenhöhe der Betrachter gebracht.

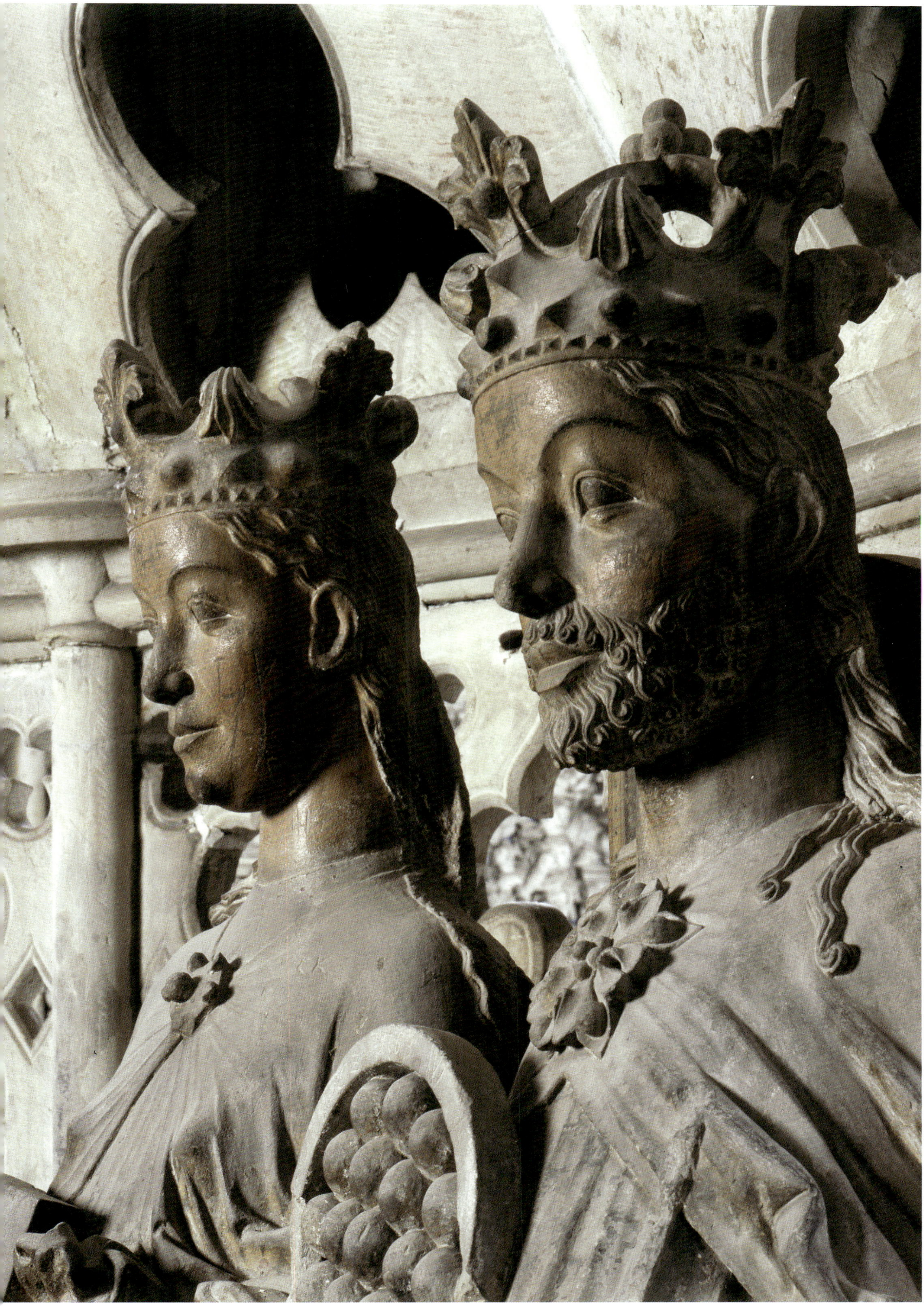

Magdeburg, Dom, thronendes Herrscherpaar

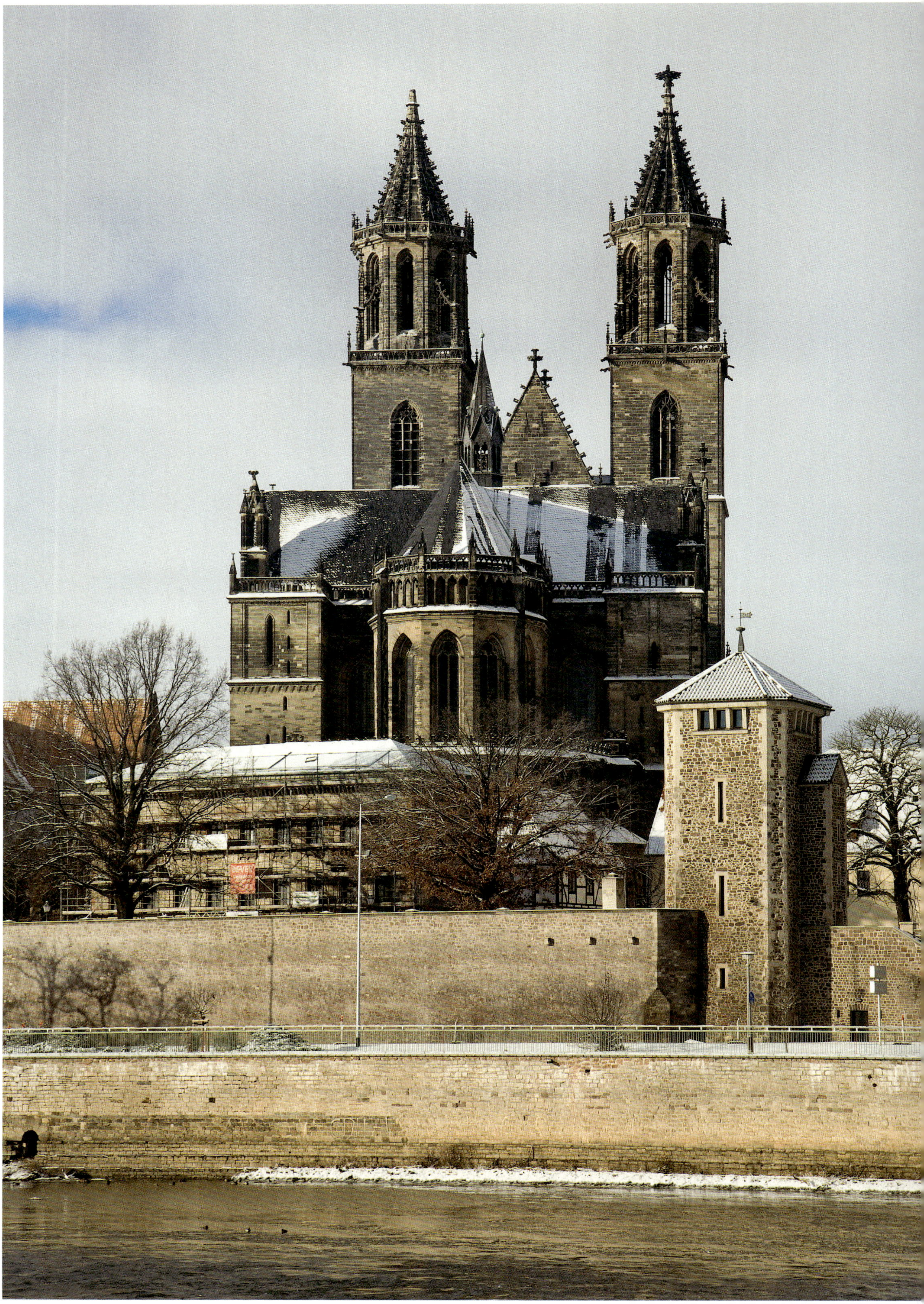

Magdeburg, Dom

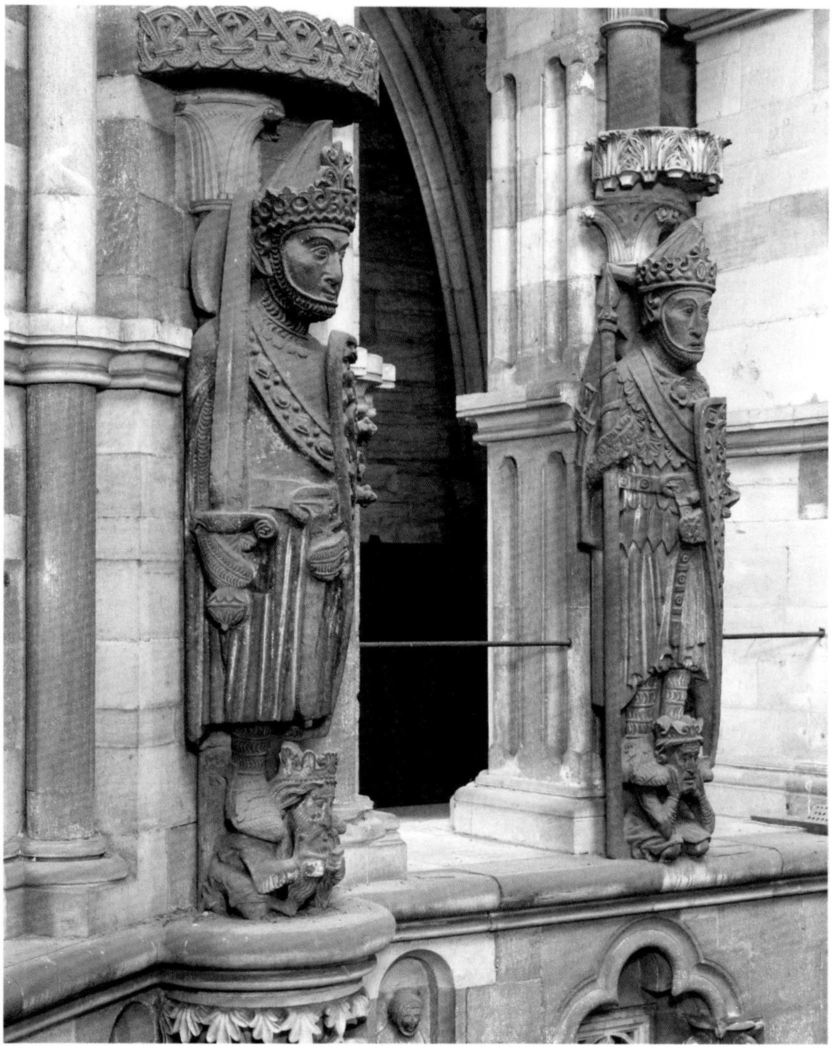

Magdeburg, Domchor, Säulenfiguren vom sogenannten Goldschmidt-Portal

Magdeburg, Domchor, Skulpturen des Goldschmidt-Portals
Den Chor schmückt ein einzigartiges Skulpturenprogramm aus dem 13. Jahrhundert mit Aposteln und Heiligen, darunter der afrikanische Ritter Mauritius, den Otto I. ganz besonders verehrte und zum Reichsheiligen erhob.

Magdeburg, Dom
Das Wahrzeichen Magdeburgs, der gotische Dom, erhebt sich am linken Elbufer etwa dort, wo sich im 10. Jahrhundert die königliche Palastanlage ausdehnte. Otto I. plante Magdeburg als östliches Pendant zu Aachen und als ›Neues Rom‹. Bischofssitz und Kaiserresidenz sollten gleichsam an einem Ort verschmelzen. – Der heutige, gotische Dom wurde ab 1209 errichtet, nachdem ein Feuer 1207 den ottonischen Kaiserdom schwer beschädigt hatte.

Otto I. kannte antike Bauten aus eigener Anschauung. Er hatte sich sechs Jahre in Italien aufgehalten und von Ravenna aus regiert. Seit 962 ließ er auf dem mühevollen Landweg antikes römisches Baumaterial, Marmorsäulen, Kapitelle, Gold und Hunderte Reliquien über die Alpen nach Magdeburg bringen, das er als ›Neues Rom‹ auszubauen gedachte.

Bereits Karl der Große, Ottos politisches Vorbild, hatte im eroberten Sachsenland über 150 Jahre zuvor als strategischen Stützpunkt das Bistum Halberstadt gegründet. Ein Bischof war stets ein Vertrauter des Königs. Er wurde üblicherweise in dessen ›Hofkapelle‹ ausgebildet, vom König ernannt und gesalbt – aber erst, nachdem er zuvor auf seinen König den Treueid geschworen hatte.

Seit Karl dem Großen saßen Bischöfe an den Schaltstellen der Macht und waren aus strategischen Gründen enge Verwandte des Königs. Otto I. knüpfte an dieses bewährte System der Franken an und baute gemeinsam mit seinem Bruder Brun, den er als Erzbischof von Köln einsetzte, die Hofkapelle systematisch als eine Institution aus, die die kaisertreuen Bischöfe sowie den Thronfolger und andere Adelige erzog.

Damit lagen kaiserliche und religiöse Herrschaft im 10. Jahrhundert in den gleichen Händen. Nicht zufällig hießen die mutigen Männer der ersten Stunde, die zu den Feinden, den ›Heiden‹ vordrangen, ›Missi‹ (lat.: Geschickte), Missionare: Boten des Königs. Otto I. kämpfte jahrelang darum – gegen die konkurrierenden Bischöfe von Halberstadt und Merseburg –, seiner aufwendig ausgebauten Kaiserresidenz auch den Rang eines Erzbischofs-

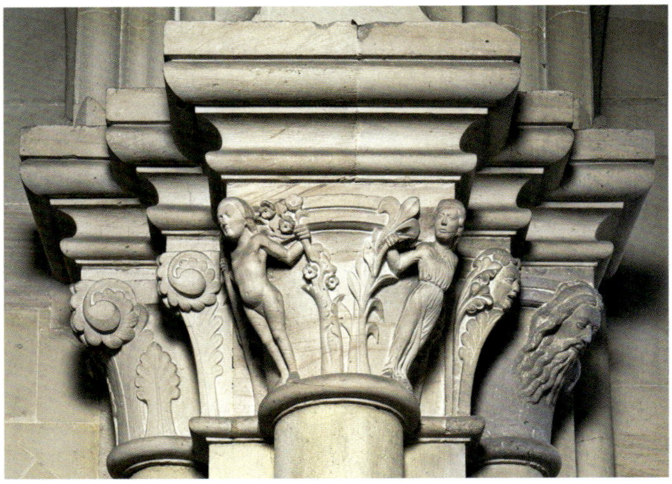

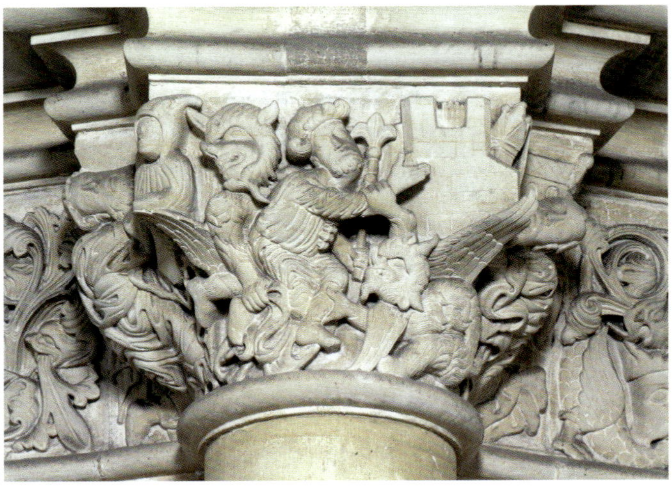

Magdeburg, Dom, Kapitelle im Chorumgang

sitzes zu verleihen. Diese Verbindung aus Regnum und Sacerdotium, aus weltlicher und geistlicher Macht, symbolisiert seinen gesteigerten Herrschaftsanspruch und seine Politik.

Trotz des todesmutigen Einsatzes vieler überzeugter Männer hatten die christlichen Eroberer im 10. Jahrhundert östlich der Elbe alle Mühe, die Slawen zu besiegen und zu missionieren. Halberstadt sollte für lange Zeit das einzige Bistum östlich der Elbe bleiben. Denn der Kampf zwischen sächsischen Königen und slawischen Stammesverbänden erwies sich für beide Seiten als jahrzehntelanges, zähes, von Opfern begleitetes Tauziehen um die Vorherrschaft, das in dem großen Slawenaufstand des Jahres 983 gipfelte. Dieser Teilsieg der slawischen Verbände 983 bedeutete für die Sachsen einen Schock und einen Rückschlag zugleich. Die Gebiete östlich der Elbe waren für die nahe Zukunft verloren.

Sachsen und Slawen hatten in diesen Schlachten viel zu verlieren. Für beide ging es um das Fortbestehen ihrer Kultur. Beide waren von der Rechtmäßigkeit ihres Kampfes überzeugt. Für Otto war darüber hinaus die Bekehrung der Elbslawen aufs engste mit seiner angestrebten Kaiserkrönung durch den Papst in Rom verknüpft. Vom Missionierungserfolg versprach er sich zugleich die Herrschaft über Rom und Oberitalien.

Feinde von außen und innen

Deshalb reiste der 23-jährige Otto I. im Jahr 936 – unmittelbar nach seiner Königskrönung in Aachen – an die Elbe, die Ostgrenze seines Reiches. Dort drohten ihm nicht nur feindliche Slawen, sondern auch seine rebellierenden Brüder. Wehmütig mag er in seiner Magdeburger Residenz an die Jahre vor seiner Krönung gedacht haben: Seit sieben Jahren war er mit der angelsächsischen Prinzessin Edgith (Editha) verheiratet, mit der er zwei Söhne hatte. Da die Quellen bis zu Ottos Königskrönung 936 über die junge Familie des Thronfolgers schweigen, wird angenommen, dass sich Otto und Edgith in diesen sieben Jahren meist in Magdeburg aufhielten. Möglicherweise war ihnen dort sogar bis zu Ottos Krönung eine relativ unbeschwerte Zeit beschieden. Zumindest fällt auf, dass das Königspaar für eine dynastisch bestimmte Eheschließung eine ungewöhnlich enge Vertrautheit pflegte. Was die beiden wirklich verband, bleibt freilich deren Geheimnis.

In Magdeburg, einem günstigen Elbübergang, trafen sich spätestens seit dem 8. Jahrhundert wichtige Fernhandelsstraßen, im Jahre 805 wird Magdeburg erstmals erwähnt. Im Ehevertrag 929/930 sichert Otto seiner Braut Edgith den Königshof Magdeburg vertraglich als Morgengabe zu. Hier plant er den Hauptsitz seines Reiches als Roma nova, als Neues Rom und zukünftige Grablege der königlichen Familie. Er baut die Pfalz aus und gründet 942 – an der Stelle des heutigen gotischen Doms – ein dem heiligen Mauritius, seinem Reichsheiligen, geweihtes Benediktinerkloster, dem er wiederholt großzügige Stiftungen

Magdeburg, Dom, Langhaus
Der gebildete und weitgereiste Erzbischof von Magdeburg Albrecht II. von Käfernburg (1205–1232) kannte die neuen französischen Formen, die Gotik. Albrecht setzte nach dem Brand von 1207 seinen gotischen Neubau gegen Proteste durch. – Viele Säulen und Skulpturen aus dem ottonischen Dom wurden weiterverwendet und in den Chor des gotischen Doms eingebaut, darunter die von Otto I. aus Italien geholten Marmorsäulen, Kapitelle mit eingelassenen Reliquien, Sarkophage und das Taufbecken im Westen des Langhauses. – Reste des Vorgängerbaus, des von Otto 942 gegründeten Mauritiusklosters, stecken teilweise im Chor, in der Krypta sowie im Kreuzgang. Der Sarkophag des Kaisers Otto I. mit einer antiken Marmorplatte steht heute vor dem Hochaltar des gotischen Doms. Auch das Taufbecken im Mittelschiff, vermutlich ein antiker Brunnen, stammt noch aus dem Vorgängerbau.

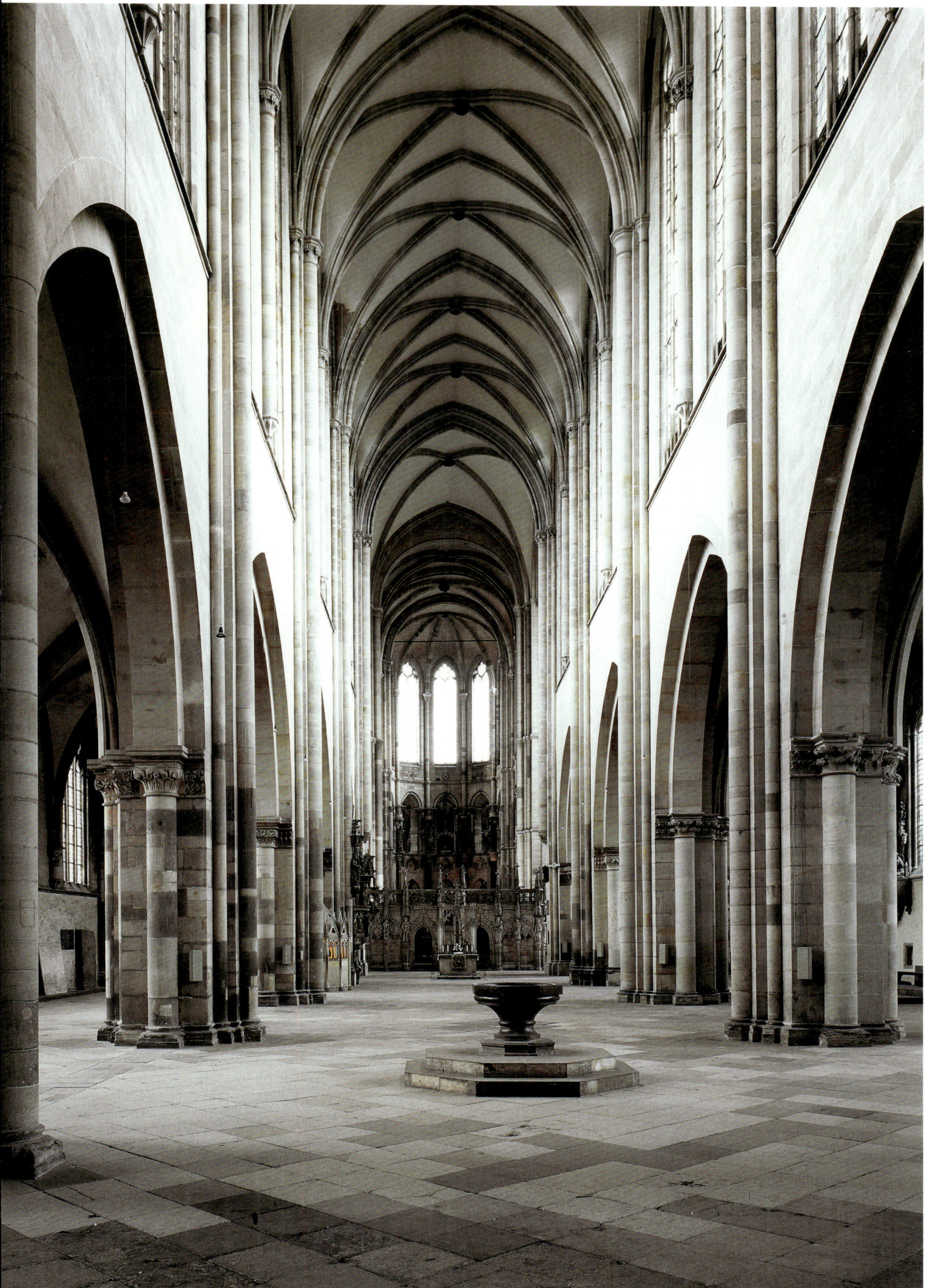

Magdeburg, Dom, Langhaus

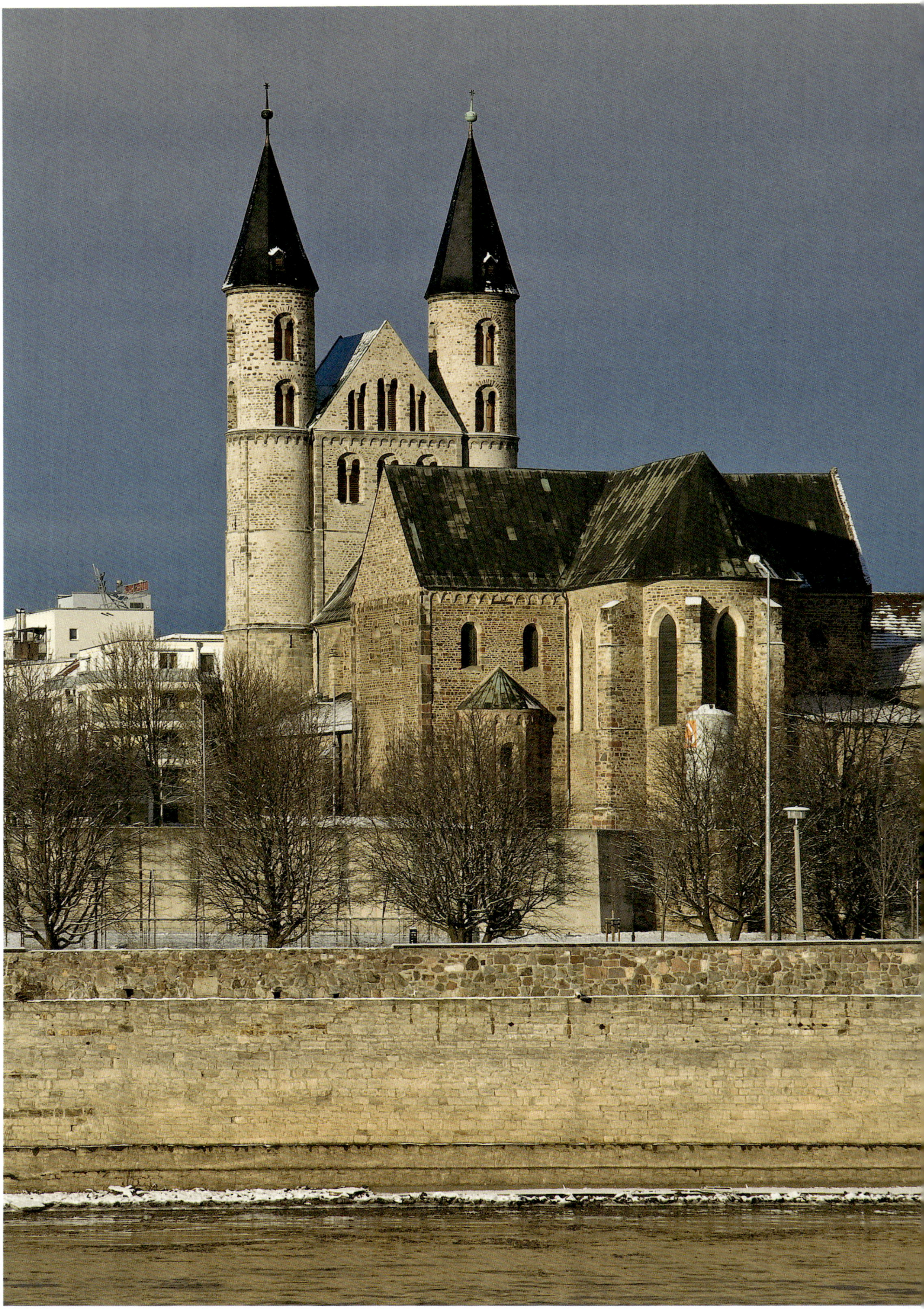

Magdeburg, Klosterkirche Unser Lieben Frauen

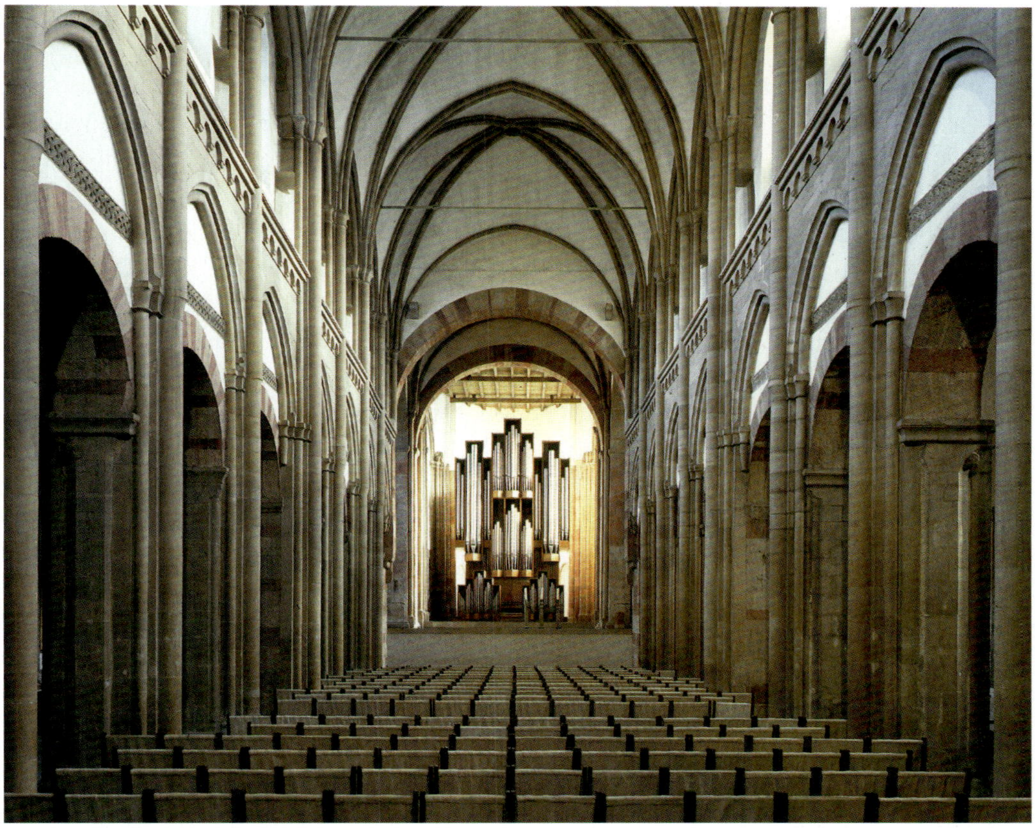

Magdeburg, Klosterkirche Unser Lieben Frauen, Langhaus

Magdeburg, Klosterkirche Unser Lieben Frauen
Sie ist heute die älteste erhaltene Kirche Magdeburgs. Der erste Bau entstand unter dem Magdeburger Erzbischof Gero nach 1017, der zweite nach 1064 unter Erzbischof Werner, dem Bruder des Kölner Erzbischofs Anno und zugleich einem der mächtigsten Männer seiner Zeit. Die Basilika Werners mit der Krypta ist heute noch erkennbar. Die dritte Veränderung erfolgte nach 1129, als Erzbischof Norbert von Xanten, Gründer des Prämonstratenserordens, das Kloster seinem Orden übergab. Von hier gründeten die Prämonstratenser 15 Tochterklöster in der sächsischen Ordensprovinz. – Das Klostergebäude wurde im Zweiten Weltkrieg stark beschädigt, aber bald danach gesichert und wieder aufgebaut. Seit 1975 unterhält die Stadt hier ein kulturelles Zentrum. Die Kirche wurde zum Konzertsaal umgestaltet, während die Klausur das Kunstmuseum mit seinem Sammlungsschwerpunkt zeitgenössischer Skulptur beherbergt.

Magdeburg, Klosterkirche Unser Lieben Frauen, Langhaus
Die Klosterkirche Unser Lieben Frauen war das bauliche Vorbild für den Umbau des romanischen Domes zu Havelberg. Dessen Langhaus wurde (nach dem Brand 1279) wie die Magdeburger Liebfrauenkirche gotisch umgebaut. An der Langhausarkade beider Kirchen ist abzulesen, wie der gotische Neubau in den romanischen Vorgänger eingefügt wurde. Die Verbindung zwischen Magdeburg und Havelberg kam über den gemeinsamen Orden der Prämonstratenser.

zukommen lässt. Als 946 Königin Edgith stirbt, kann sie bereits in der Krypta beigesetzt werden. Reste dieser Krypta wurden ergraben. Fünf Jahre nach dem Tod seiner ersten Frau heiratet Otto mit fast 40 Jahren 951 die 19-jährige Königin Adelheid, die Witwe des italienischen Königs Lothar. 955 wird der gemeinsame Thronfolger geboren, der nach dem Tode Ottos des Großen 973 als Otto II. die Regentschaft antritt.

Bevor Otto I. von Magdeburg aus Missionare schicken und weitere Bischofssitze im Slawengebiet installieren kann, muss er zunächst die aufständischen Slawen dauerhaft militärisch unter Kontrolle bringen. Dazu gründet er gleich nach seiner Krönung 936 zwei Markgrafschaften und überträgt die Herrschaft darüber zwei Vertrauten, die sich als Heerführer und Eroberer schon bewährt hatten: Hermann Billung erhält die Nordmark und Graf Gero die Ostmark.

Zwölf Jahre später, 948, richtet Otto I. in den eroberten slawischen Stützpunkten Havelberg und Brandenburg Bistümer ein und setzt damit die Tradition Karls des Großen fort. Schon 983 muss sein Sohn Otto II. die beiden Bischofssitze wieder aufgeben – der Kampf beginnt von vorne.

Bevor Otto I. im Jahr 955 in der Schlacht auf dem Lechfeld den entscheidenden Sieg über die Ungarn erringt und ihn sein Heer zum ›Vater des Vaterlandes und Kaiser‹ (pater patriae imperatorque) ausruft, verspricht er Gott eine Kirche – so formuliert es der Chronist Thietmar.

Ottos Sieg auf dem Lechfeld 955

Der Lechfeld-Sieg schuf die Voraussetzung dafür, dass in der Königslandschaft Sachsen die ersten Großbauten aus Stein entstehen konnten. Sachsen war ein junges Grenzland ohne römisch-christliche Tradition. Selbstredend besaßen die Slawen eine Kultur – allerdings keine, die sich in steinernen Großbauten ausdrückte.

Zu den ersten Steinbauten in Sachsen zählen die ergrabene Mauritiuskirche in Magdeburg (seit 955), die mit Sicherheit großen Einfluss auf das Baugeschehen hatte, außerdem St. Cyriakus in Gernrode (961) und die ebenfalls nur archäologisch nachgewiesene Klosterkirche in Memleben (ab 979). Otto konnte durch seinen Sieg die paralysierende Angst vor den Raubzügen der Ungarn bannen, die jahrzehntelang Westeuropa bedroht hatten. Diese relative Ruhe brachte eine wirtschaftliche Belebung in Europa mit sich.

Die jahrhundertealten Fernhandelsstraßen wurden wieder bereist, kaufmännische und kulturelle Verbindungen über die Alpen nach Oberitalien – und über Ravenna, Rom und Venedig in die arabischen Länder – geknüpft. Ingwer, Pfeffer, Nelken, Zimt, Salbei und andere Gewürze, Weihrauch und Myrrhe, Feigen, Wein, andalusisches Öl, kastilischer Alaun zum Gerben, kostbare Stoffe, Stickereien und vieles mehr gelangten aus dem ›Morgenland‹ in das ›Abendland‹ und bereicherten die europäischen Höfe ebenso wie die Speisetafeln in den Klöstern und Stiften. Ertragreich waren auch die kulturellen Verbindungen, die die Musik, die Literatur, Theologie und Philosophie und nicht zuletzt die Baukultur inspirierten. Nicht nur Karl der Große hatte Baumeister und Baumaterial aus Ravenna über die Alpen gebracht, sondern auch Otto der Große schafft antikes Material in großen Mengen in das aus italischer Perspektive hinterwäldlerische sächsische Grenzland und nach Magdeburg. Es folgen abermals erfahrene Handwerker und Baumeister aus dem Südosten. Dieser heute vielleicht absurd erscheinende Materialtransfer war nicht bloße Mode, sondern das Material selbst wirkte als Substanz, die, Reliquien gleich, Ansprüche beglaubigt und neue Wirklichkeit herstellt.

Seit Otto I. sieben Jahre nach dem Sieg auf dem Lechfeld 962 in Rom die Kaiserkrone erhielt, ist das sächsische Reich auch politisch mit dem römischen und oberitalienischen Reich verbunden. In einer Urkunde mit weitreichenden Folgen, dem Privilegium Ottonianum, legt Otto I. fest, dass der Papst noch vor seiner Weihe den Treueid auf den Kaiser schwören muss. Das deutsche und das italienische Reich sind damit vereint, und der mächtigste Mann der (weströmischen) Kirche ist vom mächtigsten Kaiser (Westeuropas) abhängig. Die Vorherrschaft von weltlicher oder geistlicher Macht ist damit allerdings nicht entschieden, sondern bleibt jahrhundertelang umstritten.

Als es Otto I. kurz vor seinem Tod gelingt, 972 seinen Sohn mit einer byzantinischen Prinzessin zu verheiraten, bindet er durch diese ›Griechin‹ Theophanu sein junges Reich an das alte byzantinische Reich, in dem der östliche Teil des Imperium Romanum fortbestand, mit seiner kulturell unvergleichlich hoch stehenden Metropole Konstantinopel. Durch Theophanu, die in oströmischen Adelskreisen mit allem denkbaren Reichtum aufgewachsen war und der es an Bildung nicht mangelte, kam ein gänzlich neuer Glanz in die sächsische Königsfamilie. Dieser byzantinische Einfluss ist nicht hoch genug zu bewerten.

Angesichts der gebündelten außenpolitischen Erfolge wundert es nicht, dass Otto I. noch zu Lebzeiten ›der Große‹ genannt wurde. Magdeburg war für ihn strategisch und religiös wichtig, außenpolitisch war es sicherlich Rom.

Magdeburg, Klosterkirche Unser Lieben Frauen, Brunnenhaus
Die Prämonstratensermönche bauten den heute noch erhaltenen Kreuzgang mit dem Brunnenhaus, das als ältestes erhaltenes Lavatorium in Deutschland gilt.

Folgende Doppelseite:
Magdeburg, Kloster Unser Lieben Frauen, Krypta
Die kreuzgratgewölbte, dreischiffige Hallenkrypta mit Würfelkapitellen im Osten der Klosterkirche wird der Bauphase unter Erzbischof Werner (seit 1064) zugeschrieben. Von der Krypta des ottonischen Domes sind dagegen nur Reste ergraben, die nicht ausreichen, um die bauliche Gestalt dieser ›königlichen‹ Krypta überzeugend zu rekonstruieren. Damit fehlt der Bauforschung ein entscheidender Schlüsselbau zum Verständnis jüngerer Nachfolgebauten.

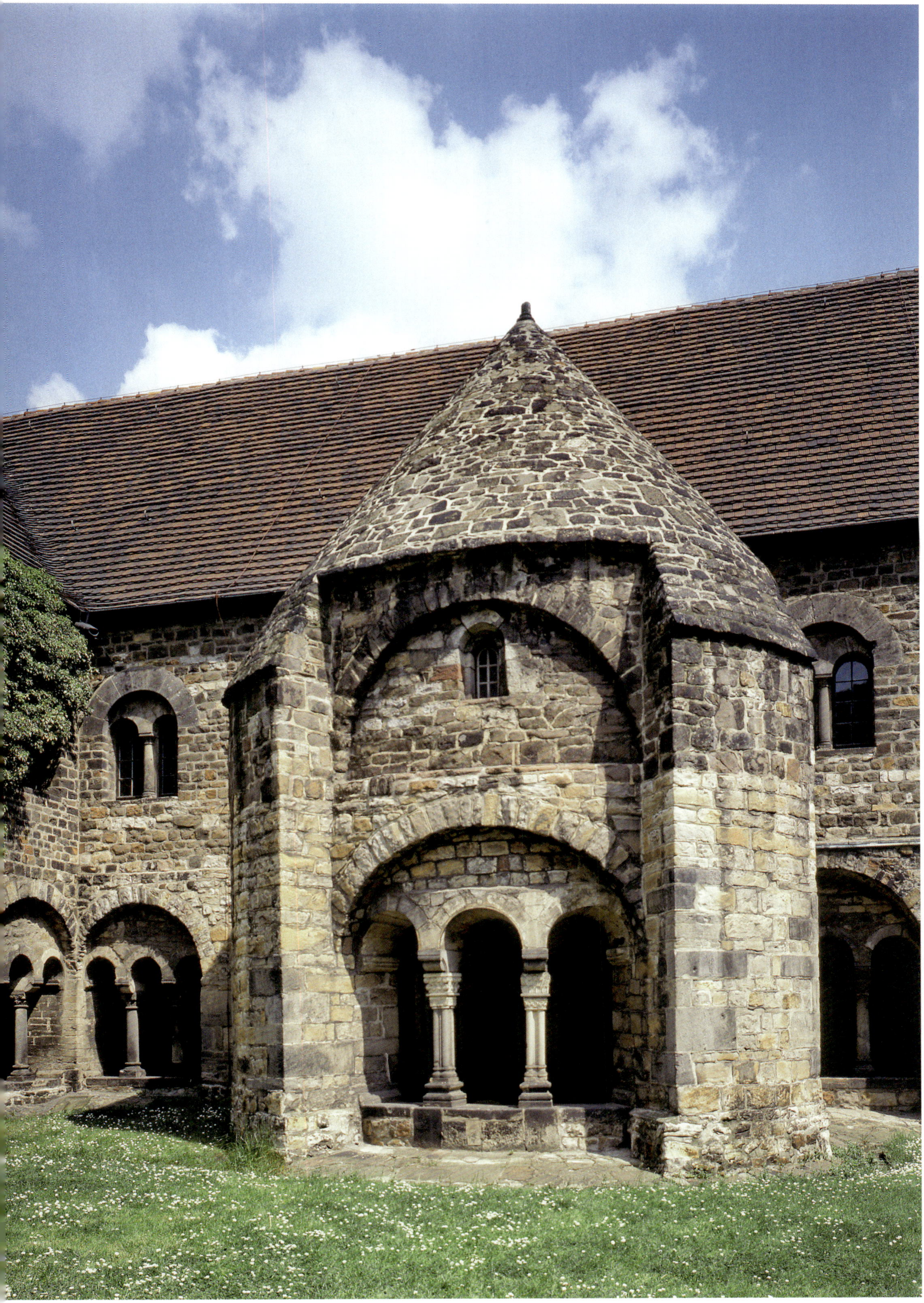

Magdeburg, Klosterkirche Unser Lieben Frauen, Brunnenhaus

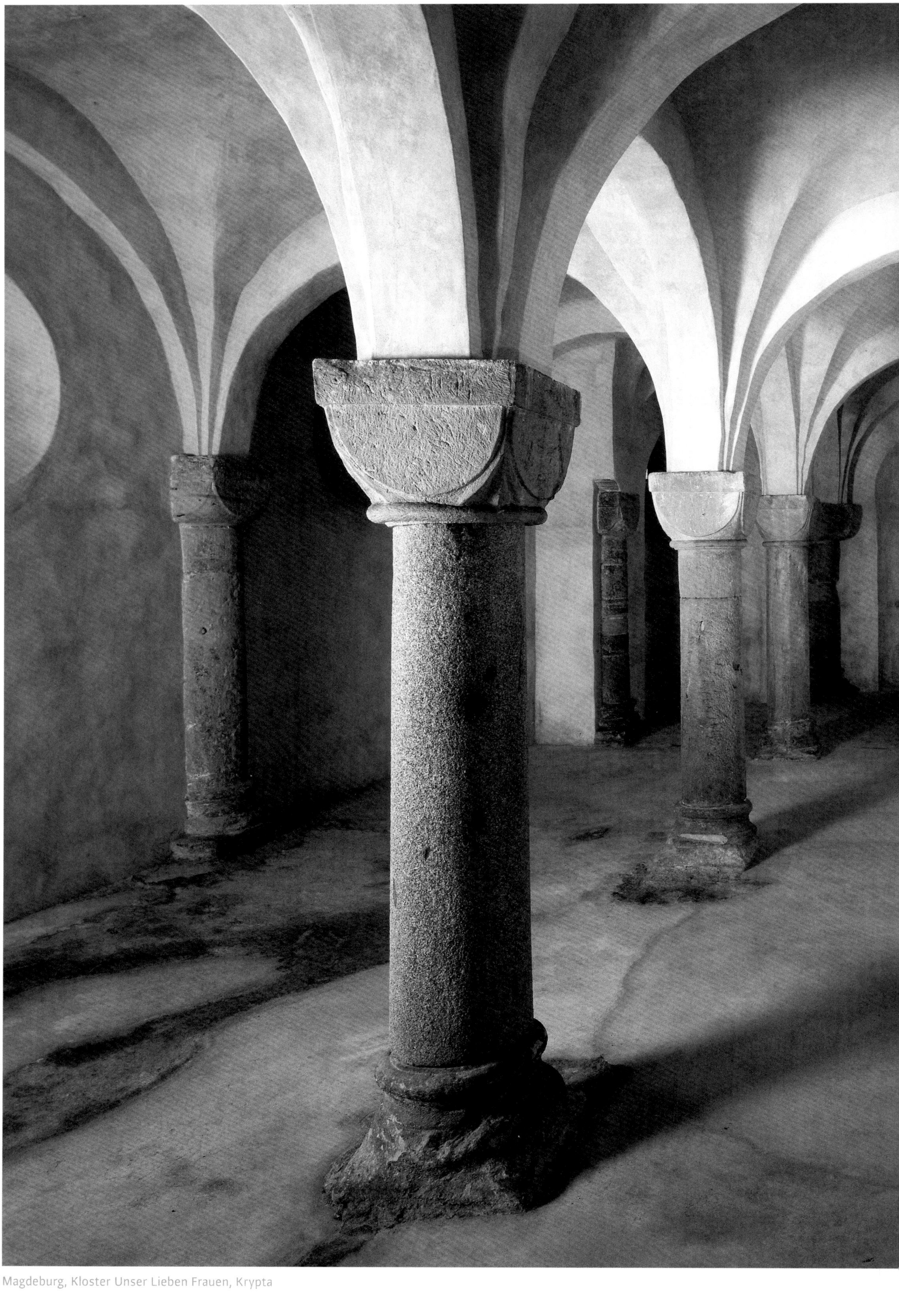

Magdeburg, Kloster Unser Lieben Frauen, Krypta

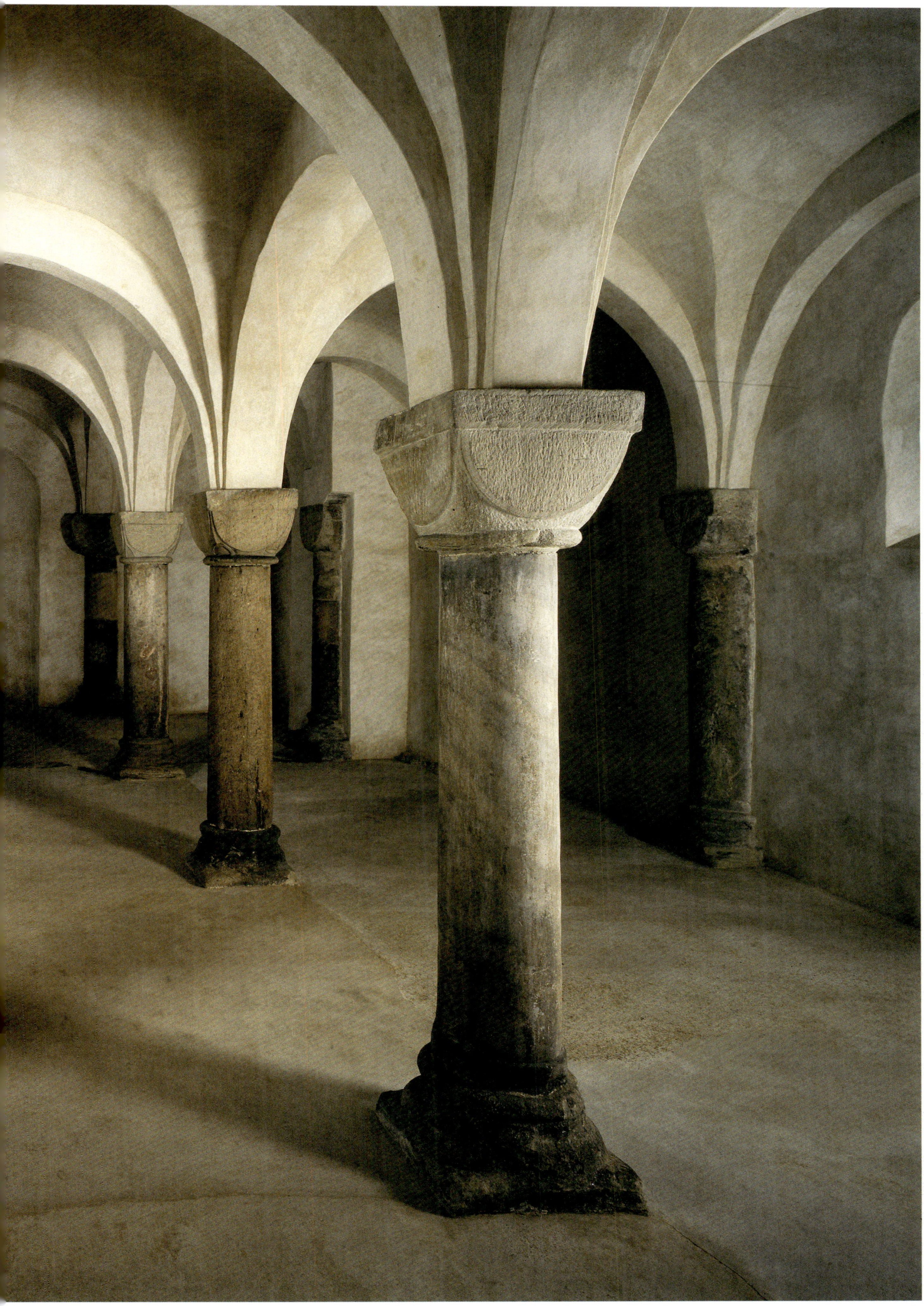

Die Stiftskirche St. Cyriakus in der kleinen Harzstadt Gernrode gilt als ein Höhepunkt romanischer Baukunst. Sie ist das einzig erhaltene frühottonische Bauwerk in Sachsen-Anhalt, sie birgt die älteste Krypta dieser Zeit, und wie durch ein Wunder hat im südlichen Seitenschiff ein einzigartiger Raum aus Stuck die Zeiten überdauert: die älteste Nachbildung des Grabes Christi in Deutschland.

Ein Heiliges Grab im Harz

Der Sage nach verdankt das reiche und vornehme Damenstift St. Cyriakus in Gernrode seine Entstehung, ebenso wie zuvor Walbeck, der Reue über eine hinterhältige Tat. Demnach quälte das schlechte Gewissen den Markgrafen der Ostmark, Gero, einen – zunächst – engen Freund Ottos des Großen: Gero hatte 30 slawische Fürsten auf dem Gewissen, für die seine heimtückische Essenseinladung nach reichlichem Weingenuss tödlich endete. Wahrheit oder Dichtung – die Überlieferung zeigt einmal mehr, dass die Sachsen im 10. Jahrhundert mit vielen Mitteln um ihre Vorherrschaft über die ortsansässigen, sich über Jahrzehnte zäh verteidigenden Slawen kämpfen mussten.

Belegt ist, dass Gero, Markgraf der Ostmark (reg. 937–965), das Damenstift 961 am Nordrand des Harzes, in der Nähe des kaiserlichen Pfalzortes Quedlinburg, auf eigenem Besitz gründete und dem Stift – gemeinsam mit seinem todkranken, kinderlosen Sohn Siegfried – das gesamte Familienvermögen vermachte. Gero besaß hier einen befestigten Grafensitz, der nach ihm ›Geronisroth‹ genannt wurde. Dazu muss auch eine Siedlung zur Versorgung gehört haben. 1136, mehr als 200 Jahre später, wird erstmals der Ort Gernrode erwähnt.

Gernrode kämpft weiter

Heute, über tausend Jahre nach den ebenso mörderischen wie frommen Anfangstagen, präsentiert sich Gernrode in landschaftlich reizvoller Lage. Doch die gute Waldluft und die berühmte Kirche helfen den Menschen in diesem ländlichen Teil Deutschlands wenig, denn sie ringen mit unübersehbar großen Problemen. Von 8000 Einwohnern ist seit der ›Wende‹ 1989 fast die Hälfte in den Westen abgewandert, weil es keine Arbeit gibt – zumindest keine für Geld. 4300 Seelen zählt Gernrode im Jahre 2001, heutzutage sind es noch etwa 3500. Bei diesem rapiden Rückgang wirkt es wie ein kleines Wunder, dass man die frischen Brötchen noch bei einem alteingesessenen Bäckermeister kaufen kann. Beim Bäcker gibt man sich die Klinke in die Hand, und mancher Romanikreisende wurde bei frischem Kaffeeduft wieder mit der Welt ausgesöhnt.

Stichwort Offene Kirche: Die Kirchengemeinde sorgt dafür, dass dieses kostbare Bauwerk Kirche von April bis Oktober täglich geöffnet ist. Vor tausend Jahren waren Kirchen immer belebt, aber heute ist es oft eine Herausforderung für kleine Gemeinden, Ausstattung und Opferstock vor Vandalismus zu schützen und das Gotteshaus für Gäste und Gläubige geöffnet halten können. Vor diesem Hintergrund ist es beachtlich, in welchem guten Zustand sich die meisten der vielen romanischen Baudenkmale in Sachsen-Anhalt

Gernrode, Stiftskirche St. Cyriakus, Westfassade
Die Westfassade von Gernrode ist nicht mehr ottonisch. Unter der Äbtissin Hedwig III. fand im zweiten Viertel des 12. Jahrhunderts eine umfangreiche Umgestaltung der Kirche und besonders der Westteile statt. Hedwig gab auch die ottonische Westempore der Äbtissin Hathui auf und baute einen Westchor mit der bestehenden Krypta und der Apsis. Die ottonischen Treppentürme ließ sie um die oberen beiden Geschosse erhöhen. Der heutige Eindruck wird stark durch die Rekonstruktion unter Ferdinand von Quast (bis 1872) bestimmt.

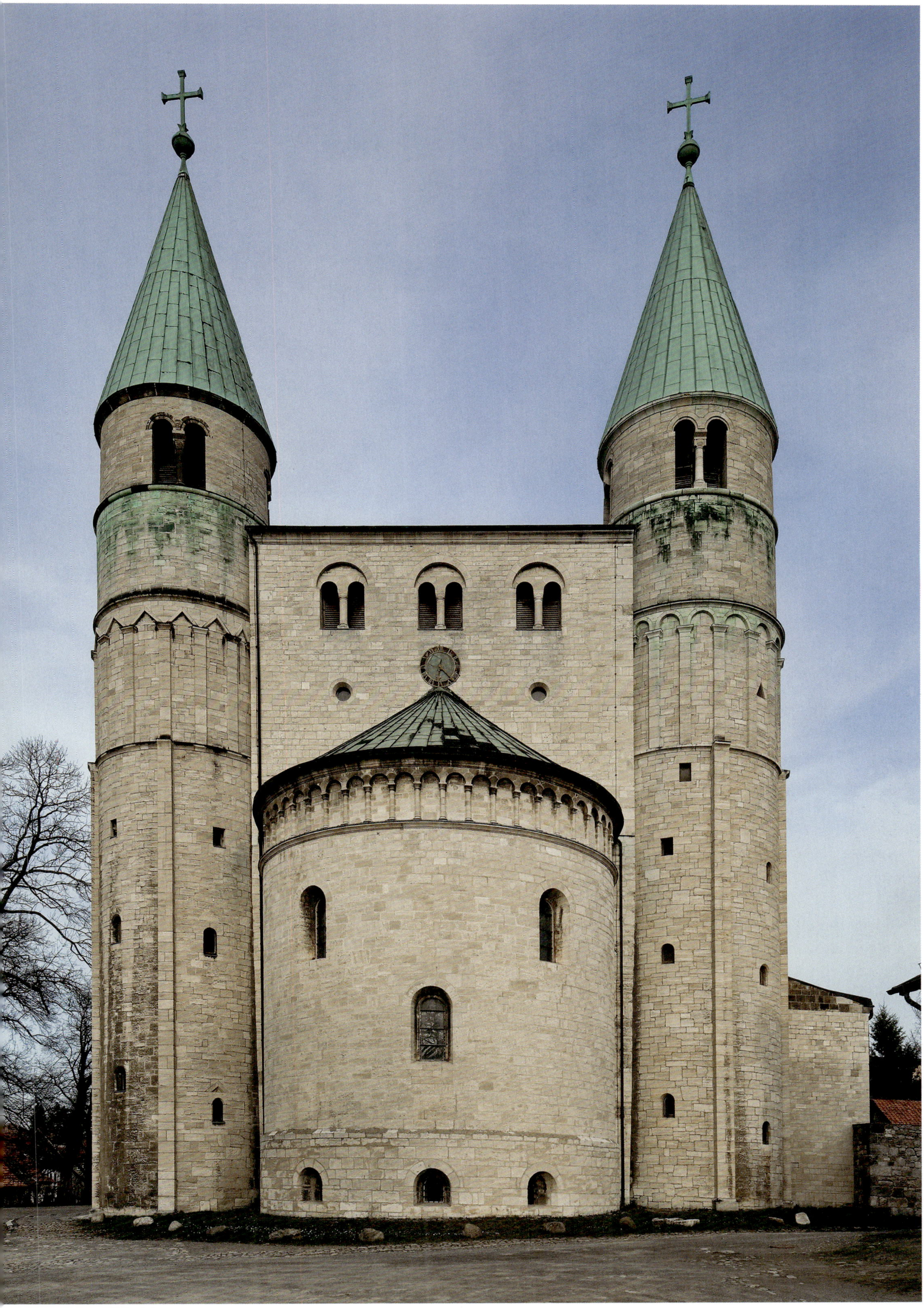

Gernrode, Stiftskirche St. Cyriakus, Westfassade

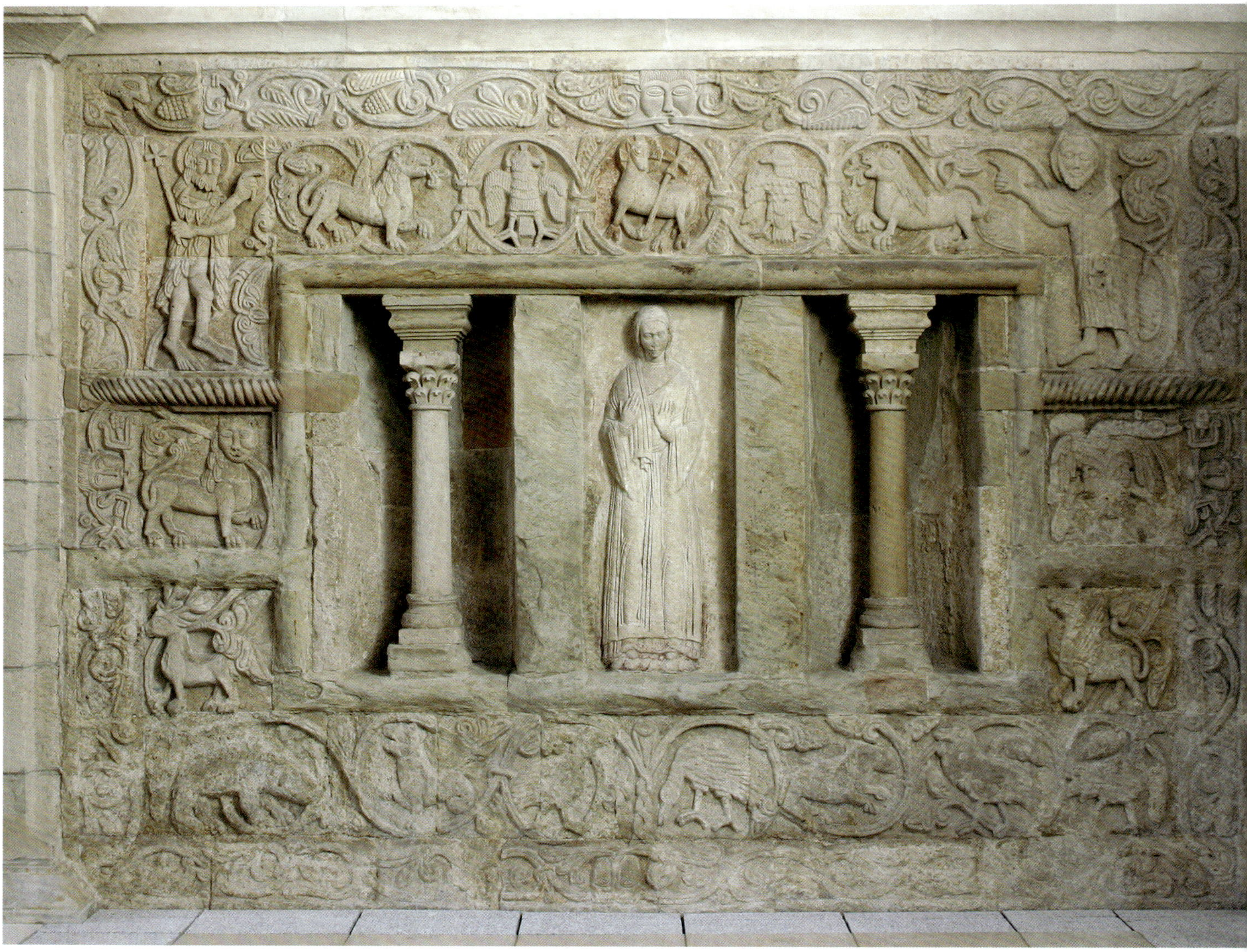

Gernrode, Heiliges Grab, um 1050

befinden. Denn auch der Innenraum und das Heilge Grab von Gernrode wurden aufwendig restauriert.

Heute betritt man die auf einem Hügel stehende, weithin sichtbare evangelische Pfarrkirche St. Cyriakus durch ein Portal an der Nordseite – im 10. Jahrhundert hätte man keine Chance gehabt, sich diesem neben Gandersheim und Essen vornehmsten, reichsunmittelbaren Damenstift auch nur zu nähern. Die erste Äbtissin Hathui aus der Familie der Billunger war die Nichte der Königin Mathilde. Hathui reiste zu höfischen Empfängen und geistlichen Weihen und empfing ihrerseits in Gernrode standesgemäß die Angehörigen des Königshauses, wie beispielsweise im Jahre 1004 die Königin Kunigunde. Graf Thietmar von Merseburg begleitete die Königin durch Sachsen und berichtet: »Wir zogen nach Gernrode und haben dort mit der ehrwürdigen Äbtissin Hathui feierlich den Palmsonntag begangen.«

Das Stift – ein Versorgungsmodell für junge Witwen

Die adelige Hathui und die Stiftsdamen führten gewiss kein unkomfortables Leben in Gernrode. Anders als in einem Kloster stand ihnen in dem reich ausgestatteten Stift ein dem gesellschaftlichen Stand angemessener Komfort zur Verfügung. Die Stiftsdamen

Gernrode, Heiliges Grab
Die Doppelkammeranlage, die um 1050 entstand, ist innen und außen mit Stuckreliefs besetzt, die die Auferstehung Christi thematisieren. Nach Ostern war das Grab leer. Das Osterfest, das an die Auferstehung des Gottessohnes erinnert, wurde unter den Ottonen als höchstes christliches Fest neben Weihnachten besonders aufwendig, meist in Quedlinburg, zelebriert und als Demonstration des Glaubens und der Macht genutzt. In der Stiftskirche St. Servatii in Quedlinburg liegen die Eltern Ottos des Großen begraben. Otto verband das Totengedenken seiner Familie mit den Osterfeierlichkeiten.

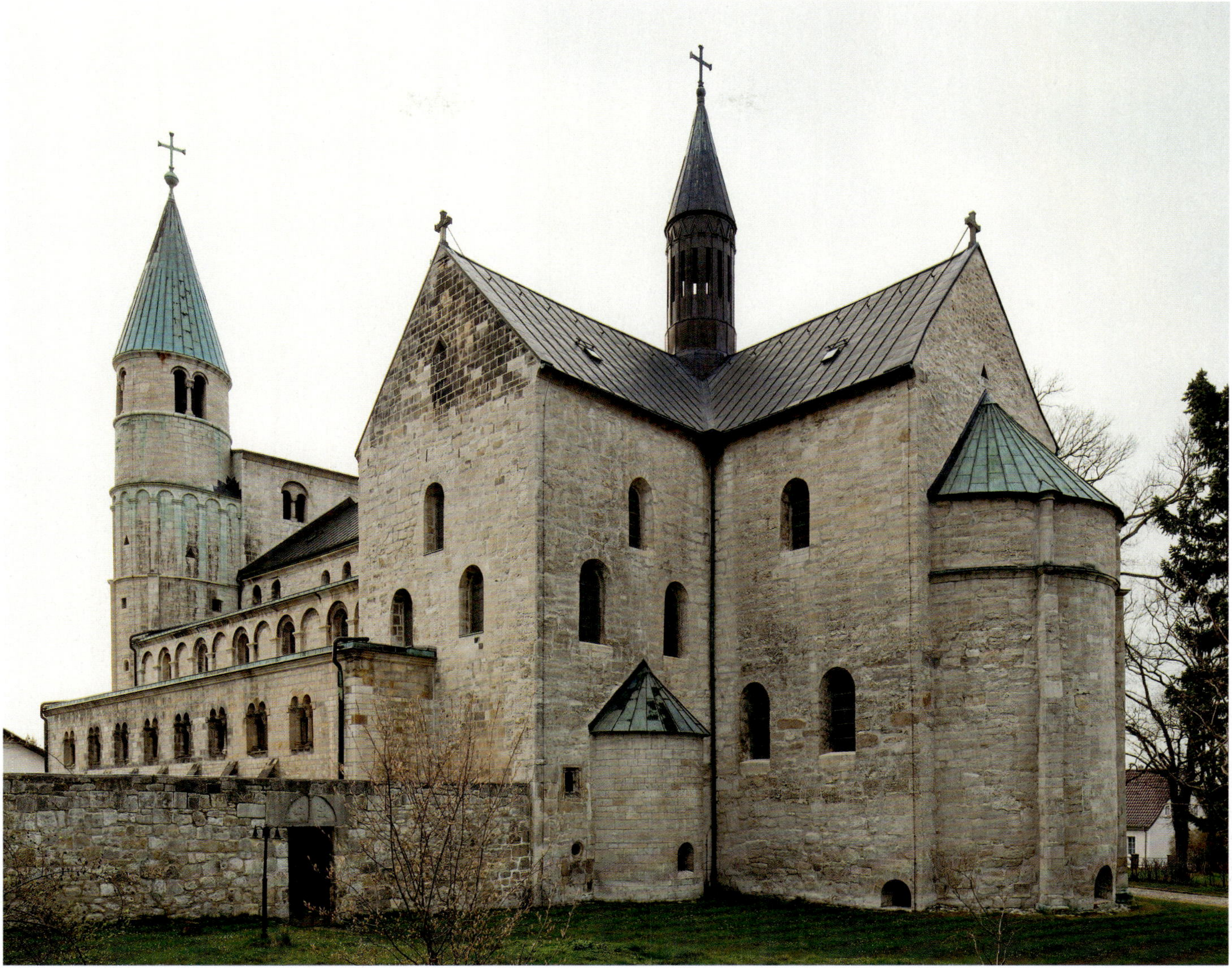

Gernrode, Stiftskirche St. Cyriakus

Gernrode, Stiftskirche St. Cyriakus
Blick auf die ehemalige Stiftskirche der Benediktinerinnen von Südosten. Die dreischiffige Basilika mit östlichem Querhaus und mächtiger westlicher Doppelturmfassade wurde gegen 1170 um einen südlichen Kreuzgang erweitert. Davon ist noch der Nordflügel erhalten.

hatten eigene Wohnungen, durften kostbare Kleider tragen, fanden stets eine reich gedeckte Speisetafel vor und waren finanziell in der Lage, hochgestellte adelige Besucher standesgemäß zu empfangen und zu bewirten.

In Stiften wurden nicht nur Gottesdienste gefeiert, sondern alle Bereiche der höfischen Kultur gepflegt. Die gebildeten Frauen übten sich in Musik, Kunst und Literatur. Sie schufen kostbare Stickereien und waren Auftraggeber von Büchern. Meist schrieben sie selbst. Sie hinterließen Dichtungen, Kompositionen, philosophische Betrachtungen und Geschichtswerke. So beauftragte Hathui einen Autor namens Nadda mit einer Lebensbeschreibung des Heiligen Cyriakus, dem ihr Kloster geweiht war und von dem es noch 963 von Gero selbst eine Armreliquie aus Rom erhalten hatte. Nicht zuletzt betätigte sich die Äbtissin als Bauherrin und betreute den zügig voranschreitenden Bau ihrer Klosterkirche, die heute noch erlebbar ist.

Die Frage, ob die 20-jährige Hathui nach ihren Lebensvorstellungen gefragt wurde oder nicht, bleibt müßig. Anzunehmen ist, dass ihr Schwiegervater in ihrem Sinne handelte, als er sie 961 zur ersten Äbtissin seines neuen Stiftes bestimmte. Soeben war auch sein zweiter Sohn nach längerer Krankheit gestorben. Es war Siegfried, Hathuis Ehemann.

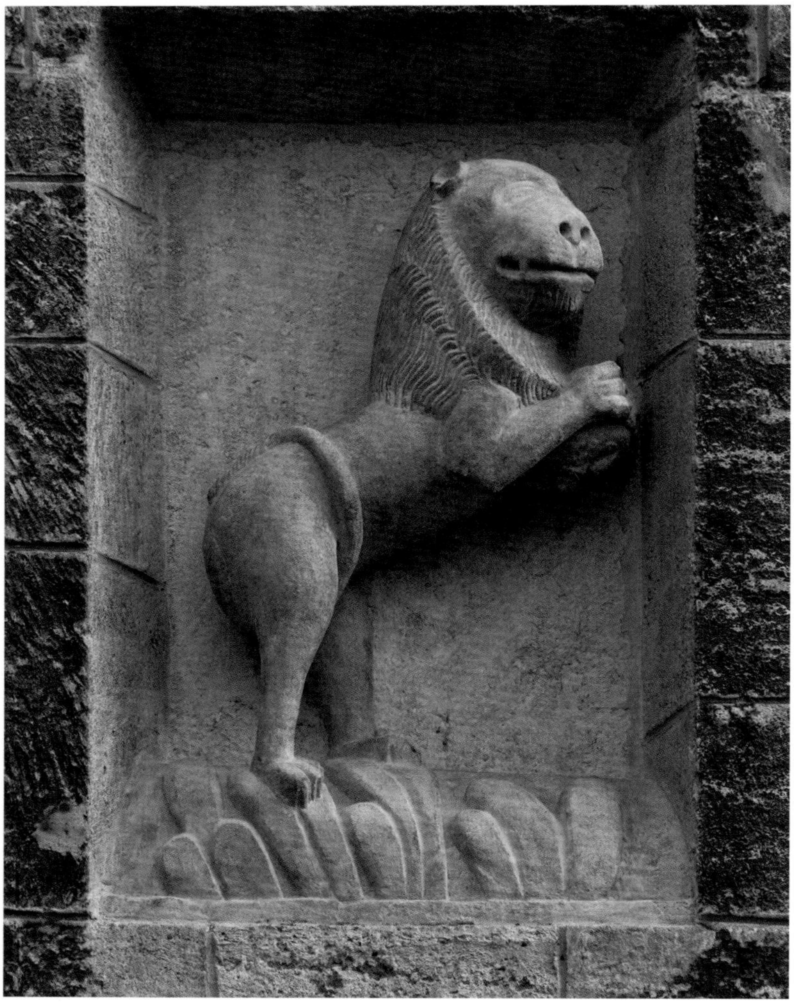

Gernrode, Stiftskirche St. Cyriakus, Löwenrelief am Nordportal

Mit der Gründung von Gernrode sicherte der eingangs erwähnte, im Kampf gegen die Slawen nicht zimperliche Markgraf Gero seiner Schwiegertochter zugleich die Verfügungsgewalt über das in der Nähe gelegene, elf Jahre zuvor von ihm gegründete Stift Frose zu. Hathui leitete Gernrode als Äbtissin mehr als 53 Jahre lang, bis zu ihrem Tode im Jahre 1014. Gero versorgte durch die Übertragung seines gesamten Vermögens in ein Stift nicht nur seine Schwiegertochter und seine Witwe. Er entzog seinen Besitz damit auch geschickt der männlichen Erbfolge und den Ansprüchen anderer Verwandter und hielt so die Güter über Jahrhunderte zusammen. Sein Vermögen lag nun in der Hand seines Stiftes mit der politisch einflussreichen Äbtissin.

Mit etwa 13 Jahren war Hathui mit Siegfried, dem Sohn des Grafen Gero von Merseburg, verheiratet worden. Gero hatte sich als Heerführer unter Heinrich I. und Otto I. große Verdienste erworben und war von Otto schon 937 als Markgraf eingesetzt worden. Otto I. hatte das Gebiet zwischen der Unteren Elbe und der Saale den dortigen Grafen entzogen und es in nur zwei große Markgrafschaften aufgeteilt, um aus leidvoller Erfahrung mit seinen machthungrigen Verwandten eine bessere Kontrolle seiner Berater zu erreichen. Die nördliche Markgrafschaft gab er Hermann Billung; die Ostmark zwischen Elbe / Saale und Oder erhielt Gero. Dieser erwies sich als Herrscher, der mit allen Mitteln die Politik Ottos durchsetzte – wenn es sein musste, durch Morde, wie bei den 30 slawischen Fürsten nach dem Festessen geschehen.

Gernrode, Stiftskirche St. Cyriakus, Taufbecken
Dieses romanische Taufbecken aus Kalksandstein wurde im 19. Jahrhundert nach Gernrode gebracht und steht heute im Stiftshof. Seine Formen verweisen auf venezianische Herkunft.

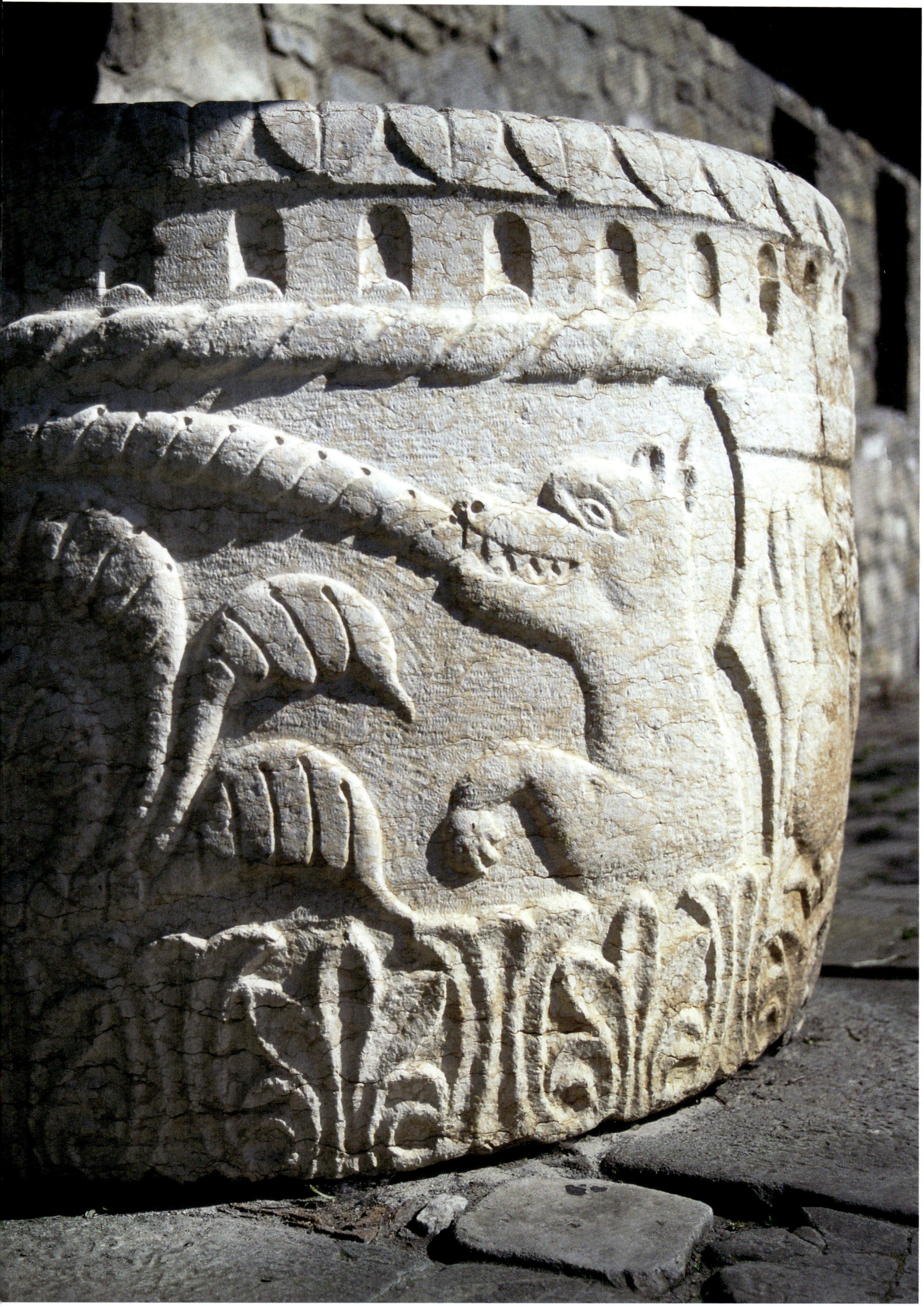

Gernrode, Stiftskirche St. Cyriakus, Taufbecken

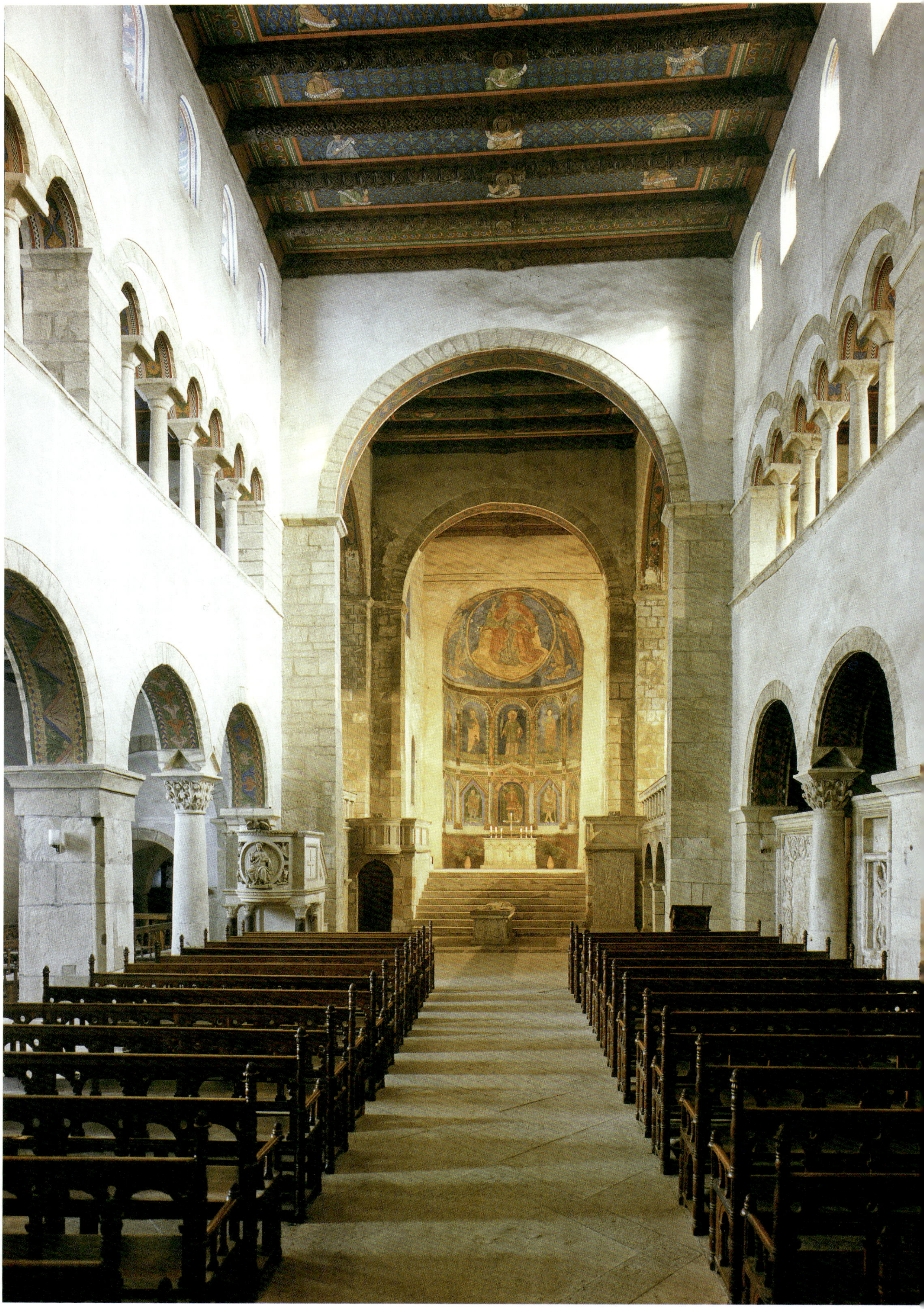

Gernrode, Stiftskirche St. Cyriakus, Langhaus

Der Kaiser wurde 941 sogar Taufpate von Geros Sohn Siegfried. Doch als sich Gero auf die Seiten von Ottos aufständischem Sohn Liudolf und damit gegen ihn stellte, waren die freundschaftlichen Beziehungen beendet. Als Geros ältester, nach ihm benannter Sohn (vor 959) starb und auch sein Sohn Siegfried dem Tode nahe war, beschlossen Vater und Sohn gemeinsam, den Familienbesitz für die Gernroder Stiftung zu verwenden, um die Ehefrauen versorgt zu wissen. Als Siegfried 961 ohne Erben starb, wurde seine Frau zur ersten Äbtissin geweiht.

Der Bau der Äbtissin Hathui

Aus diesen Daten folgt, dass Geros und Siegfrieds Stiftskirche zwischen 959 und 961 begonnen wurde. Da Gero schon 965 starb und Hathui ihren Schwiegervater vor dem Hochaltar beisetzen ließ, müssen zu diesem Zeitpunkt schon die Ostteile mit Krypta und Querhaus zumindest im Rohbau vollendet gewesen sein. Damit kann die Hallenkrypta unter Chorquadrat und Apsis als älteste ottonische Krypta auf spätestens 961 datiert werden.

Daran anschließend, wohl schon in den 970er Jahren, trieb Hathui zügig den Langhausbau voran. Es ist äußerst wahrscheinlich, dass sich die Äbtissin auch mit Theophanu, der jungen Kaiserwitwe Ottos II. aus Byzanz, über ihren Kirchenbau und die Idee der Langhausemporen austauschte. Immerhin geben diese gruppierten Arkadenbögen für das 10. Jahrhundert Rätsel auf. Sie kommen sonst nirgends in Sachsen vor und können nur von oströmischen Vorbildern inspiriert sein. Es ist überliefert, dass sich Kaiserin Theophanu in den Jahren 973 bis 978 häufig in der nahegelegenen Quedlinburger Kaiserpfalz aufhielt. Theophanu hat nachweislich erheblichen Einfluss auf das künstlerische und geistige Leben im ottonischen Kaiserreich ausgeübt. Ihre Heimatstadt Konstantinopel war zu ihrer Zeit eine prächtige, altehrwürdige Metropole, wie man sie in Sachsen bislang nicht kannte.

Da Hathui im Jahre 1014 stirbt und in ihrer Stiftskirche bestattet wird, dürfte das Langhaus spätestens dann, vielleicht auch früher, vollendet gewesen sein.

Den heute so einheitlich wirkenden Raum verdanken wir den Restaurierungsmaßnahmen unter dem preußischen Konservator Ferdinand von Quast, der auch die im 12. Jahrhundert vermauerten Langhausemporen von Hathui wieder öffnen ließ. Die breite Mitteltreppe, die zum Chor und zu den Emporen der Querhäuser aus dem 12. Jahrhundert hinauf führt, sowie die Ausmalung des Chores gehen auch auf Ferdinand von Quast zurück.

Das ebenso raue wie mit reichen Stiftungen ausgestattete Leben im 10. Jahrhundert hinterließ einem Harzstädtchen ein bauliches Juwel, das materielle Bürde und ideeller Schatz zugleich ist.

Gernrode, Stiftskirche St. Cyriakus, Langhaus
Den guten Zustand dieses wichtigen frühottonischen Raumes verdanken wir der umfangreichen Wiederherstellung und Restaurierung in den Jahren 1858 bis 1872 unter dem preußischen Konservator Ferdinand von Quast. Von Details abgesehen vermittelt dieser Chorraum einen besseren Eindruck der damaligen, stets reich ausgeschmückten Räume als viele steinsichtige Kirchen, von denen man noch im 20. Jahrhundert den irrtümlicherweise für falsch gehaltenen Farbschmuck oder die Mosaikbilder abschlug. Es bestanden enge familiäre Verbindungen zwischen dem sächsischen und dem byzantinischen Kaiserhaus ebenso wie Handelbeziehungen mit der arabischen Welt. Das Farbempfinden des Adels war im 10. Jahrhundert an musterreichen Räumen und kunstvollen Gegenständen des täglichen Gebrauchs geschult. Diese frühe, am besten erhaltene Nachbildung des Grabes Christi in Jerusalem ist vollständig mit Stuckreliefs geschmückt. Sie wurde vermutlich zwischen 1060 und 1080 geschaffen. Die dargestellten Szenen setzen die Kenntnis antiker und arabischer Kunst voraus.

Die Sachsen waren so kühn, mitten im Slawenland auf einer Anhöhe das Bistum Zeitz zu gründen. Doch nach wenigen Jahrzehnten zogen sich die Bischöfe zurück und regierten von Naumburg aus. Was aus der Missionszeit blieb, ist eine frühromanische Hallenkrypta unter dem heutigen Dom.

Romanische Krypta unter gotischem Dom

Die Altstadt von Zeitz schmiegt sich an den Berg mit der Moritzburg. Der Burgberg mit Domkirche und Schloss wurde seit dem 10. Jahrhundert immer weiter ausgebaut, heute erscheint er in frühbarocker Gestalt. Doch unter dem gotischen Domchor hat sich die frühromanische Hallenkrypta erhalten. Holger Trimpert hat den ottonischen Vorgängerbau des heutigen Domes archäologisch nachweisen können und die Krypta auf die Mitte des 11. Jahrhunderts (nach 1028) datiert.

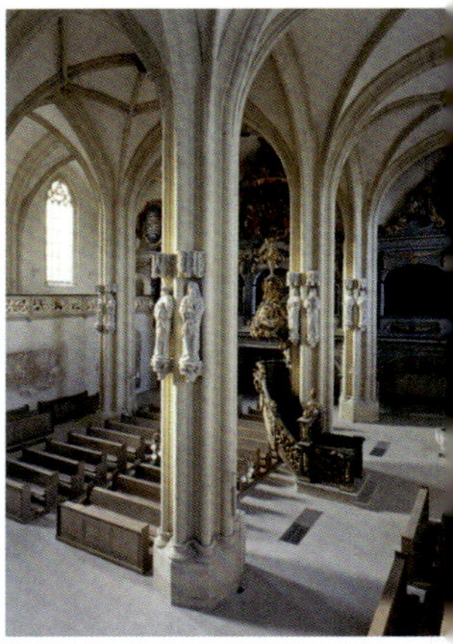

Zeitz, Dom

Wozu dienten Krypten?

Krypten wirken auf uns mystisch und geheimnisvoll. Doch wozu diese kleinen, meist – aber nicht immer – unterirdischen Räume genau dienten, bleibt noch ein Rätsel. Allgemein gilt eine Krypta als ein Raum unter dem Chor, der oft ein Heiligen- oder Reliquiengrab erschließt oder mit Altären ausgestattet ist. Reliquien oder Gräber können aber auch an anderen Stellen in der Kirche liegen, dafür braucht man keine Krypta. Für die ottonische Zeit hat der Bauhistoriker Ulrich Rosner 60 Bauten nachweisen können, die zwischen 960 und 1020 entstanden. Davon sind etwa 20 erhalten und auf ein Gebiet verteilt, das sich vom Harz bis in die innere Schweiz ausdehnt.

Nach Rosner fand die entscheidende Änderung der Bauform in ottonischer Zeit statt: Bis dahin bestanden sehr individuelle Bautypen nebeneinander, wie etwa Gang- und Kammertypen, doch dann setzte sich die Hallenform durch. In salischer Zeit war dies schließlich die häufigste Form. Nicht zufällig hat sich die Hallenkrypta in ottonischer Zeit entwickelt. Rosner legte dar, dass dies mit der allgemeinen Systematisierung des Baufortgangs in ottonischer Zeit zusammenhängt, denn die Mauern der Hallenkrypta bildeten nun das ›Fundament‹ für den Chor. Die karolingische Krypta hingegen höhlte das Chorfundament nur aus.

Die Hallenkrypta entsteht somit mehr aus baulichen Gründen als für eine spezielle Nutzung. Der Bautyp ergibt sich keineswegs aus liturgischen Funktionen, denn nur für wenige der 60 nachweisbaren ottonischen Krypten kann überhaupt ein Heiligen- oder Reliquiengrab festgestellt werden. Krypten gehören in der Romanik oft zum Raumprogramm.

Zeitz, Dom, Krypta
Den ältesten Teil des Domes zu Zeitz, einer gotischen Hallenkirche, bildet heute die aus frühsalischer Zeit erhaltene Hallenkrypta. Ihre Gurt- und Scheidbögen verweisen darauf, daß sie kaum vor der Mitte des 11. Jahrhunderts gewölbt wurde. Acht Säulen teilen den Raum in drei Schiffe, die mit einer halbrunden Altarnische abschließen. Die sechs östlichen Kapitelle sind wahrscheinlich Spolien, das heißt, sie sind älter und wurden hier zweitverwendet. Nur die beiden westlichen Kapitelle wurden wohl in der Bauzeit gefertigt.

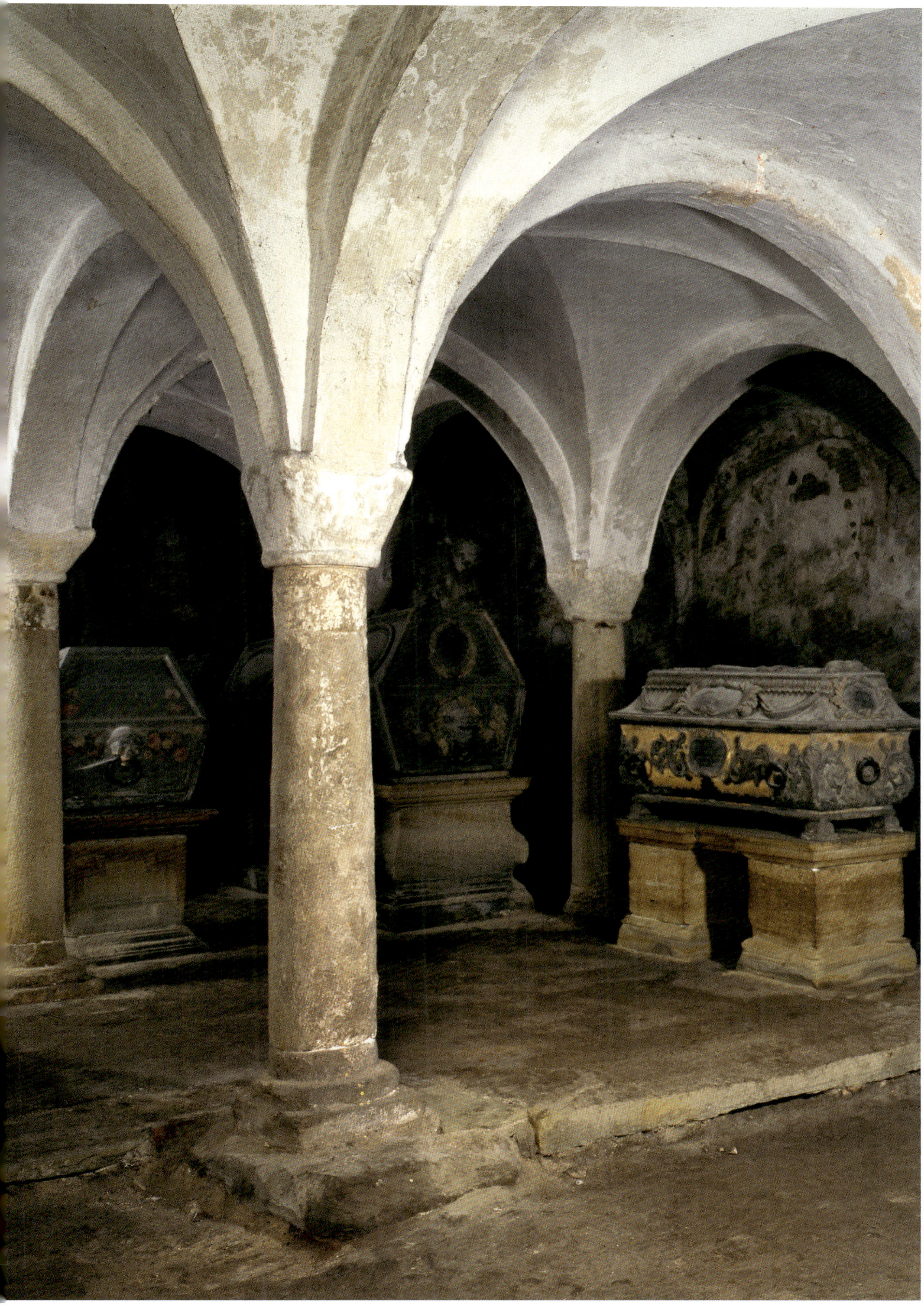

Zeitz, Dom, Krypta

Hoch über der Saale erhebt sich das Wahrzeichen der Stadt, die Merseburg, die durch die beiden Domtürme, die Schlosstürme und die charakteristischen Renaissance-Giebel bekrönt wird. Vom Burgberg führt eine Treppe hinab zur Saalebrücke. Von dort aus kann man die romanische Neumarktkirche St. Thomae sehen.

Heimat der Zaubersprüche und der Chronik des Thietmar

Bei der Erwähnung der Stadt fallen vielen zuerst die ›Merseburger Zaubersprüche‹ ein. Zaubersprüche? Gezaubert wird seit Einführung des Christentums doch eigentlich nicht mehr. Um so bedeutender sind die Merseburger Zauberformeln.

Sie gelten als eine der frühesten Schriften heidnischen, oder besser nichtchristlichen Inhalts in althochdeutscher Volkssprache. Aufgeschrieben wurden sie im 9. oder 10. Jahrhundert. Die Zauberformeln schlummerten in der berühmten Bibliothek des Merseburger Domkapitels, bis sie der Historiker Georg Waitz 1841 zufällig entdeckte. Seitdem sie einer der beiden Begründer der Germanistik, Jakob Grimm – bekannt durch die Märchensammlung, die er mit seinem Bruder zusammentrug – ein Jahr später begutachtete und als besonderen Fund würdigte, dem »die berühmtesten Bibliotheken nichts an die Seite zu setzen haben«, wurden die kurzen Sprüche weltbekannt.

Ihre wissenschaftliche Bedeutung ist groß, denn sie belegen die gesprochene Volkssprache aus dem frühen Mittelalter ebenso wie religiöse und magische Vorstellungen der Zeit. Der erste Merseburger Zauberspruch thematisiert die Befreiung von Gefangenen aus ihren Fesseln, der zweite die Heilung eines Fohlens, das sich den Fuß verrenkt hatte, durch germanische Götter. Wer derartige Vorstellungen belächelt, sollte bedenken, dass auch noch im heutigen Alltag ›abergläubische‹ Auffassungen weiterleben. Wer will schon gerne an einem Freitag, dem Dreizehnten, heiraten? Die Vorstellungen von den Zusammenhängen alles Lebendigen wurden durch die Missionierung der Germanen nicht zerstört, sondern alte Glaubesvorstellungen wurden in das Christentum aufgenommen.

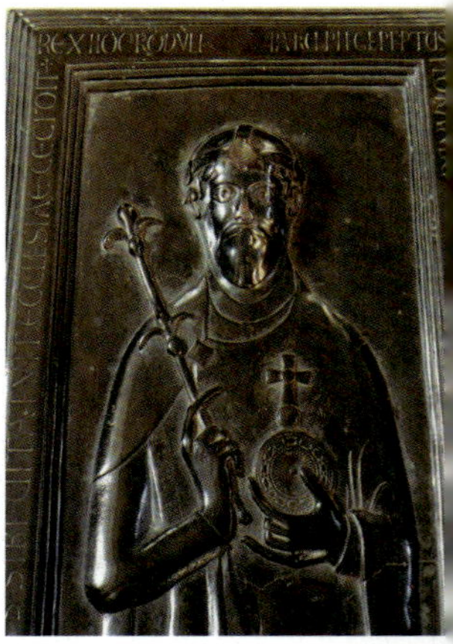

Merseburg, Dom, Grabplatte des Rudolf von Schwaben
Die 1080 gegossene bronzene Grabplatte des im Investiturstreit zum Gegenkönig erhobenen Rudolf von Schwaben gilt als älteste erhaltene Bildnis-Grabplatte in Mitteleuropa. Ursprünglich war die Bronzeplatte vergoldet, in die Augen und die Krone waren Edelsteine eingelassen.

Ein alter Siedlungsplatz

Da die ›Mersiburc‹ schon unter den Karolingern um 780 als befestigter Missionsstützpunkt auf dem Burgfelsen erwähnt wird, kann man davon ausgehen, dass sich die fränkischen Eroberer an einem slawischen Ort niederließen. Der erste Sachsenkönig Heinrich I. knüpft an die karolingische Politik an und lässt die Burg um 930 als königliche Pfalz auf dem südlichen Teil des Felsens ausbauen und mit Mauern befestigen.

Im Jahre 968 wird Merseburg unter Otto I. zum Bistum erhoben. Hinter dieser schlichten Aussage steckt eine jahrelange, langwierige politische Vorbereitung, die von vielen Personenkreisen im Reich Ottos des Großen beeinflusst wurde. Denn ein Bistum wird nicht ›mal eben‹ gegründet, sondern bedarf des Einverständnisses der anderen Bischöfe. Besonders die jungen Bistümer Magdeburg, Halberstadt und Merseburg sollten sich jahrzehntelang bekämpfen.

Merseburg, Dom
Ansicht des Domberges von der Saale.

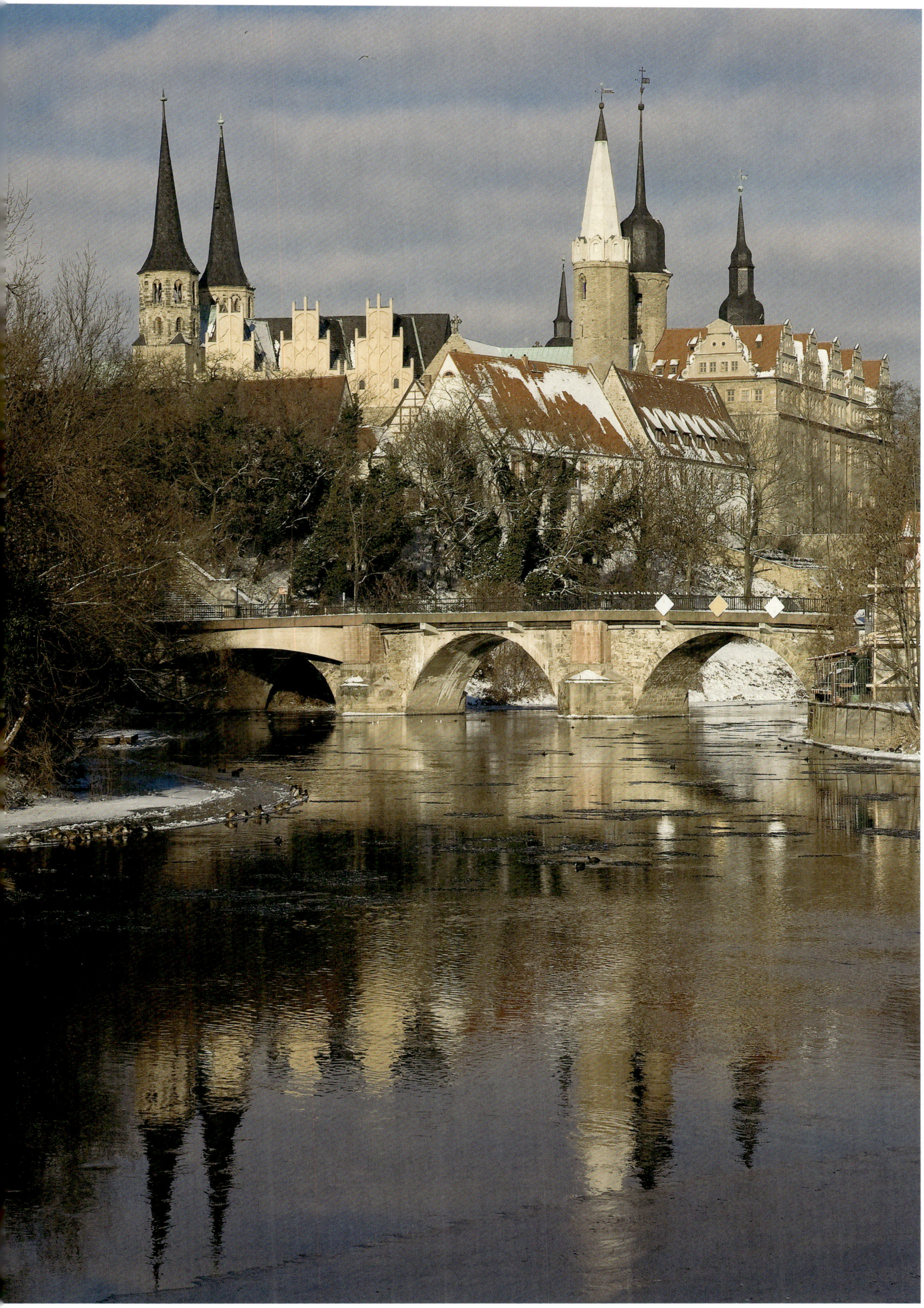

Merseburg, Dom

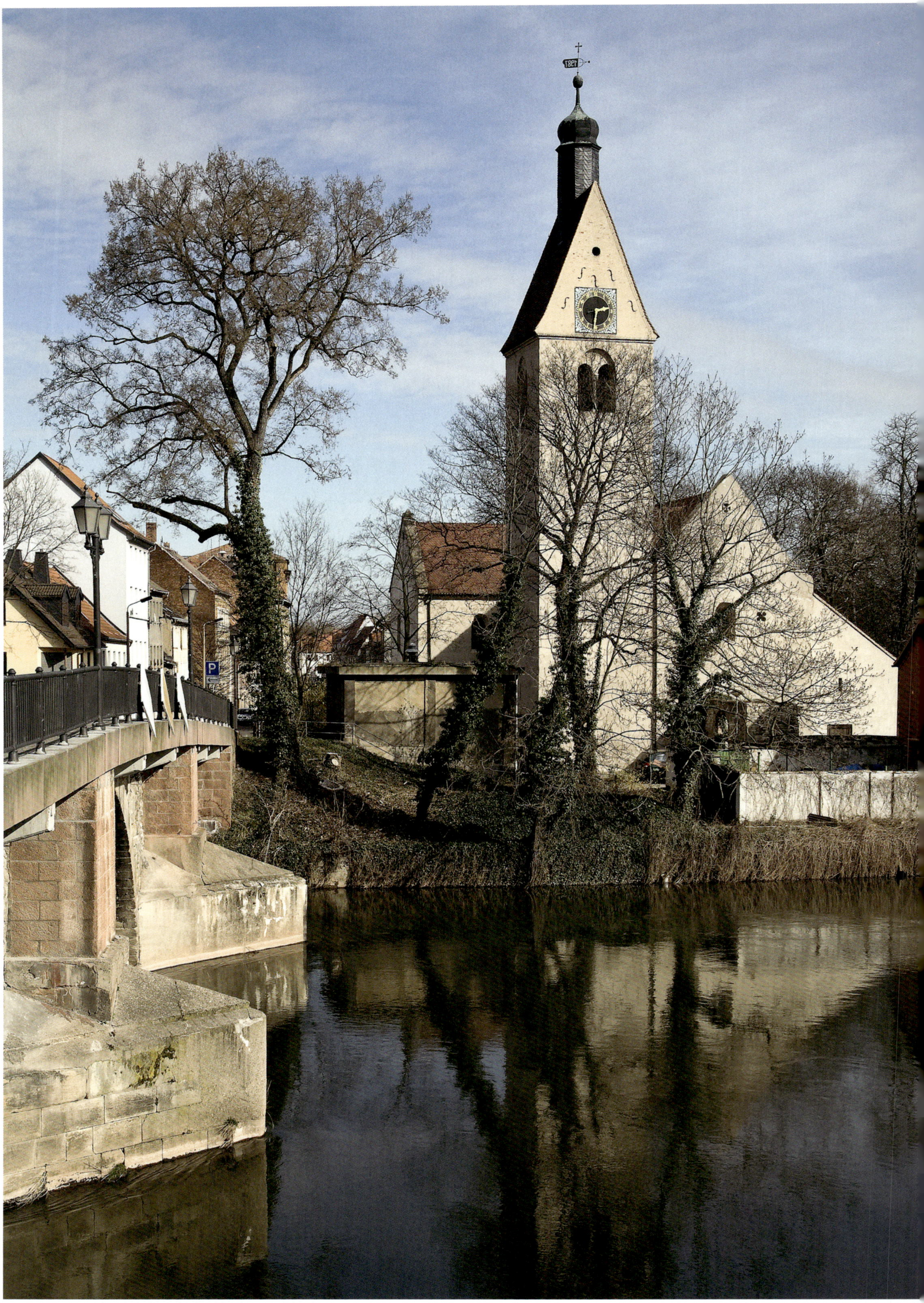

Merseburg, Neumarktkirche St. Thomae

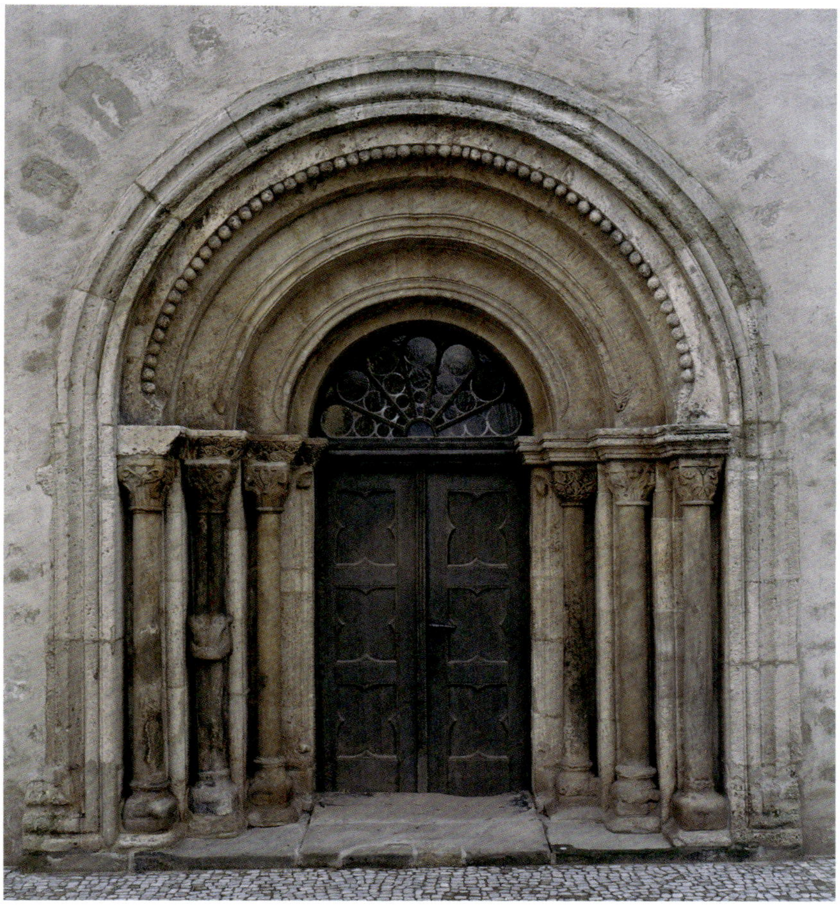

Merseburg, Neumarktkirche, Nordportal mit Knotensäule

Verkürzt liest sich das so: Nachdem Gero 965 starb, teilte Otto der Große Geros Markgrafschaft auf und zergliederte sie in mehrere Bischofssitze. Schließlich hatte Otto fast 30 Jahre zuvor, nach seiner Krönung 937 in Aachen, diese Markgrafschaft unter der Leitung seines Vertrauten Gero erst eingerichtet. Gero leistete die militärische Vorarbeit bei der ›Befriedung‹ der ortsansässigen Slawen und sicherte das Vorland östlich der Elbe, bevor der Kaiser dort Bischofssitze installieren konnte. Die Bischöfe schufen dann in dem eroberten, christianisierten Land die kirchliche Infrastruktur. Sie waren Landesherren, hielten Gericht und nahmen Abgaben entgegen.

Nach Geros Beisetzung in Gernrode konnte Otto I. die Gründung des Erzbistums Magdeburg an der östlichen Front der Slaweneroberung verstärkt vorantreiben. Doch die Bischöfe von Halberstadt, Merseburg, Zeitz und Meißen wehrten sich aus handfesten wirtschaftlichen Gründen dagegen, dem Erzbistum Magdeburg als Suffraganbistümer unterstellt zu werden. Die Konkurrenzsituation zwischen Merseburg und Magdeburg sollte jahrzehntelang die Politik bestimmen. Und auch Bischof Thietmar von Merseburg bemühte sich zeitlebens um die Unabhängigkeit Merseburgs als Erzbistum.

Merseburg, Neumarktkirche St. Thomae
1188 wurde am Ufer der Saale, gegenüber dem Bischofssitz Merseburg, das Neumarktviertel mit einem Marktplatz und der Kirche St. Thomae gegründet. Da das Stadtviertel nie wirtschaftlich aufblühte, ist auch die Kirche nie erweitert oder modernisiert worden, sondern blieb in ihrer romanischen Bauform bestehen. St. Thomae ist eine romanische Basilika mit Westturm, Querhaus und Apsis. – Während der DDR-Zeit stark gefährdet, wurde St. Thomae bis 1996 durchgreifend saniert.

Der Geschichtsschreiber Thietmar

Der Name Thietmar von Merseburg ist für Mittelalterhistoriker ebenso wichtig wie die Merseburger Zaubersprüche für Germanisten. Vieles, was wir über die ottonische Reichsgeschichte wissen, erfahren wir durch ihn, durch seine Chronik, die in der Originalsprache Latein und in der deutschen Übertragung vorliegt. Thietmar verfasste die aus acht Büchern sehr unterschiedlicher Länge bestehende Chronik als Bischof von Merseburg in den Jahren 1012 bis zu seinem Tode 1018.

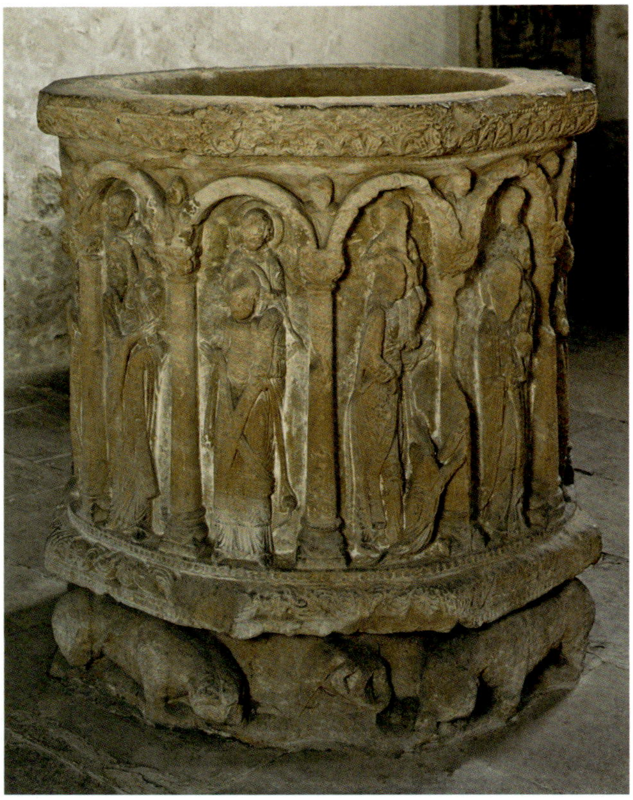

Merseburg, Dom, Taufstein

Merseburg, Dom, Taufstein
Der romanische Taufstein, um 1188, stammt aus der Merseburger Neumarktkirche. Unter einer Arkade stehen Apostel und Propheten, getragen wird der Taufstein von vier Löwen.

Merseburg, Neumarktkirche St. Thomae, Langhaus
Der klar gegliederte, ruhige Raum zeigt, wie lange sich die romanischen Baumerkmale in der Königslandschaft Sachsen gehalten haben. Obwohl lange nach dem richtungsweisenden, eingewölbten Speyerer Dom (um 1030–1060, salisch) errichtet, bleiben die Baumeister in Merseburg ihrer regionalen Tradition treu. Sie errichten eine flachgedeckte, dreischiffige Basilika, deren Raumwirkung von der gruppierten Wandstruktur aus Säulen mit Würfelkapitellen, Pfeilern und Rundbögen bestimmt wird. – Durch die Uferlage der Kirche litt der Bau unter häufigem Hochwasser, das schließlich zu Einstürzen führte. 1825 wurde das nördliche Seitenschiff abgetragen, ebenso die südliche Nebenapsis und die Sakristei. Die Portale wurden umgesetzt.

Am 25. Juli 975 in Walbeck geboren, genoss er als Grafensohn die bestmögliche Erziehung und Bildung, reiste viel und stand in regem persönlichen Kontakt zu anderen Adeligen, zu Königen und Theologen. Sein Vater war Graf von Walbeck, seine Mutter Gräfin von Stade. Von beiden Familien kannte er die jahrzehntelangen Kriege gegen die Slawen. Deren unzivilisierte, das hieß für ihn: ungläubige Haltung dominiert seine Schilderungen. Zwei seiner Brüder wurden wie er Bischöfe, Siegfried in Münster und Brun in Verden.

In seiner Chronik hegt Thietmar keine literarischen Ambitionen. Er versteht sich weder als Dichter noch als unbeteiligt berichtender Historiker. Zwar sammelt er Unterlagen über die Geschichte und Entwicklung seines Bischofssitzes Merseburg, ordnet die Ereignisse chronologisch und schreibt sie nieder. Aber als tiefgläubigem Theologen geht es ihm bei allen Ereignissen stets um das Lehrreiche hinter dem historischen Geschehen, um Tugenden und Laster, gute und schlechte Vorbilder, und darum, Gottes gerechtes Eingreifen in das weltliche Geschehen zu belegen.

Jedes Ereignis ist für Thietmar eingebettet in eine theologische Vorstellung von der Welt. Undenkbar für Wissenschaftler heute: Thietmar kritisiert sich selbst schriftlich, ohne dass die Selbstbezichtigungen als rhetorischer Kunstgriff erscheinen. Er klagt seine Schwächen schonungslos an und bittet seine Leser um Gebete. Tragische Ereignisse wie Kirchenbrände, verlorene Schlachten oder schmerzhafte Krankheiten der geschilderten Persönlichkeiten sieht er als Strafe für falsches Verhalten, oder, religös formuliert für deren Sünden.

Drei Jahre vor seinem Tode beginnt Thietmar 1015 auf Weisung Heinrichs II. mit dem ottonischen Merseburger Dom in der Nähe der Pfalz, der heute mehrfach überbaut ist. Er berichtet: »Inzwischen begann auch in Anwesenheit des Erzbischofs Gero (von Magdeburg) der Bau unserer Kirche. Ich selbst legte am 18. Mai den Grundstein in Form eines heiligen Kreuzes.« Die Weihe 1021 erlebt er nicht mehr, er stirbt am 1. Dezember 1018. Sein Nachfolger, Erzbischof Bruno (1018–1036), lässt ihn 1021 in der Bischofskapelle beisetzen.

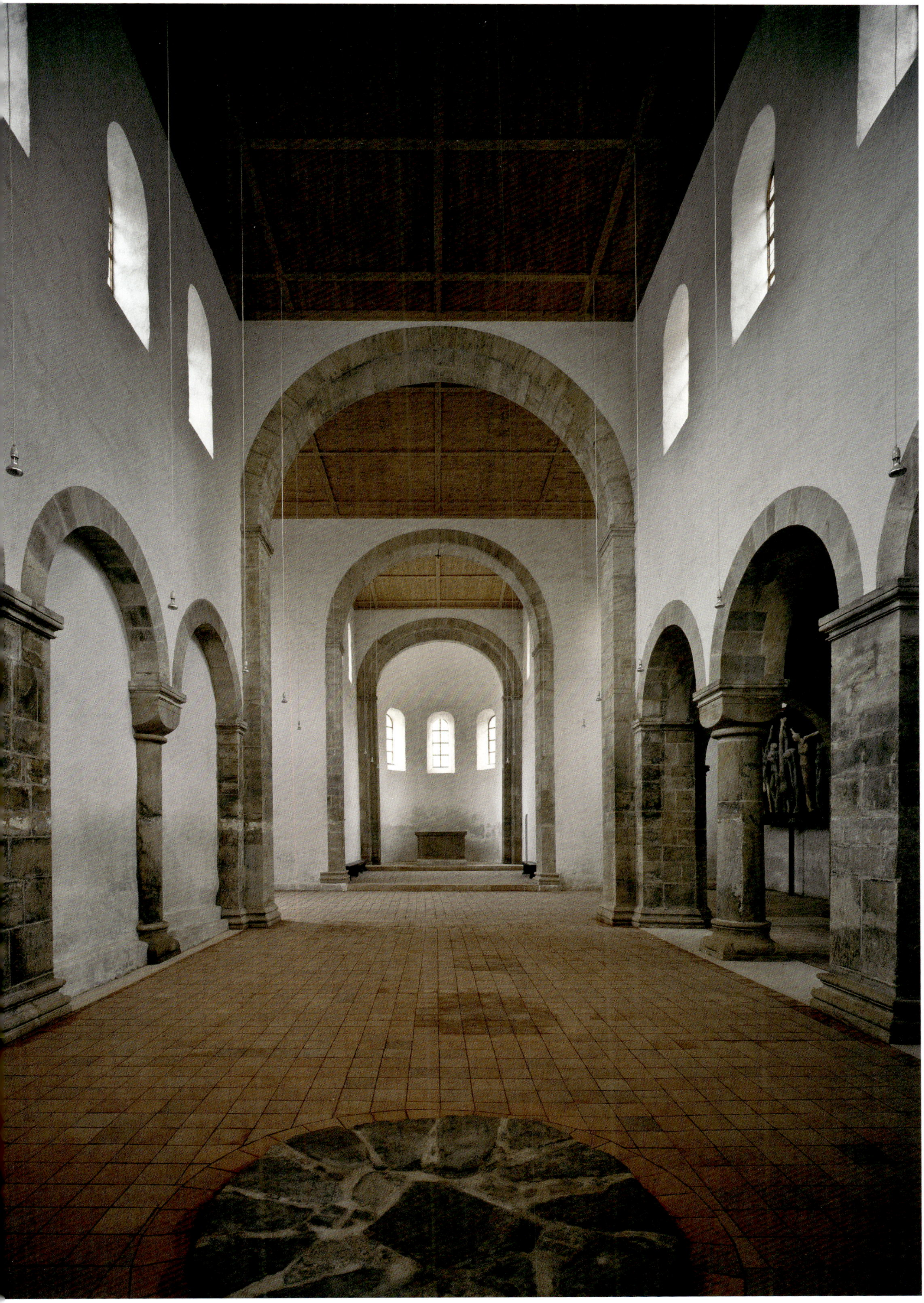

Merseburg, Neumarktkirche, Langhaus

War es kühn oder menschenverachtend von Otto dem Großen, den Berg am Nordufer der Havel 948 zum Bischofssitz zu erheben und damit eines der wichtigsten slawischen Heiligtümer zu übertrumpfen? Der Widerstand der slawischen Bevölkerung gipfelte zwei Generationen später in einem Aufstand (983), den die vermeintlich Besiegten zum Entsetzen der Sachsen gewannen. Es sollte über 160 Jahre dauern, bis die selbsternannten sächsischen Kreuzritter zum Gegenschlag ausholten und das Land im Wendenkreuzzug 1147 zurückeroberten.

Brückenkopf gegen die Slawen

So gemächlich wie heute ging es wahrscheinlich selten in der bewegten Geschichte von Havelberg zu. Als Ruhepol war die Lage strategisch zu wichtig. Wer heute über Land oder mit dem Boot hierher gelangt, findet ein idyllisches Städtchen, das vom Domberg am Ufer der Havel bekrönt wird. Erst der Blick auf die Landkarte erklärt, warum das vermeintlich abgelegene Städtchen in beschaulicher Landschaft einen prachtvollen Dom besitzt. Das Bauwerk weist darauf hin, dass hier irgendwann einmal der Sitz eines Bischofs lag.

Bei der Eroberung der slawisch besiedelten Gebiete östlich der Elbe spielte Havelberg als Stützpunkt eine entscheidende Rolle, denn der Bergrücken liegt unweit der Mündung in die Elbe. Über die Havel erreicht man die Stadt Brandenburg, die wie Havelberg eine slawische Gründung ist. Unter dem ersten Ottonen, Heinrich I., wurden beide Slawensitze erobert, und seit der Schlacht bei Lenzen im Jahre 929 war die Burg Havelberg als nordöstlicher Brückenkopf von entscheidender Bedeutung für die Ostexpansion der Ottonen.

Über zehn Jahre nach seiner Königskrönung 936 in Aachen wagte es Otto I. auf dem eroberten slawischen Sitz in Havelberg ein Bistum zu installieren. Unmittelbar nach seiner Krönung hatte er mehrere Fürstentümer zu einer ›Nordmark‹ zusammengefasst und diese seinem Vertrauten Hermann Billung übergeben. Offenbar hatte dieser bis 948 die slawische Bevölkerung so im Griff, dass der Zeitpunkt für eine Bistumsgründung gekommen schien. Eine Urkunde belegt Ottos Auftrag an den ersten Bischof Dudo, eine Kirche zu erreichten. Freilich hatte der König die Schlacht auf dem Lechfeld (955) noch nicht geschlagen. Zu diesem Zeitpunkt musste er also nicht nur die Slawen kontrollieren, sondern auch der Gefahr eines Überfalls durch die Ungarn vorbeugen.

Wie dieser erste, der ottonische Dom genau aussah, der unter Bischof Dudo ab 948 begonnen wurde, ist nicht eindeutig rekonstruierbar. Die Grabungen der Jahre 1937–1939 im Osten des heutigen Domes ergaben, dass er keine Krypta besaß. Der jetzige Chor, obwohl später umgebaut, lässt noch das Vorbild erkennen, die Benediktinerkirche St. Maximin in Trier (um 950). Es liegt nahe, dass auch Benediktinermönche von dort nach Havelberg kamen. Schließlich hatte der König auch nach Magdeburg Trierer Mönche holen lassen, denn Trier war im 10. Jahrhundert ein Zentrum der Gorzer Klosterreform.

Nach den hoffnungsvollen Anfangstagen wurde der erste Dom bei dem siegreichen Aufstand der Slawen im Jahr 983 schwer beschädigt. Lange Zeit traute sich kein Missionar mehr in Richtung Havelberg.

Havelberg, Dom
Je weiter man im Land Sachsen-Anhalt nach Norden Richtung Niedersachsen und Brandenburg reist, desto häufiger findet man das für das norddeutsche Tiefland typische Baumaterial vor: den Backstein. Im Unterschied zum Findling oder zum Haustein kann man den gebackenen Stein aus Ton in unmittelbarer Nähe zur Baustelle formen und brennen. Ohne Backstein sind die großen Kloster- und Stadtkirchen der christlichen Kolonisten in der Küstenlandschaft der Ostsee nicht denkbar. – Der Havelberger Dom: Die Höhe des Westriegels entspricht nicht dem ursprünglichen Zustand. Erst Ende des 12. Jahrhunderts wurde er um eine Glockenstube mit drei gekuppelten Fenstern und einem Zinnenkranz erhöht. Bei der Sanierung 1907/1909 wurde die Westfassade abermals um ein Geschoß mit fünf Schall- luken aufgestockt. Innen ist eine Michaelskapelle erhalten, die durch eine Tür in etwa sechs Metern Höhe oder vom südlichen Seitenschiff aus zugänglich war. Der Westbau konnte damit bei Gefahr als Zuflucht dienen. Der Erzengel Michael ist der Drachentöter, der Besieger des Teufels, und derjenige, der beim Jüngsten Gericht die Toten erweckt – ein passender Patron.

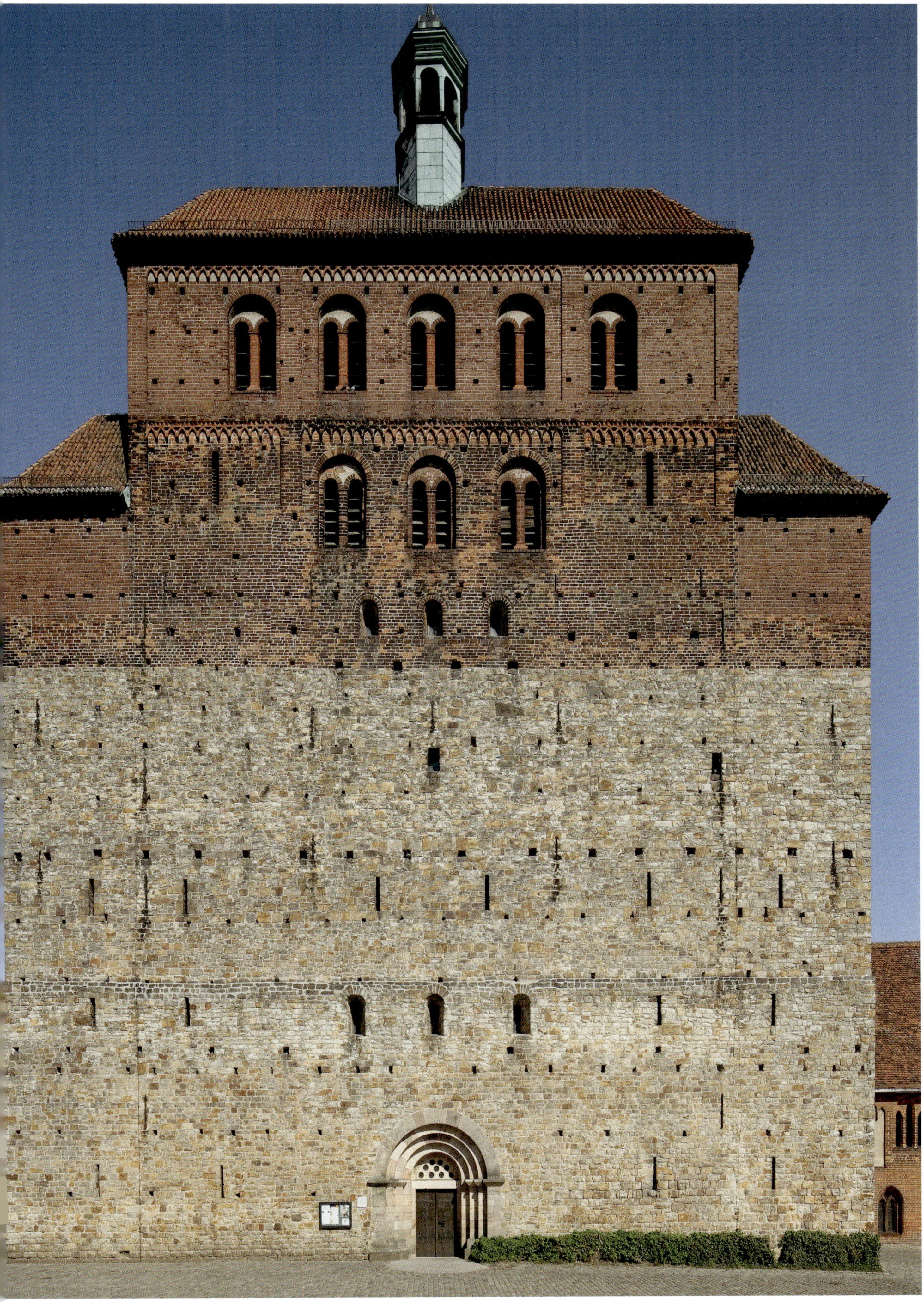

Havelberg, Dom

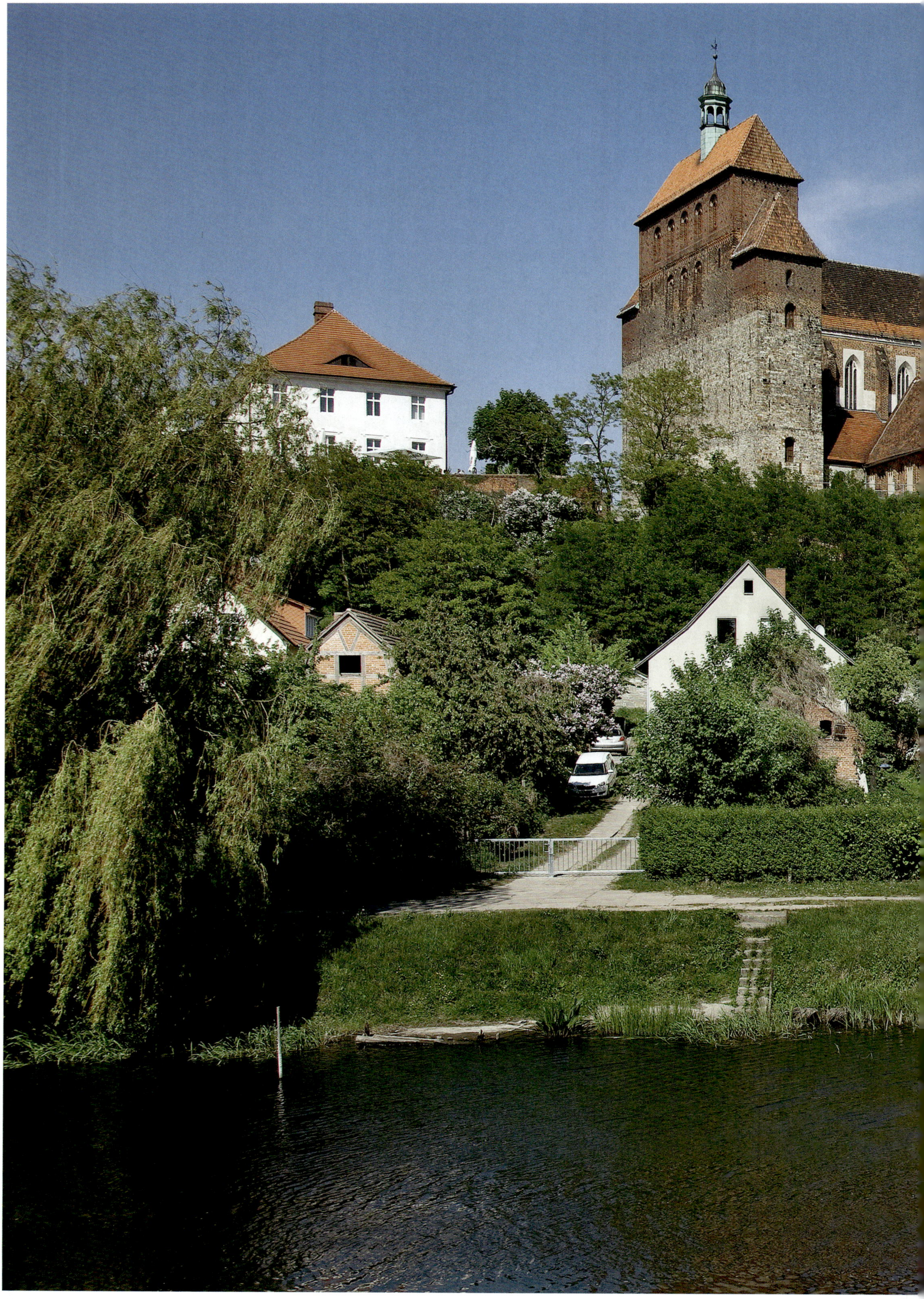

Havelberg, Dom

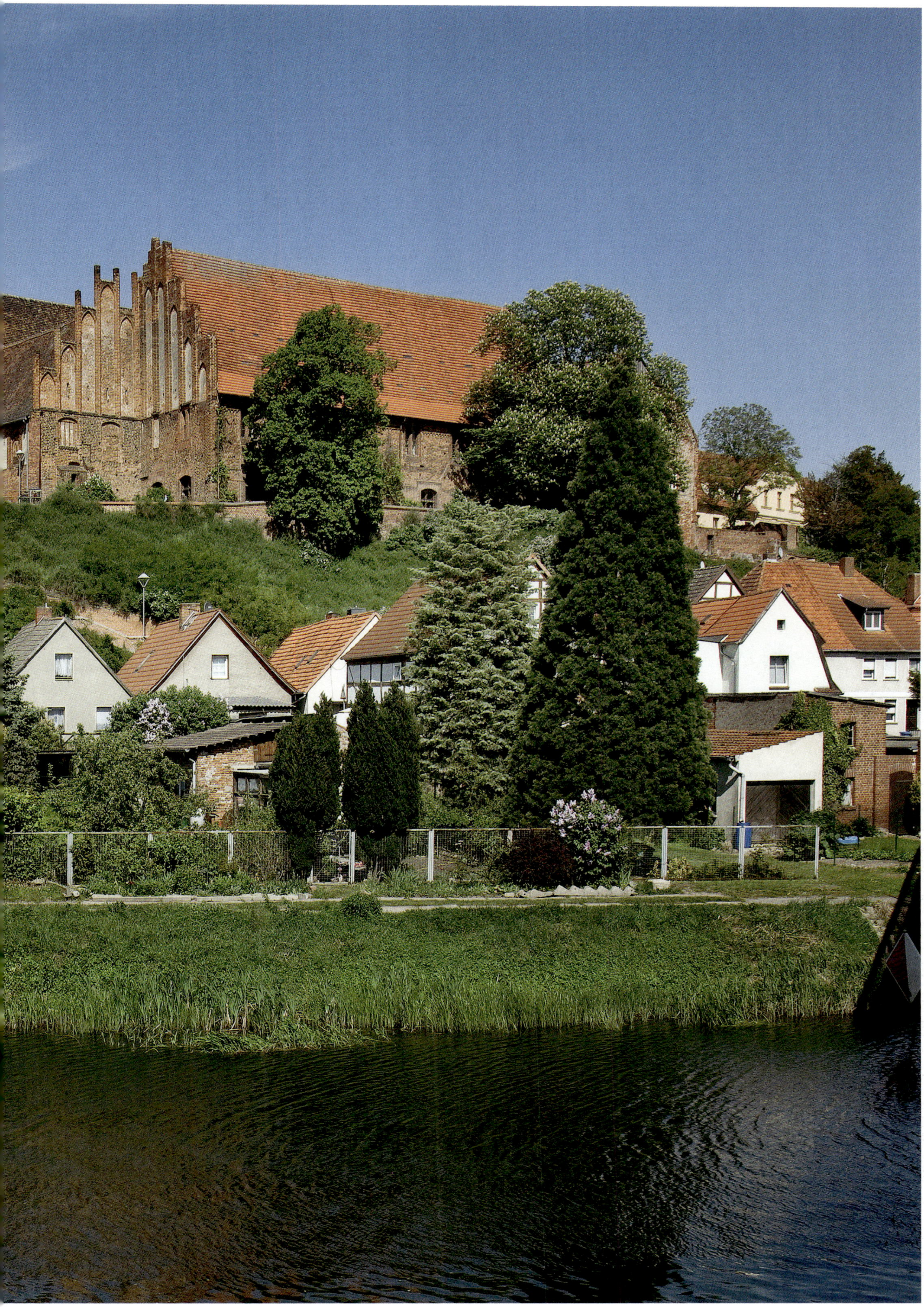

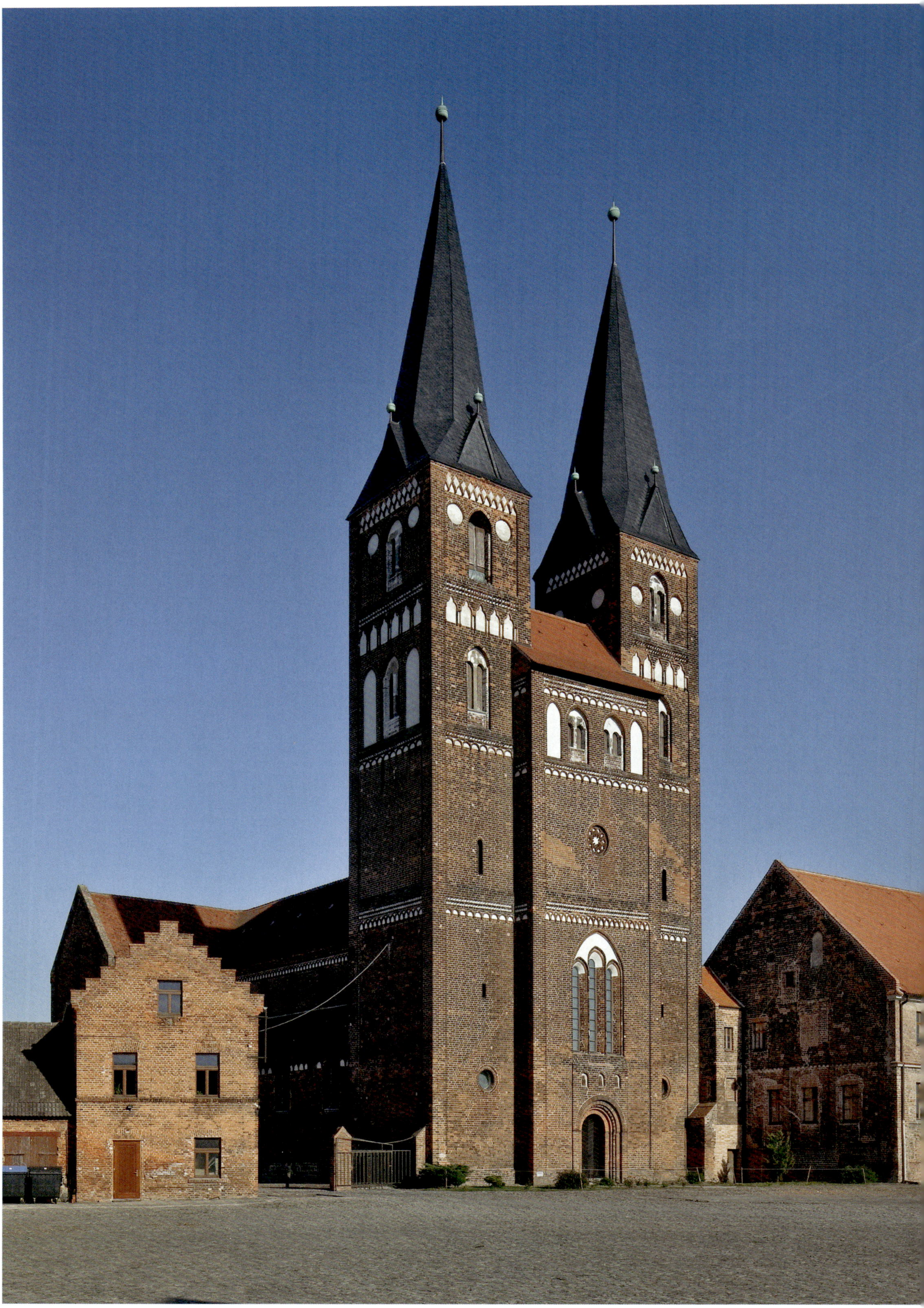

Jerichow, Stiftskirche der Prämonstratenser

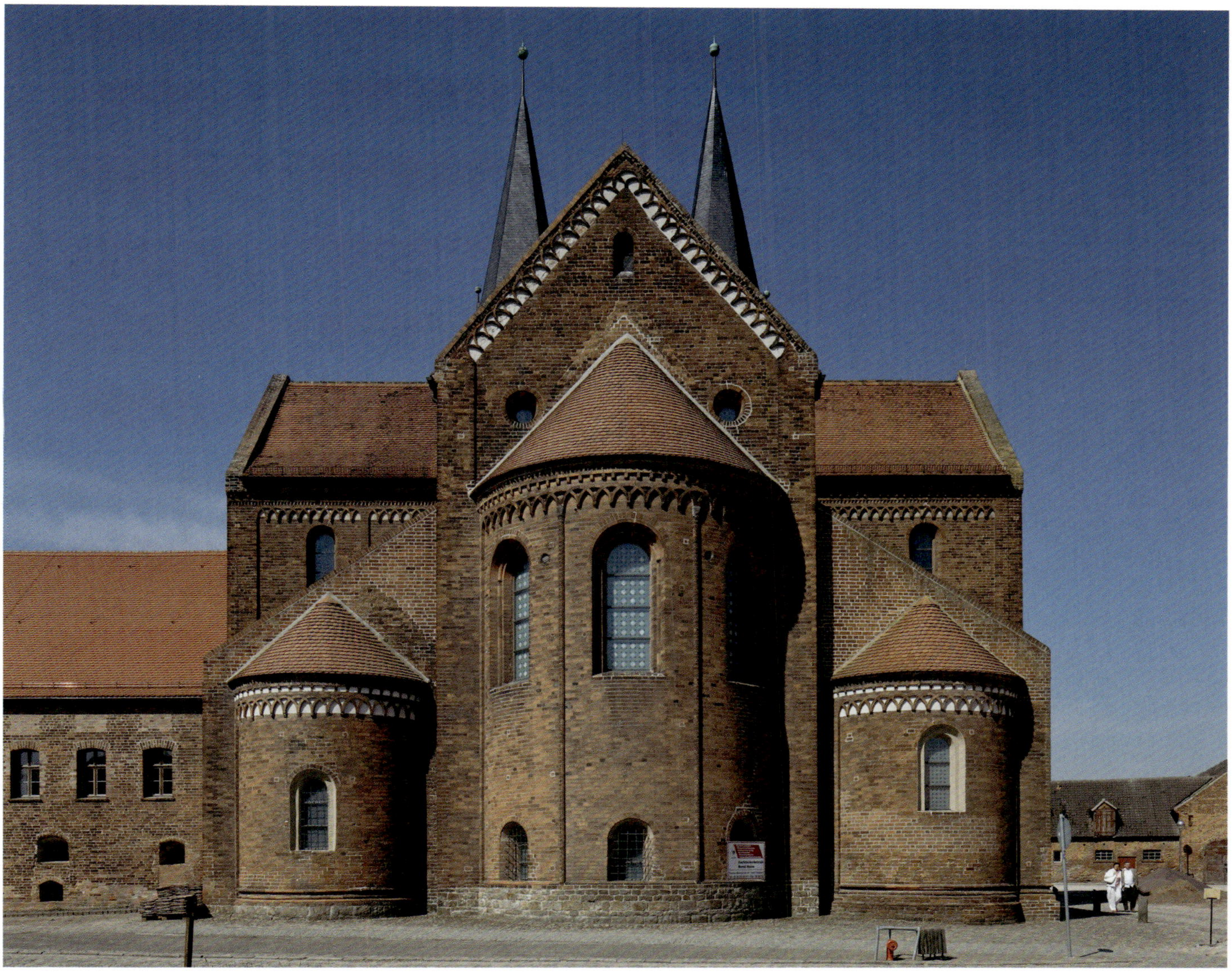

Jerichow, Stiftskirche, Chorapsiden

Generationen nach dem Schock von 983

Erst Generationen später schien die Zeit reif für einen neuerlichen Vorstoß. Was die Ottonen im 10. Jahrhundert aufgeben mussten, sollte nun zurückerobert werden.

1121 gründete Norbert von Xanten im französischen Prémontré (südlich von Laon) einen neuen Reformorden, die Prämonstratenser. Die Mitglieder dieses Ordens lebten nach der Regel des Augustinus, verließen aber die Klausur und widmeten sich der Seelsorge. Der Ordensgründer Norbert von Xanten selbst wurde 1126 als Bischof nach Magdeburg berufen. Drei Jahre später übergab er das bestehende Kloster Unser Lieben Frauen seinem Orden und veranlasste von dort aus viele Niederlassungen der Prämonstratenser in der Königslandschaft Sachsen. Die jungen Kleriker wurden vor allem in die Krisengebiete geschickt: so 1138 nach Brandenburg, 1144 nach Havelberg und Jerichow, 1154 nach Ratzeburg.

Der erste Bischof des neu gegründeten Bistums Havelberg wurde nun ein Schüler Norberts, der Prämonstratenser Anselm (um 1099–1158). Dieser war überzeugt davon, dass die Missionierung der Slawen östlich der Elbe mit der Reichsausdehnung Hand in Hand gehen müsse. Ein Prager Chronist stellte damals fest: »Die Sachsen hatten ein so großes Heer aufgeboten, mehr um das Land wegzunehmen, als um die Einwohner im christlichen Glauben zu befestigen.«

Jerichow, Stiftskirche der Prämonstratenser

Jerichow und Havelberg entstanden fast gleichzeitig, von Jerichow aus wollte man das Bistum Havelberg neu errichten. Dazu wurden 1145 Prämonstratenser aus Magdeburg nach Jerichow geschickt. Am Chor von Jerichow zeigt sich erstmals das aus dem Islam übernommene Schmuckmotiv des Kreuzbogenfrieses.

Ob Bischof Anselm im Jahre 1150 in Havelberg noch bauliche Reste des ottonischen Domes aus dem 10. Jahrhundert vorfand und wie diese aussahen, wissen wir nicht. Immerhin beginnt er sofort mit einem ehrgeizigen Neubau von Dom und Kloster. Von letzterem ist noch der romanische Ostflügel aus dem 12. Jahrhundert erhalten. Der gotische Westflügel ist der jüngste Teil der heutigen Anlage.

Bauen im Angesicht der Feinde

Bischof Anselm schreibt an Wibald, Abt von Corvey: »In meiner Krippe Havelberg weile ich Armer Christ mit meinen Brüdern, den Armen Christi. Einige von uns bauen einen Festungsturm im Angesicht der Feinde, andere stehen Wache gegen die Angriffe der Heiden, andere reinigen durch Fasten und Gebet ihre Seelen als Vorbereitung auf die Rückkehr zu Gott, andere haben Zeit für Lesungen und verweilen bei heiligen Betrachtungen und eifern dem Beispiel der Heiligen nach.«

Was an dieser Schilderung wörtlich und was sinnbildlich gemeint war, ist schwer zu trennen. Ein ruhiges Leben führten die Prämonstratensermönche im 12. Jahrhundert gewiss nicht. Und ein sicheres erst recht nicht. Die Mönche setzten die Missionspolitik fort, an der die ottonischen Kaiser 200 Jahre zuvor östlich der Elbe gescheitert waren.

Vermutlich begannen sie sogar, anders als üblich, die dreischiffige Basilika nicht im Osten, sondern mit dem wehrhaften Westbau. Denn möglicherweise waren Teile der ottonischen Kirche noch oder wieder benutzbar. Die Westfassade von Havelberg ist nicht, wie im 10. Jahrhundert bei ottonischen Bauten üblich gewesen, als Westwerk ausgeführt, sondern als ein mächtiger Querriegel. Dieser kräftige Westabschluss findet sich auch bei nahezu allen Dorfkirchen in der Altmark und konnte als Zuflucht dienen.

Das Kirchenschiff und der Westriegel wurden in Havelberg nicht im Mauerverbund gemauert. Deshalb konnte man nach dem verheerenden Brand 1279 den Westriegel stehen lassen, während das romanische Langhaus gotisch erneuert wurde. Vorbild für diese Gotisierung, die sich bis Anfang des 14. Jahrhunderts hinzog, war das Magdeburger Mutterkloster der Prämonstratenser Unser Lieben Frauen. An den Langhausarkaden beider Kirchen lässt sich dieses Vorgehen in der Überschneidung der romanischen und gotischen Arkadenbögen ablesen.

1330 wurde der gotische Hauptaltar geweiht, es folgten wertvolle Ausstattungsstücke wie die Triumphkreuzgruppe, das gotische Chorgestühl und der aufwendig gestaltete, reich geschmückte Lettner (nach 1383) sowie neue Fenster. Diese wertvolle Ausstattung hat im Havelberger Dom die Zeiten überdauert. Dom und Klostergebäude sind nach vielen denkmalpflegerischen Maßnahmen – seit 1855 unter Konservator Ferdinand von Quast bis hin zur Beseitigung der Kriegsschäden nach 1945 – wieder als spätromanisch-gotisches Baudenkmal erlebbar. Seine Anfänge verdankt er den frühen sächsischen Herrschern, sein Bestehen aber den Mönchen, die deren gescheiterte Missionspolitik fortsetzten.

Jerichow, Stiftskirche, Langhaus, Krypta, Chor
Die Klostergebäude in Jerichow waren zu DDR-Zeiten LPG-Besitz und wurden kontinuierlich instandgehalten. Weniger sorgte man sich um die Kirche. Untersuchungen zeigten, dass insbesondere ihre Turmfassade einsturzbedroht war. Nach der Wende war lange nicht klar, wem die Kirche in Jerichow gehört, und angesichts der absehbaren Maßnahmen wollte sie keiner haben. Der Pfarrer von Jerichow wandte sich in seiner Not an die Deutsche Stiftung Denkmalschutz, die die statische Sicherung der Kirche unterstützte. Jerichow ist eines der großartigsten Klöster des 12. Jahrhunderts. – Seitdem etwa um die Mitte des 12. Jahrhunderts die ersten Großbauten aus Backstein geplant werden, wendet man eine neue Technik an: Die Rohlinge werden nun nicht mehr aus dem flach ausgerollten, weichen Ton herausgeschnitten, sondern mit rechteckigen Hartholzrahmen aus Tonballen herausgestanzt. Dadurch wurden die Backsteine genormt und bekamen alle die gleiche Höhe, so dass man sie in Lagen vermauern konnte.

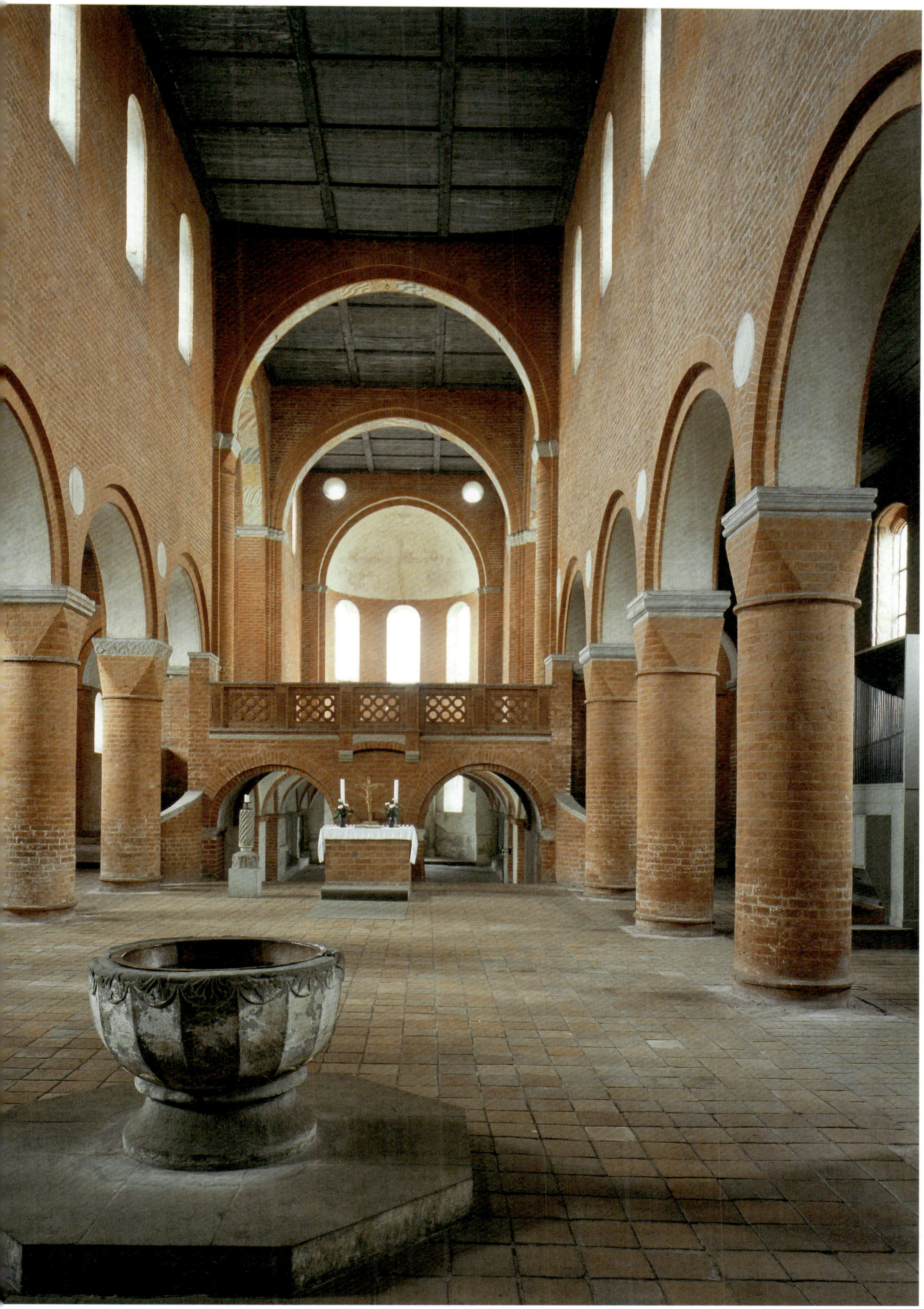

Jerichow, Klosterkirche, Langhaus, Krypta, Chor

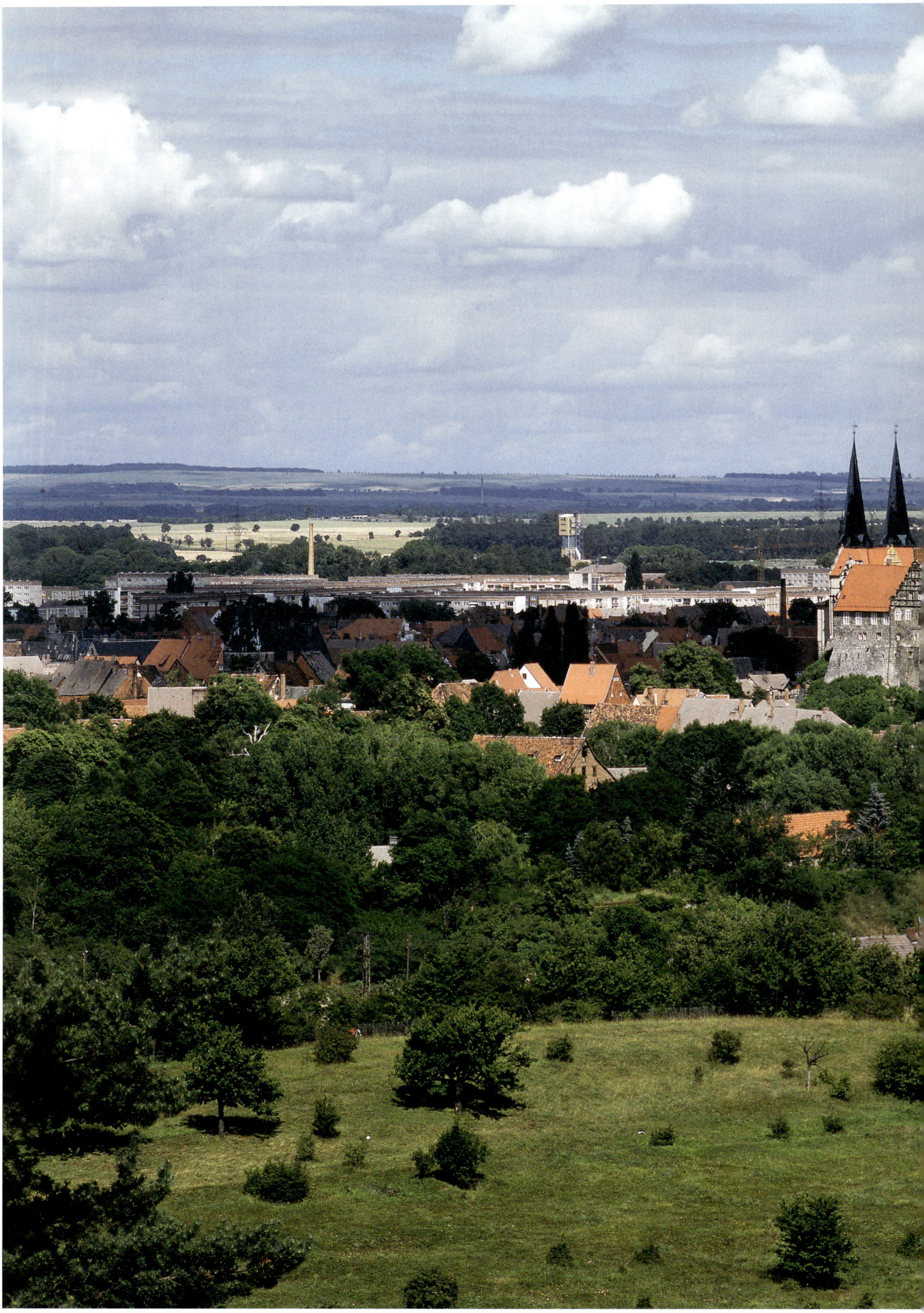

Quedlinburg

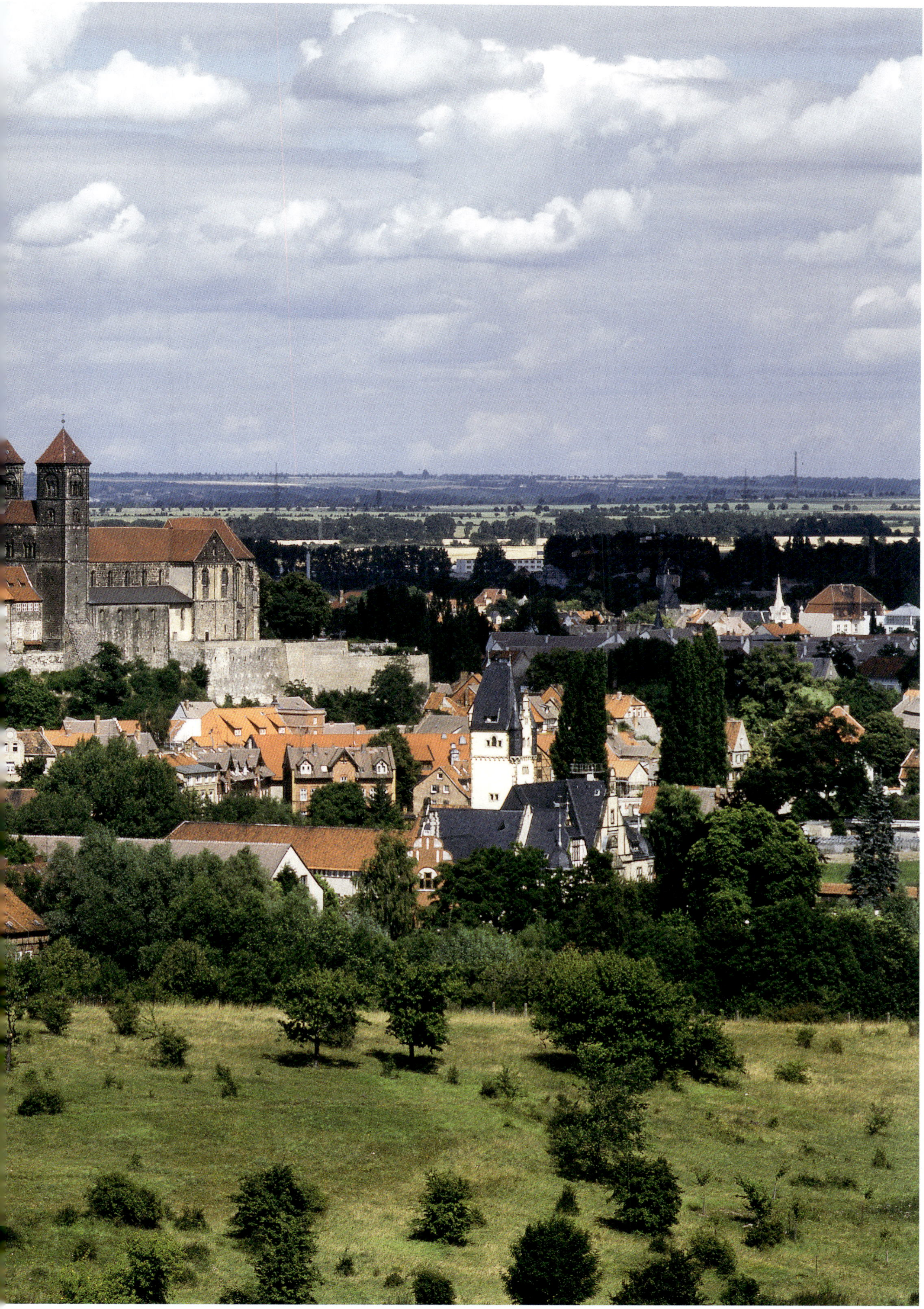

Am 15. Dezember 1994 wurde die kleine Fachwerkstadt als Unesco-Welterbe anerkannt. In Quedlinburg, Deutschlands größtem Flächendenkmal, leben kaum mehr als 21.000 Menschen. Ohne Hilfe von außen könnten sie dieses 90 Hektar große Gesamtkunstwerk nicht erhalten.

Alte Kaiserstadt, junges Welterbe

Quedlinburg ist eigentlich kein Geheimtipp mehr. Im Sommer sieht man täglich viele Reisebusse am Stadtrand warten, während sich begeisterte Touristen in den Restaurants der Altstadt vom üppigen Angebot an gebauter und restaurierter Schönheit erholen. Dass es so etwas wie Quedlinburg noch gibt! Nach Öffnung der deutsch-deutschen Grenze am 9. November 1989, sah das Straßenbild völlig anders aus. Nach Quedlinburg verirrten sich nur hartgesottene Fachwerk- und Romanik-Freaks. Gastronomie und Stadtverwaltung lagen im Dornröschenschlaf.

Die Denkmalpfleger, die vom unschätzbaren Wert der über 1300 Fachwerkhäuser und der Kirchen in dieser frühmittelalterlichen Stadt wussten, erhielten von staatlicher Seite vor der Wende wenig Hilfe. Erfahrene Restauratoren und Handwerker reparierten zu DDR-Zeiten so gut sie konnten, Fachwerkspezialisten dokumentierten und erforschten im Wettlauf mit dem Zahn der Zeit. Die rund 90 Hektar große Altstadt von Quedlinburg wurde in mehreren Fachbüchern publiziert. Doch dieser Menge an Gebäuden konnten einzelne Personen bei allem Engagement nicht gerecht werden. Als die Mauer fiel, war der Schrecken über den Zustand Quedlinburgs groß. Aus Unkenntnis äußern manche Tagesgäste bis heute unfaire Wertungen. Viele übersehen, dass nur in wenigen westlichen Städten die Rettung einer solchen Vielzahl wertvoller Baudenkmale wie in Quedlinburg gelang.

Am Anfang war der Finkenherd

Der Kampf der Sachsenfürsten um die Vorherrschaft unter den Adelsfamilien war zäh und voller Intrigen. Umso sagenumwobener und gottgewollter wurde er erzählt. Die Ballade von Johann Nepomuk Vogl kleidete die Machtkämpfe im 19. Jahrhundert in die bekannte Dichtung ein: »Herr Heinrich sitzt am Vogelherd, recht froh und wohlgemut …«. Damit ist Heinrich I. gemeint, auch ›der Vogler‹ genannt. Er soll am ›Finkenherd‹ bei der Finkenjagd von den Fürsten inständig gebeten worden sein, König zu werden. Nüchtern liest sich das so: Im Jahre 919 wurde Heinrich I. zum König gewählt. Drei Jahre später, 922, wird seine ›Quitilingaburg‹ erstmals urkundlich genannt.

Heinrich I. war ein politischer Aufsteiger in einer labilen dynastischen Situation. Konkurrenten gab es genug. Heinrich musste seine Herrschaft mit Fingerspitzengefühl und Privilegienvergabe festigen. Bewusst verzichtet er auf die Königssalbung und nennt sich erst König, nachdem ihm die Verbündeten nach siegreicher Schlacht gegen den gemeinsamen Feind, die Ungarn, den Titel aufdrängten.

Vorhergehende Doppelseite: Quedlinburg
Die Fernsicht auf Quedlinburg zeigt, warum die Stadt im flachen, fruchtbaren Harzvorland entstehen konnte. Das Zentrum bildet der Schlossberg mit der Stiftskirche St. Servatii. Der Berg erlaubte den Blick ins Land – den Kontrollblick, nicht den erbaulichen. Heute bekrönt er die Fachwerkstadt, die sich zu seinen Füßen entwickelte. In Quedlinburg zählt man mehr als 1300 Fachwerkhäuser aus dem 14. bis 19. Jahrhundert.

Quedlinburg, Stiftskirche St. Servatii, St. Wiperti
Der Blick aus der Nähe zeigt, dass das Stift auf dem Schlossberg in der Renaissance ausgebaut wurde. Die Turmfront entstand im 11./12. Jahrhundert. Nur der Nordturm wurde damals vollendet. Erst unter Ferdinand von Quast entstand anlässlich der Sicherung des Bauwerks (1863–1882) der Südturm. Im Bildvordergrund St. Wiperti.

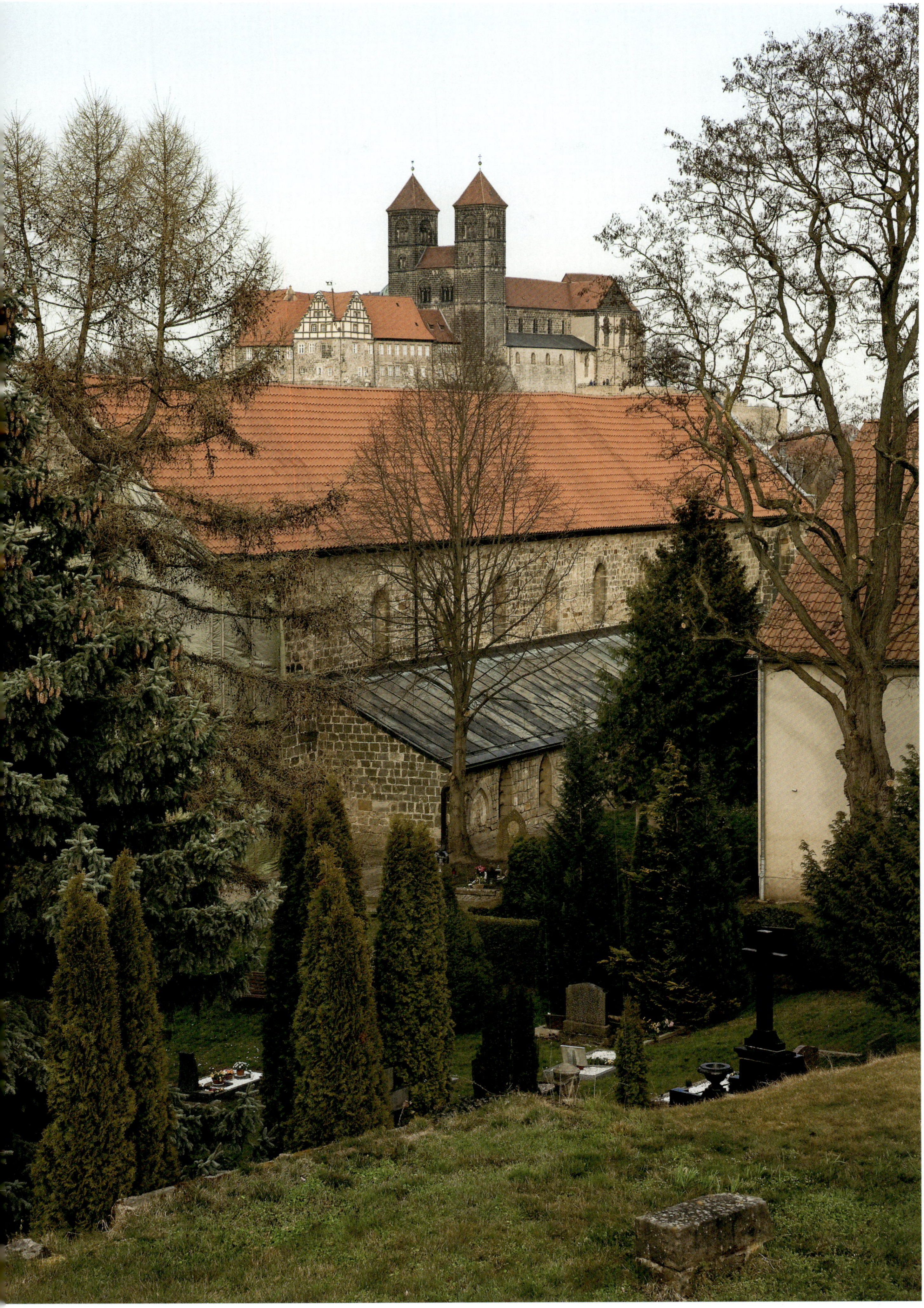

Quedlinburg, Stiftskirche St. Servatii, St. Wipert

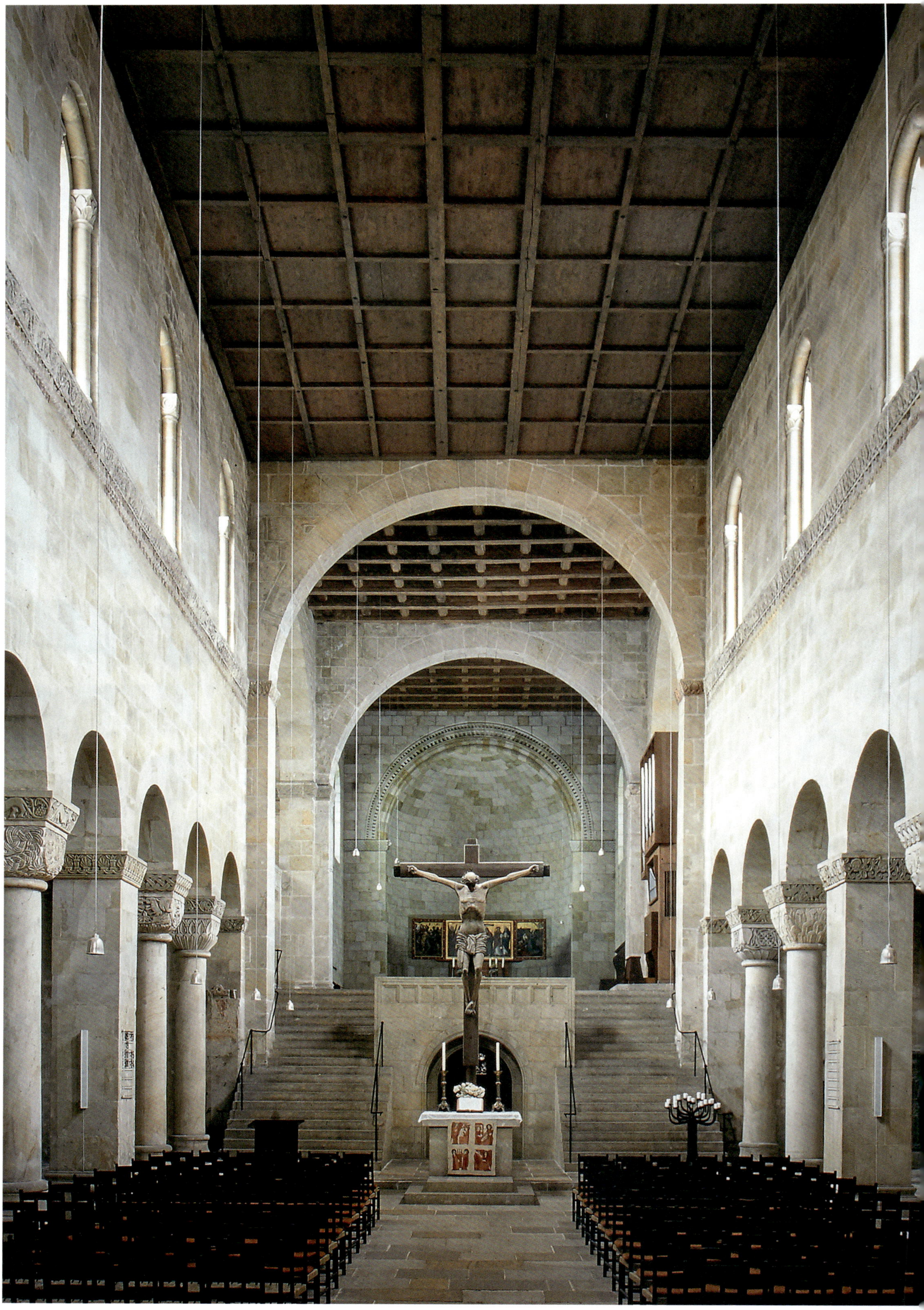

Quedlinburg, Stiftskirche St. Servatii, Langhaus

Quedlinburg, Stiftskirche St. Servatii, Langhaus
Die im Jahre 961 unter Otto I. aus Maastricht überführten Gebeine des heiligen Servatius gaben den Anlass für den Bau der ersten Stiftskirche, die 997 geweiht wurde. Die zeitliche und stilistische Verwandtschaft zu Gernrode ist offenkundig. Als der ottonische Bau von St. Servatii 1070 abbrannte, baute man die Kirche auf den alten Grundmauern auf. Das Langhaus ist im so genannten sächsischen Stützenwechsel – zwei Säulen, ein Pfeiler – rhythmisiert. Der Innenraum ist nicht denkbar ohne lombardische Steinmetzen, die die feinen Skulpturen an den Würfelkapitellen und Kämpfern ausarbeiteten. Das von den ottonischen Königen bevorzugte Adlermotiv kommt wohl aus dem Arabischen.

Folgende Doppelseite: Quedlinburg, Stiftskirche, Krypta
Die dreischiffige, kreuzgratgewölbte Krypta im Osten der Stiftskirche St. Servatius entstand im 10./11. Jahrhundert als Grablege für das Königspaar Heinrich und Mathilde sowie später für die Äbtissinnen des Damenstifts. – Bei der Restaurierung im 19. Jahrhundert wurden die Grabdenkmäler vom Fußboden genommen und entlang der Wände aufgestellt. Erst bei dieser Restaurierung wurde die Confessio wiederentdeckt und freigelegt. Von dort kann man in die Königsgruft blicken, wo sich noch heute der originale Steinsarg der am 14. März 968 verstorbenen Königin Mathilde mit ihren Gebeinen befindet. Daneben steht heute unter einer Kalksteinplatte der Bleisarkophag ihrer gleichnamigen Enkelin, der ersten Äbtissin von Quedlinburg.

Wie diplomatisch Heinrich vorgehen muss, zeigt sich in der Wortwahl seiner Urkunden. Als ›Primus inter pares‹, ›Erster unter Gleichen‹, nimmt er den politischen Widersachern den Wind aus den Segeln. Vorsorglich regelt er auf dem Hoftag am 16. September 929 in der Hausordnung seine Nachfolge auf ungewöhnliche und umstrittene Weise nach dem Primogeniturprinzip, indem er seinem ältesten Sohn das gesamte Reich übergibt. Dieser tritt mit 24 Jahren als Otto I. nach dem Tode seines Vaters 936 die Königsherrschaft an. Wichtige Aufenthaltsorte für Otto I. sollten Quedlinburg und Magdeburg bleiben.

Nachdem Heinrich 936 in seiner Memlebener Pfalz starb, wurde er nach Quitilingaburg gebracht und dort beigesetzt. Durch die Hausordnung hatte er 929 die Witwengüter für Königin Mathilde festgelegt: Quedlinburg, Grone, Duderstadt, Pöhlde und Nordhausen. So gründete Mathilde im Gedenken an ihren verstorbenen Mann 936 das hochadelige Kanonissinnenstift St. Servatii, das als kaiserliche Stiftung zu einem der einflussreichsten Stifte Europas aufsteigen sollte. Wegen seiner Größe wird es im Volksmund auch ›Dom‹ genannt, obwohl es nie Bischofssitz war. Die Ehrfurcht ist verständlich, denn in Quedlinburg residierten die jungen Königswitwen und -schwestern mit jedem erdenklichen Glanz. Dazu zählen die Engländerin Edgith, Ottos I. erste Gemahlin, die Italienerin Adelheid, seine zweite Frau, die byzantinische Prinzessin Theophanu, Adelheids Schwiegertochter, sowie die Kaiserschwestern Adelheid und Mathilde, die als Äbtissinnen ihren Bruder Otto III. vertraten. Diese Frauen waren gebildet, durch Europa gereist und politisch durchsetzungsfähig.

Einen Abglanz des kunsthandwerklichen Niveaus unter den Herrscherinnen vermittelt der wertvolle Kirchenschatz im Schlossmuseum. Dort glänzen Gefäße, Bücher, Reliquiare, Elfenbeinarbeiten neben Schmuck und Evangeliaren, wie dem berühmten Evangeliar der Kaiserin Adelheid aus dem 10. Jahrhundert oder dem Knüpfteppich der Agnes von Meißen aus dem 12. Jahrhundert. Manche Pretiosen begaben sich nach dem Zweiten Weltkrieg auf einen unfreiwilligen Ausflug nach Texas. 1945 wurde der Domschatz geplündert. Ein amerikanischer Soldat schickte zwölf Kleinodien per Feldpost an seine Familie. Die wichtigsten Teile der verschollen geglaubten Kunstwerke tauchten in Auktionshäusern auf und wurden 1993 nach Quedlinburg zurückgeholt.

Das erste ottonische Königspaar, Heinrich I. und Mathilde, fand in der Krypta von St. Servatii die letzte Ruhestätte. Dort wurden auch die Äbtissinnen aus der sächsischen Familie beigesetzt.

Ostern in Quedlinburg

Die Ottonen beriefen viele Hoftage in Quedlinburg ein. Auch das Osterfest entwickelte sich zur besonderen Tradition und wurde aufwendig ausgerichtet. Die Feierlichkeiten gerieten stets zu einer Machtdemonstration, bei der König und Bischöfe Gelegenheit hatten, Präsenz zu zeigen und Einigkeit zu demonstrierten. Doch nicht immer ging es Ostern friedlich zu: Unmittelbar nach seiner Aachener Krönung musste sich Otto I. in Quedlinburg des Mordanschlages seines Bruders und verbündeter Adeliger erwehren.

Unter der Königswitwe Mathilde begann der Ausbau der bestehenden Stiftskirche St. Servatii. 961 erhielt Mathilde die Reliquien des heiligen Servatius aus Maastricht. Fünf Jahre danach ließ Mathilde ihre, von ihr in Quedlinburg erzogene, zwölfjährige Enkelin mit gleichem Namen zur Äbtissin weihen, zwei Jahre später starb die Königinwitwe. Die junge Äbtissin war ganz in der Traditionspflege erzogen worden und setzte das Werk ihrer Großmutter fort. 997 wurde das Langhaus der Kirche geweiht.

Etwa zeitgleich mit der Basilika der Stiftskirche Gernrode errichtet, sind die Parallelen zu Quedlinburg eindeutig. Immerhin war der Bruder der jungen Mathilde, Otto II., mit der byzantinischen Prinzessin Theophanu verheiratet. Es ist undenkbar, dass sich die beiden Frauen nicht über ihre Großbaustellen ausgetauscht haben. Mathildes Mutter kam aus Italien, Theophanu aus der byzantinischen Hauptstadt Konstantinopel. Die Königstöchter konnten die besten Baumeister und Steinmetzen bezahlen.

Die Quedlinburger Kirche wurde zwar 1070 durch ein Feuer beschädigt, aber auf denselben Grundmauern wieder aufgebaut, so dass sie einen Eindruck des ottonischen

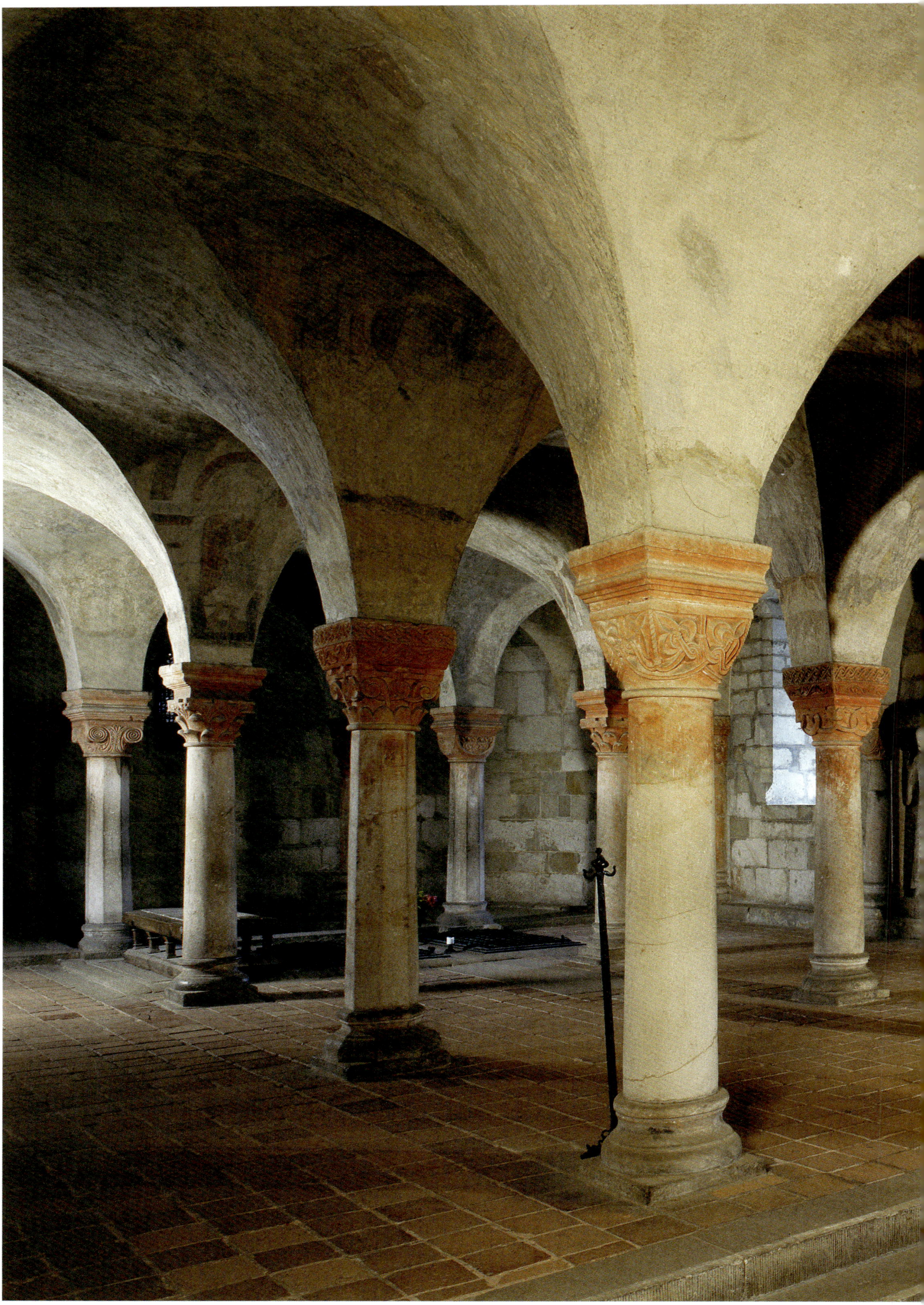

Quedlinburg, Stiftskirche, Krypta

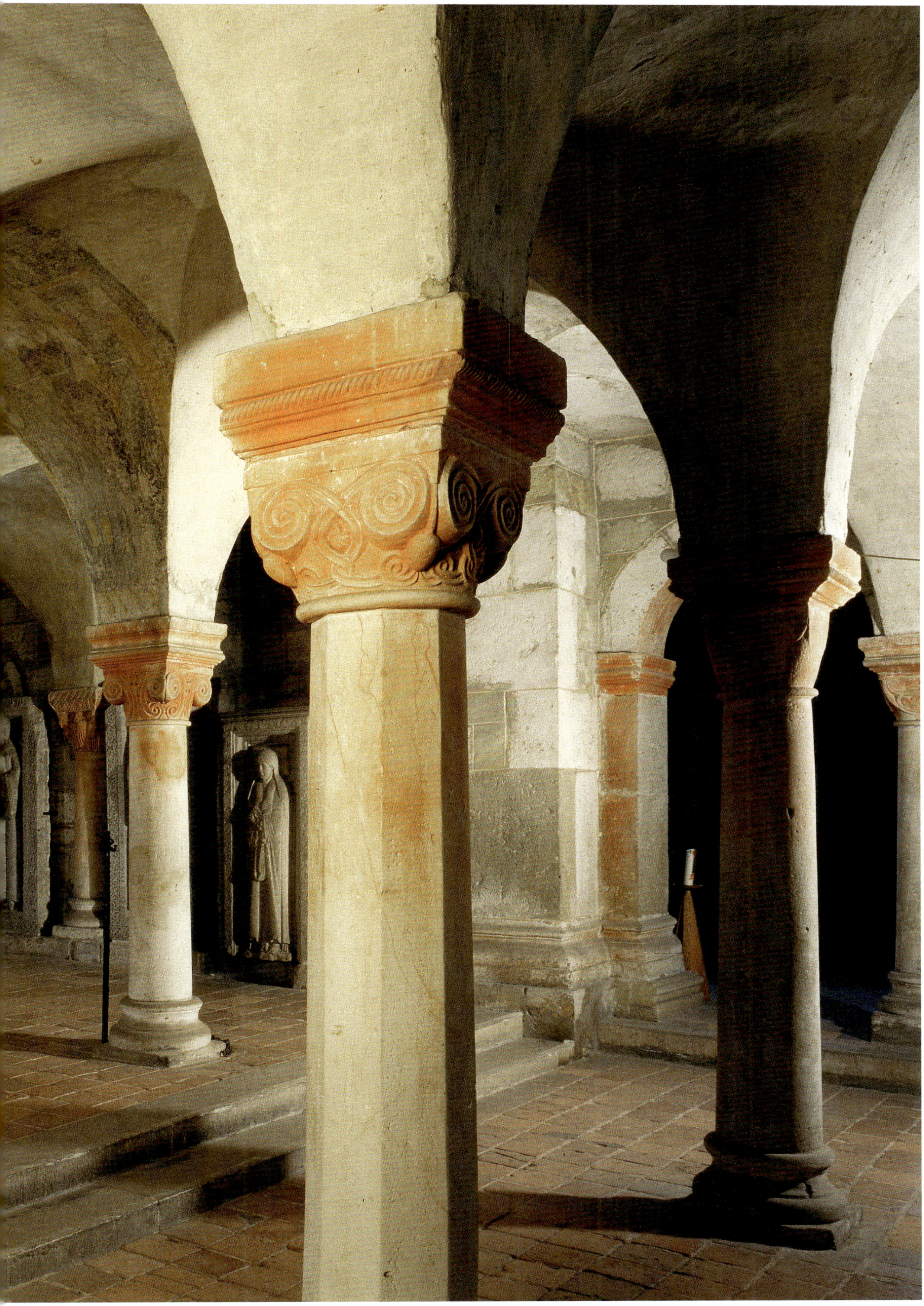

Raumes vermitteln kann. Raumumdeutungen kamen erst tausend Jahre später. Denn die nationalsozialistische Regierung entdeckte die Kirche für Propaganda-Inszenierungen, anlässlich des Todestages von Heinrich I. am 2. Juli 1936. Das leergeräumte Gotteshaus wurde als politische Kultstätte missbraucht, höhere Offiziere schworen an den Kaisergräbern auf die Hakenkreuzfahne. Die Nationalsozialisten veränderten den Chor, bauten eine breite Treppenanlage davor und malten ein großes Hakenkreuz in die Apsis.

Unter der Diktatur wurde mittelalterliche Geschichte so verkürzt und umgedeutet, bis sie in die plumpe Weltanschauung der Nationalsozialisten passte. Die höfische Kultur der Ottonen diente als Bühnenbild für die Ideologie vom Germanentum. Die Regierung selbst förderte Grabungen an ottonischen Pfalzorten, um das ›Dritte‹ Reich an das vermeintlich ›erste‹ deutsche Reich anzubinden. Nach 1945 wurde St. Servatii wieder zur Kirche gestaltet.

Weltkulturerbe schützt vor Zerstörung nicht

Die Stadt Quedlinburg ist über tausend Jahre alt. Unter Otto III. erhielt sie 974 das Münz-, Zoll- und Marktprivileg. Seitdem wuchs die Siedlung am Fuße des Berges noch schneller. 1163 wird der Bereich der heutigen Altstadt erstmals erwähnt. 1222 war sie so dicht bevölkert, dass man auf planmäßigem Grundriss eine Neustadt anlegte und diese 1330 durch eine Stadtmauer schützte. Quedlinburg verkörpert mit den Kirchen St. Servatii, St. Ägidien, St. Benedikti, St. Blasii und St. Nikolai, mit dem Renaissance-Rathaus und seinen 1300 Fachwerkhäusern das Idealbild einer Stadt auf mittelalterlichem Grundriss.

Kaum jemand kennt die Stadt so gut wie der ehemalige Bezirkskonservator Hans-Hartmut Schauer. In seinen Publikationen stellt er Quedlinburg dar als »ein Beispiel für eine große Fachwerkstadt. Neben vielen reich beschnitzten Gebäuden aus dem 16. Jahrhundert im niedersächsischen Fachwerkstil stammen etwa 80 Prozent aller Bauten zu gleichen Teilen aus dem 17. und 18. Jahrhundert.«

Jede noch so wohlgemeinte Kopie eines bereits eingestürzten Hauses bleibt indes ein kosmetischer Ersatz. Sie wird nie das Originalbauwerk ersetzen können, das in seiner Individualität und Materialität als historische Quelle unwiederholbar bleibt.

Manche fragten sich nach der Wende: Wie können so viele Häuser so akut gefährdet sein? Aber praktisch war seit 1914 durch die beiden Kriege und die Nöte der Nachkriegszeiten keine systematische Denkmalpflege mehr möglich gewesen. Quedlinburg gehörte zwar zu den 22 Altstädten der DDR, die auf der zentralen Denkmalliste standen, aber es mangelte an Baumaterial und Geld. Die Erneuerung der Stadt ist ein Prozess, eine permanente Aufgabe ohne Aussicht auf eine endgültige Lösung. Um eine Stadt wie Quedlinburg zu bewahren, bedarf es ständiger Pflege. Findet sie nicht statt, sind die Folgen besonders bei den Holzbauten dramatisch.

Auch Gottfried Kiesow (1931–2011), langjähriger hessischer Denkmalpfleger und Vorstandsvorsitzender der Deutschen Stiftung Denkmalschutz, erkannte die Problematik dieser Stadt: »Wichtig ist, dass die Quedlinburger selbst Häuser kaufen können, dass sie beispielsweise durch Zimmervermietungen ein Einkommen erwirtschaften. Es schadet dem gesamten Klima in der Stadt, wenn ausschließlich Westdeutsche Immobilien erwerben und die Einheimischen zur Miete wohnen. Nur ein Hauseigentümer, der zugleich hier wohnt, fühlt sich mit der Stadt verbunden, pflegt sein Haus und sorgt sich um das Gemeinwohl in seiner Stadt.«

Die Jugend motivieren

Die Deutsche Stiftung Denkmalschutz wurde in Quedlinburg nach 1990 bald aktiv, stellte Geld für Sofortmaßnahmen zur Verfügung und entwickelte ein Programm zur Rettung der Fachwerkhäuser. Gemeinsam mit der Stadt, dem Bund, vielen Organisationen und Vereinen hat sie Konzepte entwickelt, die längst Früchte tragen. Die Stiftung gibt nicht nur Geld für Baumaßnahmen an den unersetzlichen Kirchen der Stadt, sondern leistet Hilfe zur Selbsthilfe.

Quedlinburg, St. Wiperti, Langhaus
Die umstrittene Geschichte der Wipertikirche beginnt schon im frühen 10. Jahrhundert. Schriftlich überliefert ist, das das Kloster Hersfeld in Quedlinburg eine Pfarrkirche mit Reliquien des Klosterpatrons Wigbert (Wipert) besaß. Heinrichs I. Vater, Otto der Erlauchte, war vor 912 Laienabt des Klosters Hersfeld. Man nimmt an, dass deshalb die Wipertikirche in den Besitz der Ottonen kam, die dort nach 961 ein Stift gründeten. Das älteste ottonische Stift in Quedlinburg lag nach dieser Lesart nicht auf dem Berg, sondern war St. Wiperti. Die Kirche selbst wurde wohl nach 936 begonnen, 1020 umgebaut und zuletzt 1955–1958 für die katholische Gemeinde restauriert.

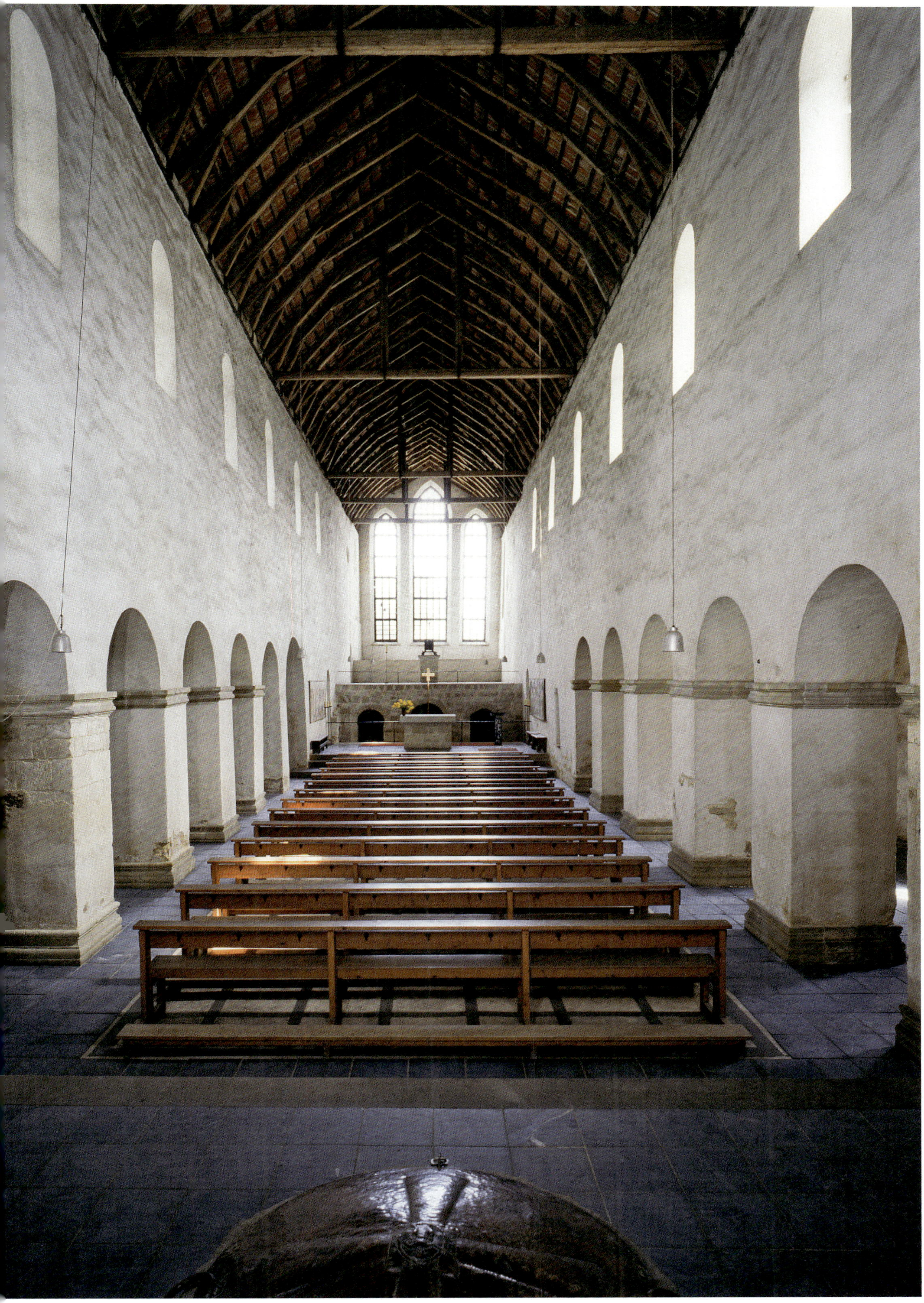

Quedlinburg, St. Wiperti, Langhaus

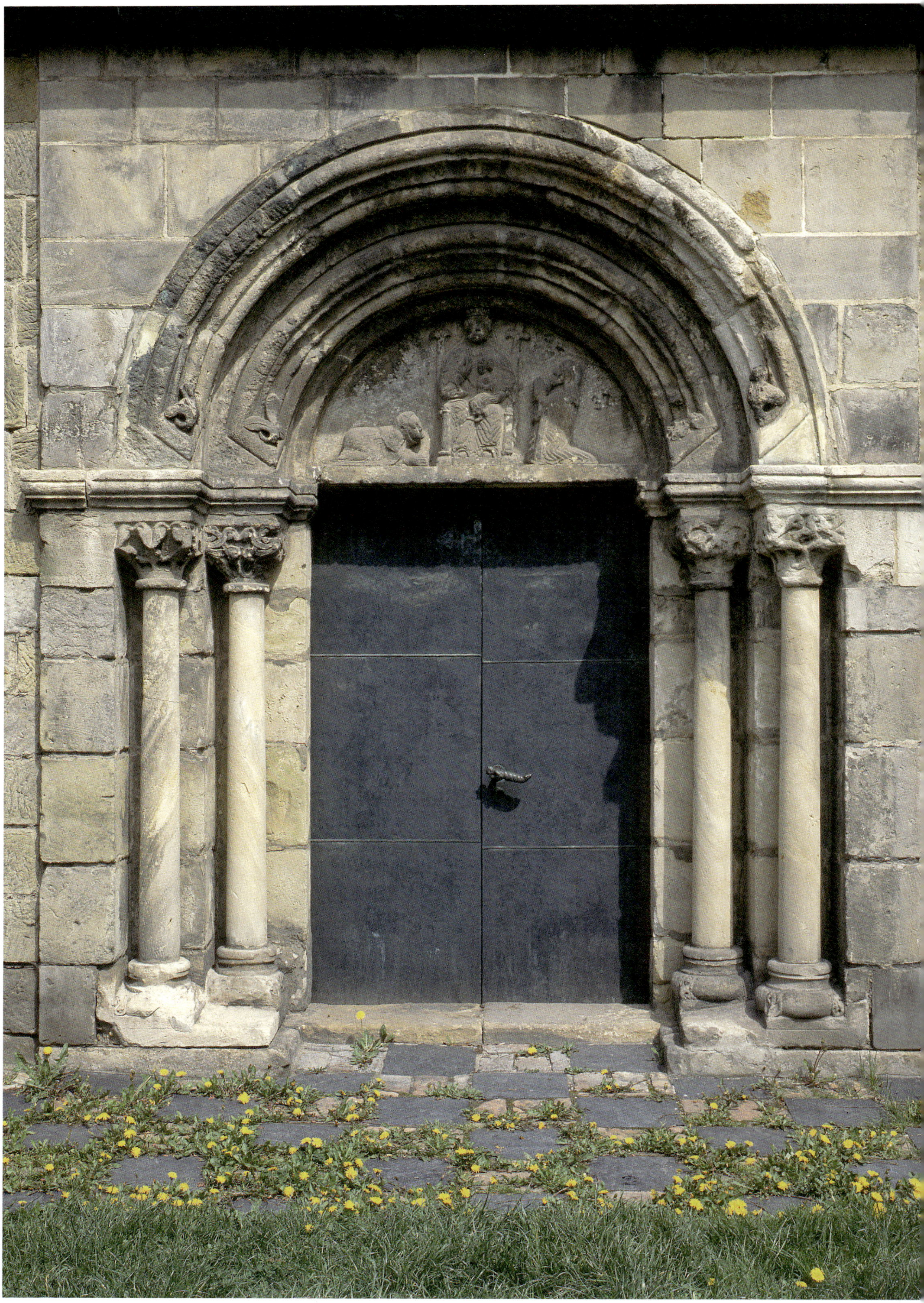

Quedlinburg, St. Wiperti, Südportal

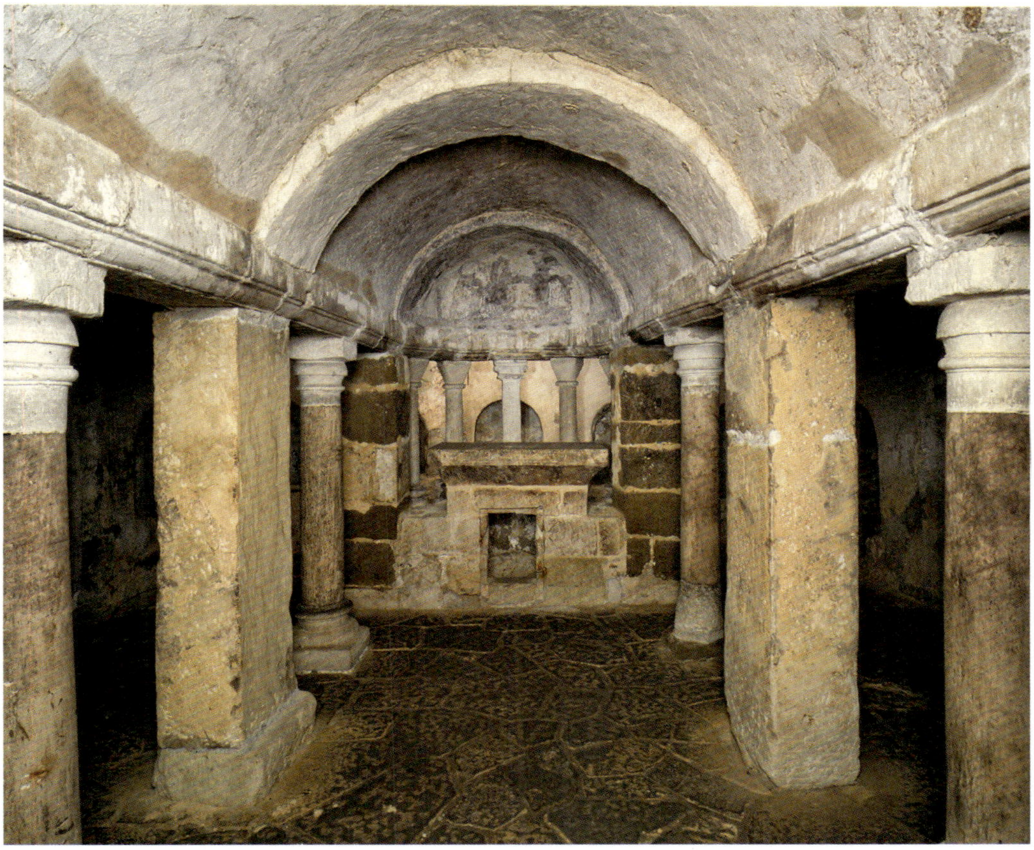

Quedlinburg, St. Wiperti, Krypta

Besonders wichtig ist es der Deutschen Stiftung Denkmalschutz, Jugendlichen zu vermitteln, warum man alte Bauwerke bewahren sollte. Mit unerwarteter, bundesweiter Resonanz hat die Stiftung 1999 in Quedlinburg die erste ›Jugendbauhütte‹ eingerichtet, eine Institution, in der junge Erwachsene ein Freiwilliges Jahr in der Denkmalpflege gemäß dem BFDG, dem Gesetz über den Bundesfreiwilligendienst absolvieren können. Das Projekt wird seit 2001 in anderen alten Städten nach dem Quedlinburger Muster fortgeführt.

Der Bürgermeister betonte, warum das Geld, das die Stadt von der Deutschen Stiftung Denkmalschutz bekommt, so wichtig ist. »Ohne die Förderprogramme vom Bund und Land wären wir verloren. Aber: Wir bekommen nur dann Geld von der öffentlichen Hand, wenn wir Eigenmittel vorweisen können. Doch genau die hätten wir nicht, wenn uns nicht die Gelder der Deutschen Stiftung Denkmalschutz als Eigenmittel anerkannt würden.«

Wie in vielen Städten Ostdeutschlands, gehen auch in Quedlinburg die Einwohnerzahlen zurück. Quedlinburg ist kein Einzelfall. Die Stadt ist alt und unersetzlich wertvoll. Ihre Rettung geht alle an. Immer noch.

Quedlinburg, St. Wiperti, Krypta
Quedlinburg, Krypta unter St. Wiperti. Wahrscheinlich ist diese kleine Krypta noch ottonisch, aus dem ersten Viertel des 11. Jahrhunderts. Diese stimmungsvolle Krypta hat einen gestelzten halbkreisförmigen Grundriss. Das Tonnengewölbe wird von einem Stützenkranz aus Pfeilern und Säulen getragen. Teile der Stützen sind älter und wurden hier zweitverwendet.

Quedlinburg, St. Wiperti, Südportal
Die Denkmalpfleger des Instituts für Denkmalpflege Halle (Saale) restaurierten St. Wiperti bis 1959. Im Zuge dieser Maßnahmen bauten sie den von dem Marienkloster auf dem Münzenberg stammenden frühromanischen Tympanon über dem Südportal von St. Wiperti ein.

Welch ein Kontrast! Im Tal das moderne Halberstadt mit Neubauten, Kaufhäusern und Autoschlangen – und auf dem ausgedehnten Felsplateau ein gebautes Manifest mittelalterliche Geschichte: Nur wenige Stufen trennen die heutige Welt von der vergangenen. Halberstadts Domburg zählt zu den eindrucksvollsten alten Stadtbildern.

Kleinod mittelalterlicher Stuckplastik

Seit Hunderten von Jahren ziehen sie Menschen wortlos in ihren Bann und sagen unmissverständlich nichts anderes, als dass sie schlicht anwesend sind. Und zwar immer, unabhängig von Zeit und Raum. Die Stuckfiguren sitzen an den Außenseiten der Chorschranken in der Liebfrauenkirche und bilden eine Reihe ernsthafter Wächter vor dem Sanktuarium. Sie sind die Kronzeugen aus den Anfangstagen des Christentums und bewachen den Chorraum der Klosterkirche, zu dem nur den Stiftsherren der Zutritt erlaubt war. Sie berufen sich auf die heiligen Schriften in ihren Händen, die ihre Berichte enthalten.

Antike Kunst lebt fort

Seit etwa 800 Jahren sitzen sie hier. Jugendfrisch, in antike Gewänder gehüllt, festlich und würdig. Erst seit hundert Jahren bereiten sie den Kunsthistorikern Kopfzerbrechen, da es nur wenige datierte Vergleichsbeispiele gibt. Sind sie nun vor, um oder bald nach 1200 entstanden? In welcher Beziehung stehen sie zu den ähnlichen Lettnerfragmenten in Hamersleben und in St. Michael in Hildesheim? Und woher bezogen die Künstler ihre Vorbilder? Von antiken Sarkophagen, Reliquienschreinen, von Tragaltären, aus der byzantinischen Kunst, von der Buchmalerei, gar aus dem Leben?

Wer immer die unbekannten Meister waren, sie haben sich offenkundig darum bemüht, jede Figur mit etwas anderer Körper-, Kopf- und Beinhaltung individuell zu modellieren. Sie hatten Übung darin, die Reliefskulpturen plastisch aus dem Stuck herauszuarbeiten und ihre Gesichter und Kleidung lebensnah zu gestalten.

Es ist ein glücklicher Umstand, dass sich spätmittelalterliche Farbreste erhalten haben. Sie veranschaulichen, wie groß der Unterschied ist zwischen einem farbig gefassten und einem steinsichtigen Bildnis. Schließlich erleben wir heute die meisten Skulpturen, Grabmäler und Räume ohne ihre ursprüngliche, kräftige Farbigkeit. Damit stehen wir gleichsam in Ruinen – oder vielleicht in Rohbauten – und vor unvollendeten Werken, denn die Farbe gehört dazu. Verblasst oder verblichen, so wie wir, haben die mittelalterlichen Betrachter ihre Bauten und Skulpturen nie gesehen.

Auch wenn die Farbreste auf den Halberstädter Chorschranken erst spätmittelalterlich sind, auch wenn sich das Grün mit der Zeit ins Bräunliche verfärbt hat und die feinen aufgemalten Stoffmuster fadenscheinig geworden sind, so ist doch zu erahnen, wie lebendig sie einst gewirkt haben müssen. Wer Buchmalereien und antike Bildnisse von Sarkophagen vor Augen hat, erkennt viele Details wieder. Die Falten der Gewänder, der Rankenfries

Halberstadt, Stiftskirche Unser Lieben Frauen, Chorschranke
Die Liebfrauenkirche in Halberstadt birgt eine der wenigen noch erhaltenen spätromanischen Chorschranken Deutschlands.

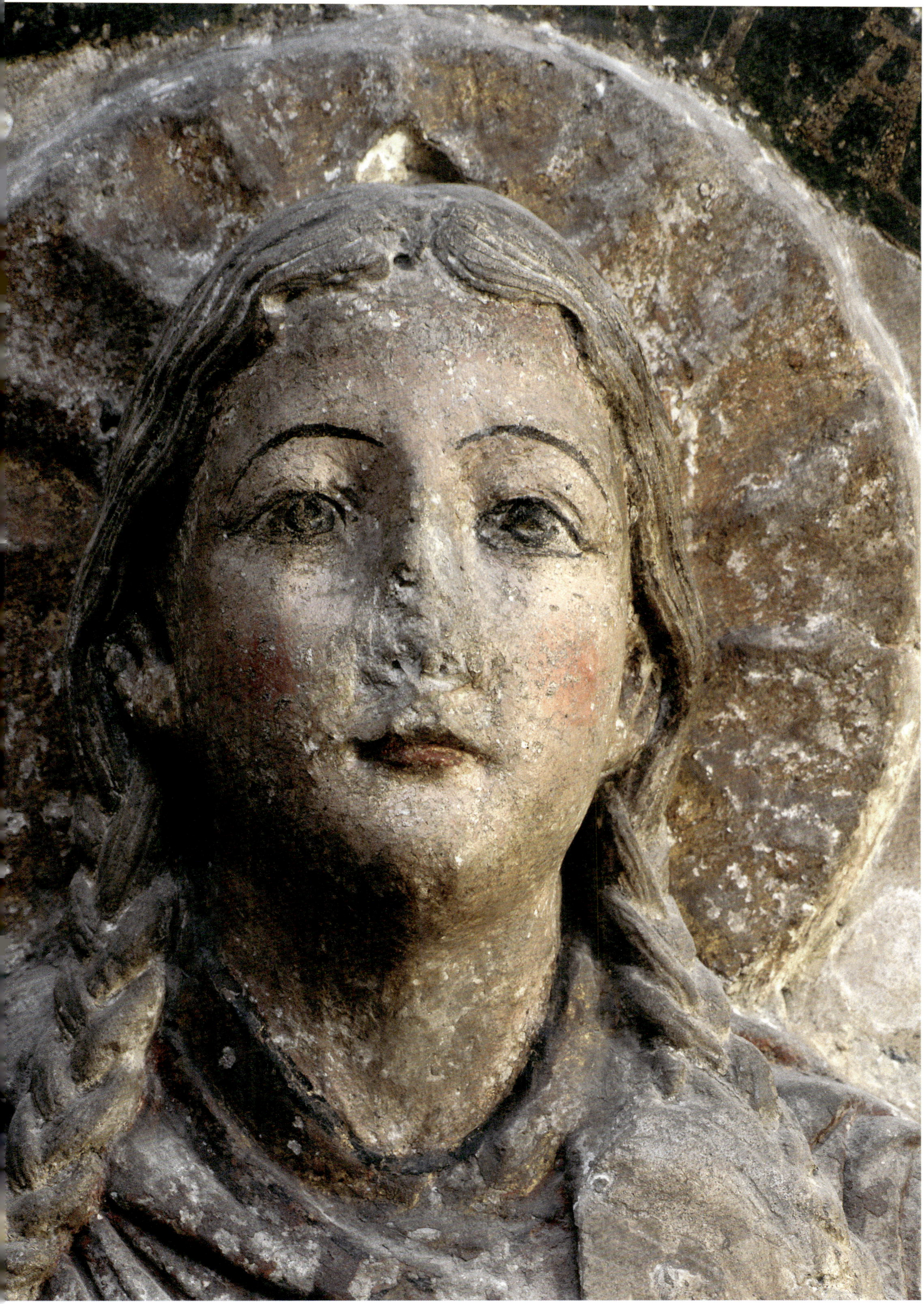

Halberstadt, Stiftskirche Unser Lieben Frauen, Chorschranke, Gottesmutter Maria

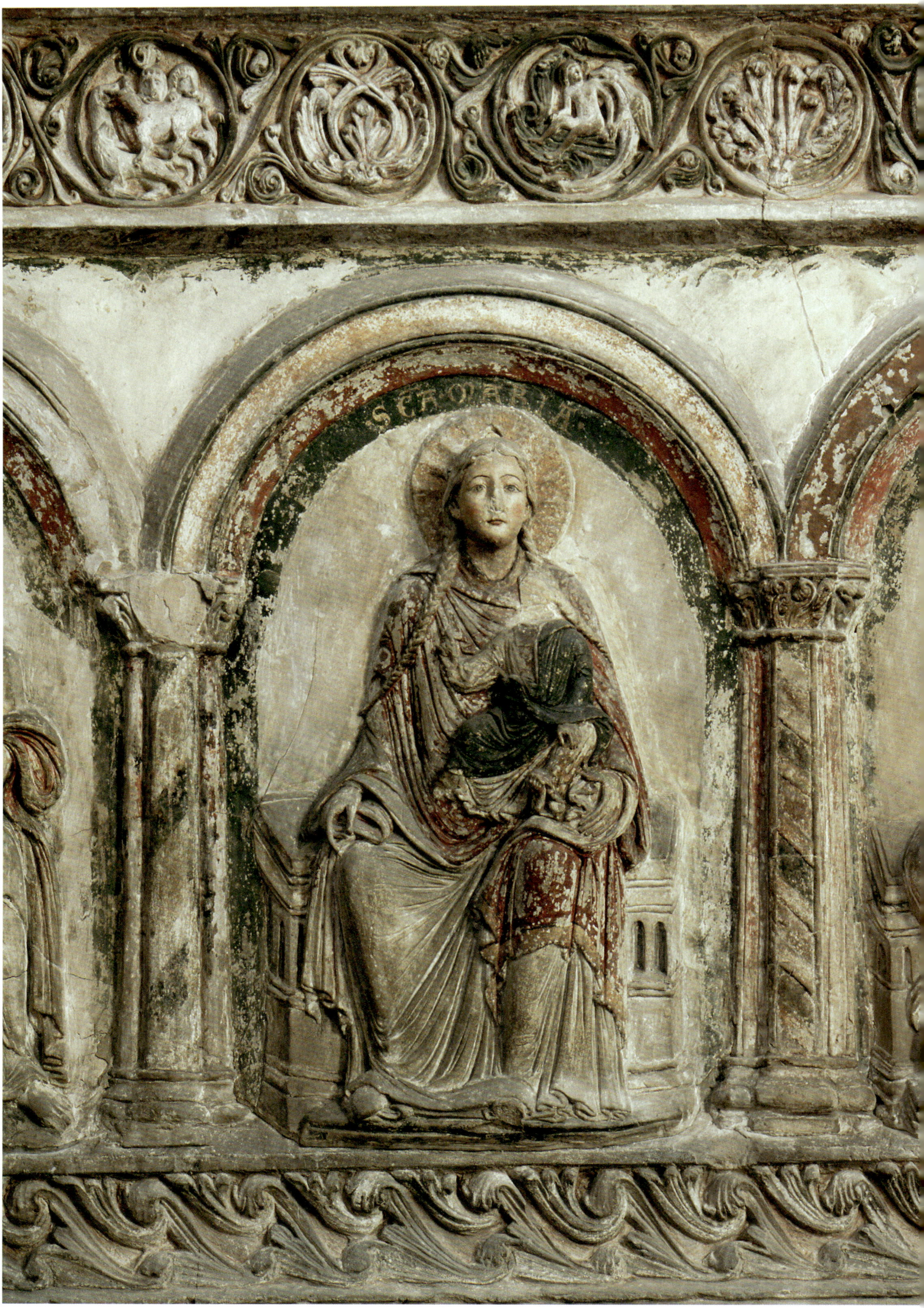

Halberstadt, Stiftskirche Unser Lieben Frauen, Detail Chorschranke

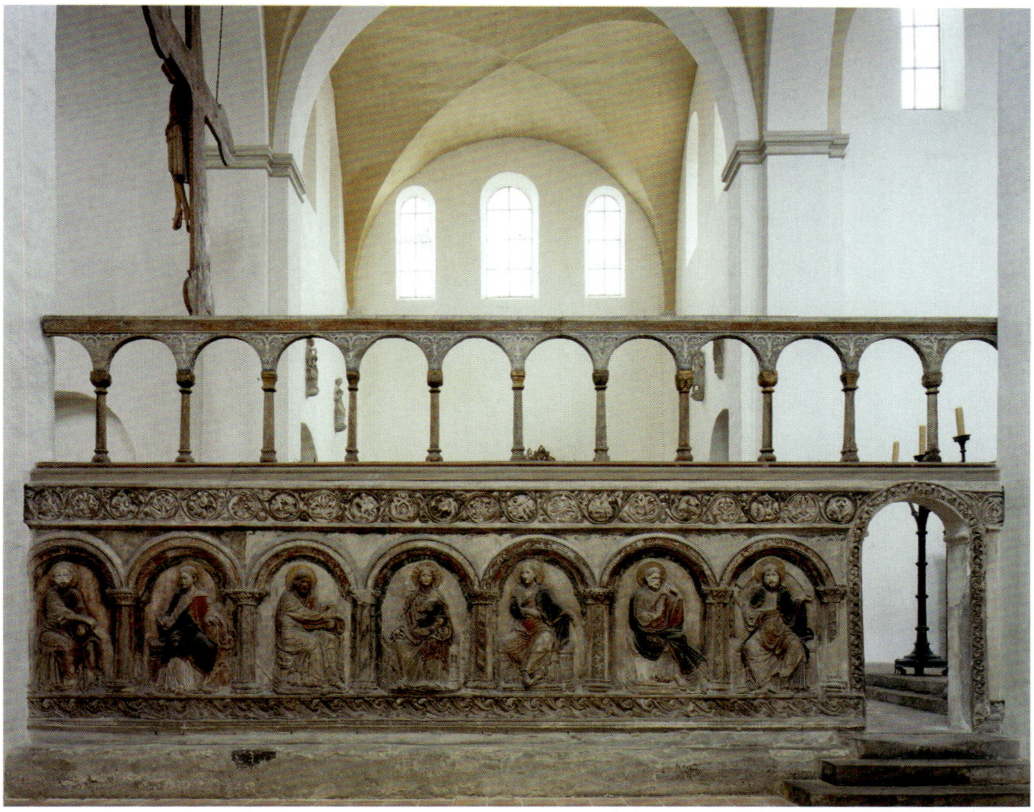

Halberstadt, Stiftskirche Unser Lieben Frauen, Chorschranke

Halberstadt, Stiftskirche Unser Lieben Frauen, Chorschranke
Als Chorschranke bezeichnet man einen aus Stein oder Holz gearbeiteten Sichtschutz, der bei Klosterkirchen den Chorraum, der den Klerikern vorbehalten ist, vom Laienraum im Mittelschiff trennt. – Die Halberstädter Chorschranken, wohl um 1200 entstanden, bestehen aus zwei steinernen Mauern, denen eine Bogenfolge und fast lebensgroße Figuren aufgeblendet sind. Auf der Mauer verläuft eine hölzerne Arkade mit schmaleren Rundbögen, die sich nicht auf den Rhythmus der Blendbögen beziehen. Aus Stuck modellierte, antikisierende Figuren sitzen jeweils unter einem Bogen. Die südliche Chorschranke zeigt die Gottesmutter Maria mit dem Jesuskind, ebenfalls flankiert von je drei Aposteln. – In St. Michael in Hildesheim sowie in Hamersleben sind kleinere Stücke von stilistisch verwandten Chorschranken erhalten. Seit über hundert Jahren beschäftigt sich die Forschung mit der Datierung.

mit figürlichen und vegetabilen Formen, mit Löwen, Zentauren und Mischwesen, die Kapitelle und Säulen – vieles verweist darauf, dass die Kunst des römischen Imperiums nicht untergegangen, sondern aufgegangen ist, dass sie von den christianisierten Bewohnern nördlich der Alpen über Jahrhunderte hin weiterentwickelt wurde.

Wenn in den Urkunden der fränkischen und sächsischen Herrscher von einer Erneuerung, einer Renovatio Imperii Romanorum die Rede ist, dann stand den karolingischen, ottonischen und salischen Königen die Idee des römischen Weltreiches lebendig vor Augen. Schließlich hatten viele römische Großbauten nördlich der Alpen die Jahrhunderte überstanden, etwa in Burgund, Köln oder Trier. Bildnisse und Bücher lagen in den Klöstern und der kaiserlichen Hofkapelle in Aachen.

Das Geistesleben der sächsischen Romanik ist nicht zu verstehen ohne das Wissen darum, dass es von Rom und Konstantinopel gespeist wurde. Nicht zuletzt brachten die Kreuzzüge, denen tausende Menschen in den Südosten folgten, persönliche, künstlerische und kaufmännische Verbindungen zwischen der christlichen und der islamischen Welt, zwischen Westrom und Ostrom, zwischen dem westeuropäischen und dem orientalischen Kulturkreis mit sich. Nicht zuletzt wurde die Bautechnik der französischen Gotik durch diesen Austausch angeregt.

Nachweislich überführte der Bischof Konrad von Krosigk von dem unrühmlichen vierten Kreuzzug im Jahre 1205 vielbestaunte Schätze nach Halberstadt, die noch heute zu den bestaunten Stücken des Domschatzes gehören. Trauriger Höhepunkt des Kreuzzuges war die Plünderung der oströmischen Hauptstadt Byzanz, des alten Konstantinopel, an der sich Kreuzritter vieler Länder bereicherten. Die Mittelmeermacht Venedig profitierte von der Not der Kreuzritter ebenso wie von deren Beutezügen. Auch Halberstadt erhielt etliche Kostbarkeiten, darunter Reliquien. Ob rechtmäßig oder unmoralisch – die überlieferten Kunstwerke belegen den intensiven Kontakt zwischen den Kulturkreisen.

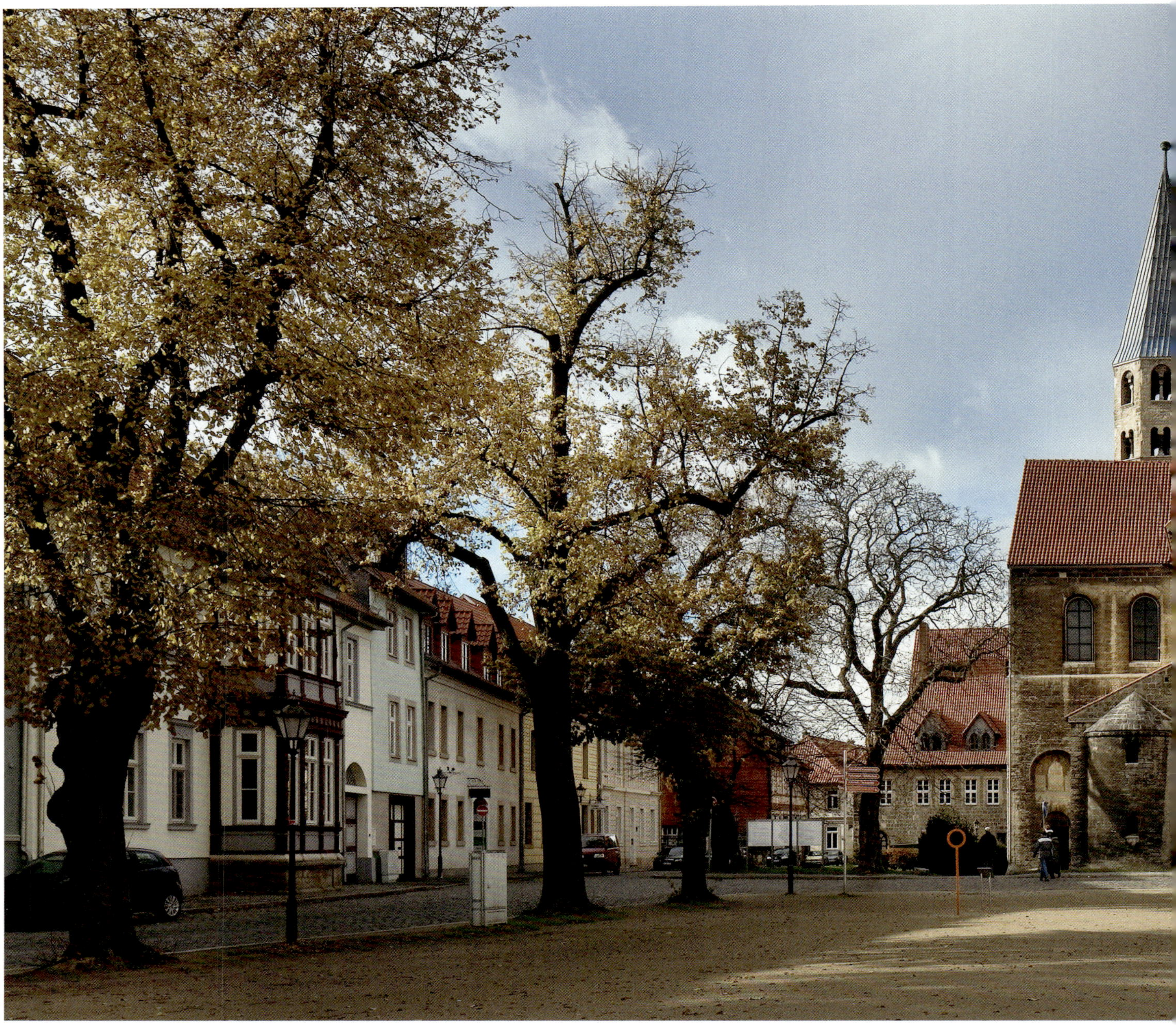

Halberstadt, Stiftskirche Unser Lieben Frauen, Domplatz

Das Bautenensemble des Domplatzes

Die Halberstädter Chorschranken sind in der ehemaligen Stiftskirche Unser Lieben Frauen zu sehen, die bis 2001 saniert und restauriert wurde. Diese romanische Pfeilerbasilika mit einem westlich anschließenden Kreuzgang erhebt sich auf dem Domplatz zu Halberstadt gegenüber des gotischen Domes St. Stephanus und St. Sixtus. Zwischen diesen beiden Großbauten dehnt sich der baumbestandene Domplatz aus, der an den Langseiten von historischen Häuserzeilen gefasst wird. Zweifellos gehört dieser Ort zu den großartigsten mittelalterlichen Kirchenensembles in Deutschland.

Adolf Siebrecht und seine Halberstädter Kollegen haben die Geschichte des Domplatzes durch Ausgrabungen bis in die Entstehungszeit zurückverfolgen können und ausführlich dargestellt. Demnach schlägt die Geburtsstunde dieses Platzes vor etwa 1200 Jahren, im Jahre 804, mit einer karolingischen Missionskirche, dem Vorgängerbau der Domburg. Dom bedeutet Bischofskirche, und ein Bischofssitz wurde im sächsischen Grenzland unter den Karolingern dort eingerichtet, wo es darum ging, die ortsansässige Bevölkerung zu missionieren.

Stiftskirche Unser Lieben Frauen, Domplatz
Blick über den Domplatz auf den Chor der Stiftskirche Unser Lieben Frauen. Der Betrachter hat den Dom im Rücken. Liebfrauen ist die einzige romanische Kirche in der Königslandschaft Sachsen mit vier Türmen. Charakteristisch ist das mächtige, durchgehende Querhaus im Osten. Im Inneren ist dieses Querhaus räumlich durch die Chorschranken in ein nördliches und ein südliches Querhaus geteilt.

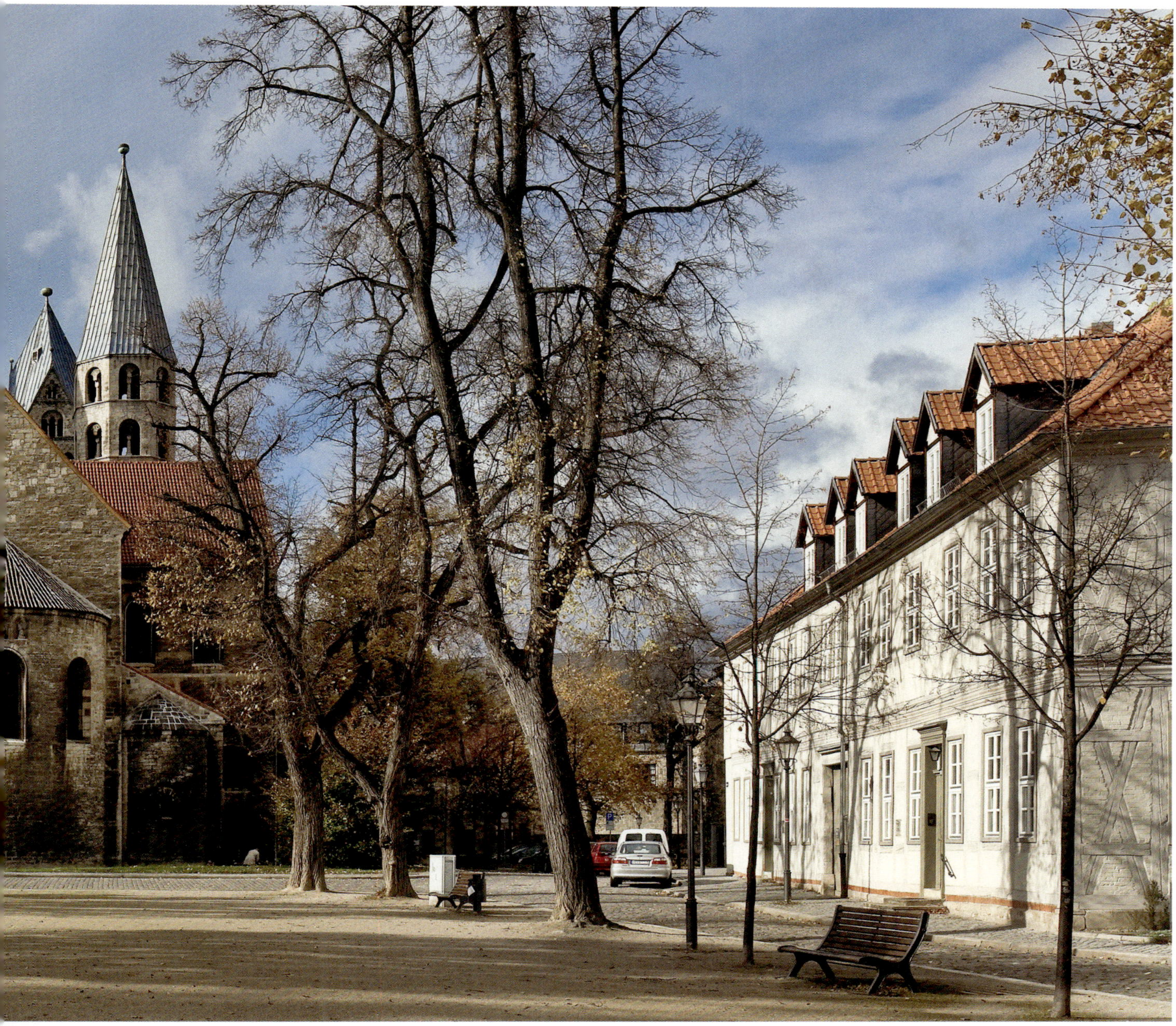

Halberstadt entwickelte sich mit der Entscheidung Karls des Großen, das Missionszentrum im nahegelegenen Seligenstadt (das spätere Osterwieck) aufzugeben und stattdessen hier ein Bistum zu gründen. Die Motive sind nicht klar, vermutlich spielten die Lage auf der Hochterrasse und die sich kreuzenden Fernhandelsstraßen in diesem Randgebiet des fränkischen Reiches eine Rolle.

In ottonischer Zeit waren die Sachsen längst christianisiert und verwandtschaftlich mit dem fränkischen Adel verbunden, doch hundert Jahre zuvor, unter den Karolingern, führten die Franken gegen die Sachsen noch erbitterte Kämpfe. Verkürzt formuliert, kamen erst die Franken aus dem Westen und unterwarfen die Sachsen. Als diese christianisiert waren, setzten sie die Missionspolitik der vormaligen Gegner fort, indem sie ihrerseits die Slawen bekriegten. Freilich gingen dabei religiöse und wirtschaftliche Interessen Hand in Hand. Und zweifelsohne profitierte der jüngst aufgestiegene sächsische Adel, besonders die begüterte Familie der Ottonen, ebenso vom Silberabbau im Harz wie vom Menschenhandel mit Gefangenen. Ganz in antiker Tradition verkaufte man die Slawinnen und Slawen als Sklaven.

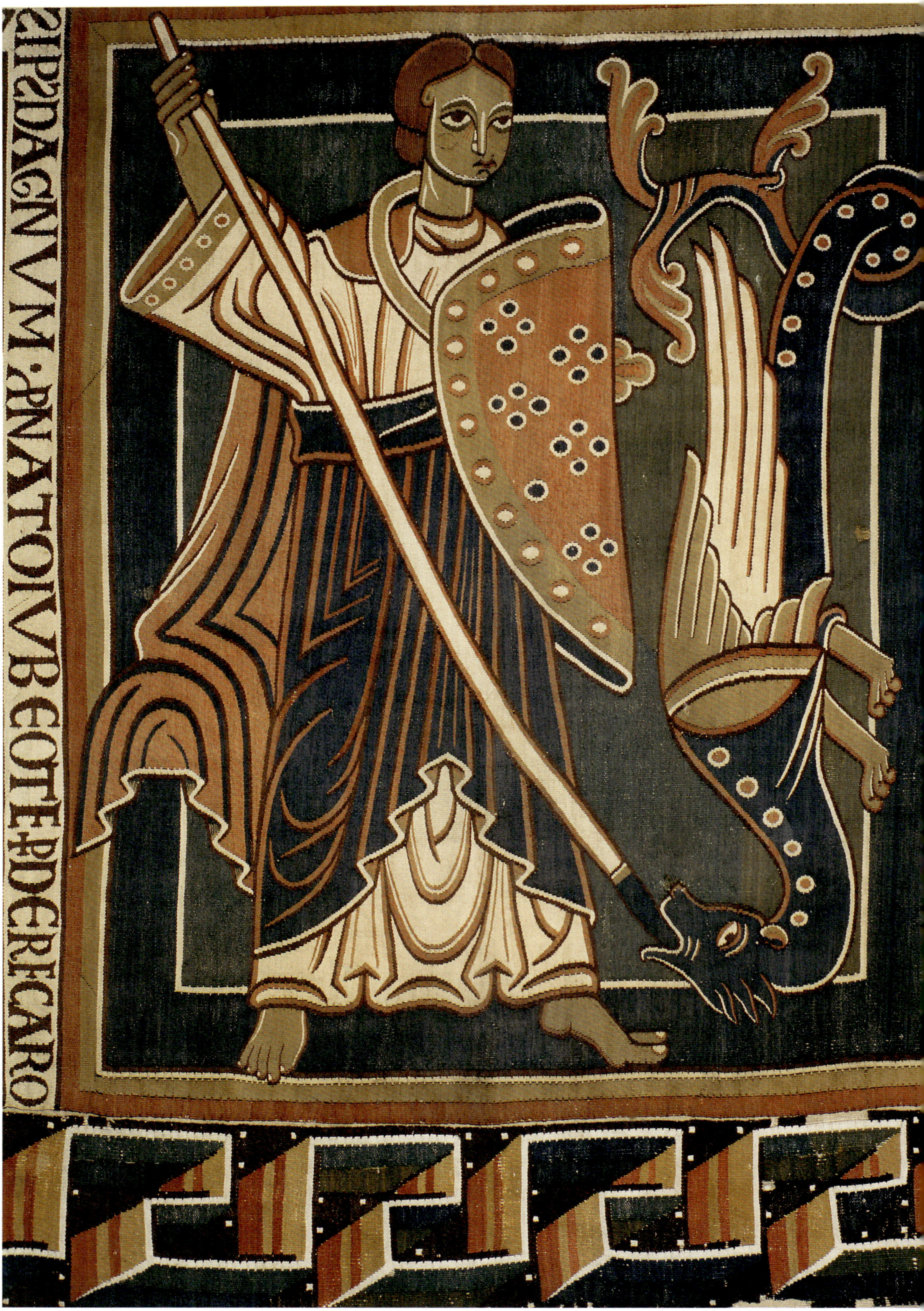

Abraham-Engel-Teppich

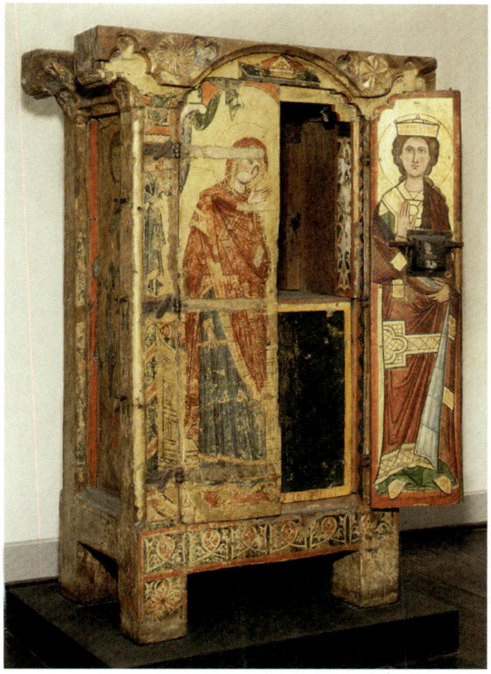

Der Halberstädter Schrank, ein spätromanischer Reliquienschrank

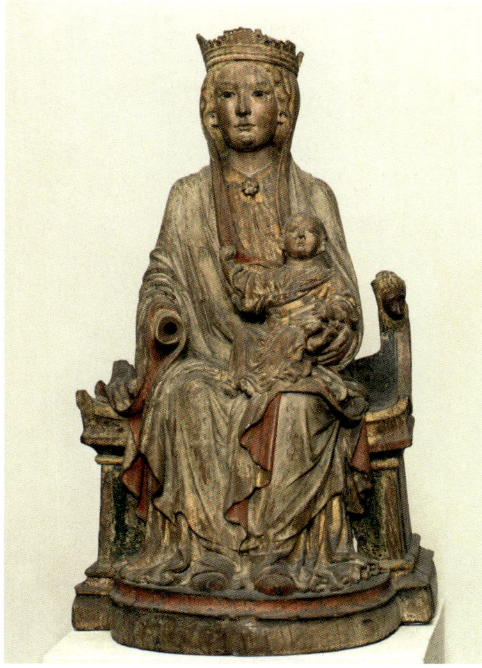

Die Halberstädter Sitzmadonna, um 1220

Halberstädter Domschatz
Der Halberstädter Domschatz zählt zu den bedeutendsten und umfangreichsten mittelalterlichen Domschätzen. Dass er nach Aufhebung des Domstiftes im 19. Jahrhundert nicht aufgeteilt und verkauft wurde, verdankt er der evangelischen Domgemeinde, die sich bei der damaligen Regierung erfolgreich für seine Bewahrung am ursprünglichen Ort einsetzte. Zum Domschatz zählen neben goldenen und silbernen Reliquiaren, liturgischem Gerät wie Kelchen, Schalen, Schränken, Gewändern, Büchern und Skulpturen auch wertvolle Textilien. Bestickte Seidenstoffe sind besonders kostbar, da sie durch ihr empfindliches Material seltener erhalten sind.

Abraham-Engel-Teppich
Dieser monumentale Bildteppich, geschaffen um 1150, zählt zu den ältesten erhaltenen Wirkteppichen. Eine Bildfolge zeigt die Erscheinung Gottes und die Ankunft der drei Männer vor Abraham, daneben Abrahams Gastmahl, die verhinderte Opferung Isaaks und schließlich den Erzengel Michael. Er wird seit dem 12. Jahrhundert als Drachentöter dargestellt, der mit weit ausholender Armbewegung den Lindwurm zu seinen Füßen mit der Lanze besiegt. Originell ist bei diesem Teppich die Darstellung des Drachens, der sich unten rechts gleichsam kopfüber an den Bildrand klammert.

Die karolingische Missionskirche wurde wenige Jahrzehnte später durch einen größeren Dombau ersetzt, für den das Weihedatum 859 überliefert ist. Dieser karolingische Dom hatte beinahe die Länge des heutigen. Dennoch war der ›Einsturz‹ dieses ersten Domes im Jahre 965 ein willkommener Anlass für einen ottonischen Neubau, denn das Bistum Halberstadt sah sich inzwischen in Konkurrenz zu Magdeburg. Otto den Großen kostete es seit 955 jahrelange Überzeugungsarbeit, um in Magdeburg gegen den Widerstand des Halberstädter Bischofs ein weiteres Bistum zu errichten. Erst 968 konnte Otto I. das Bistum Magdeburg gründen und mit dem Ausbau einer großen Kirche beginnen. Für 992 ist die feierliche Weihe des neuen ottonischen Domes in Halberstadt überliefert. Die Bischöfe bauten in Konkurrenz zueinander. Sie wollten sich bei der Ausstattung mit antiken Materialien, die man in Italien kaufte oder raubte, und in den kostbaren Reliquien übertreffen.

Von der Pracht beider Großbauten ist nichts mehr erhalten, denn Heinrich der Löwe griff Halberstadt im Jahre 1179 an. Die Stadt und die Domburg brannten. Die ehrgeizigen Pläne für einen gotischen Neubau des Domes sollten sich fast 200 Jahre hinziehen: Der heutige Dom wurde im zweiten Viertel des 13. Jahrhunderts begonnen – aus dieser Zeit stammt der frühgotische, untere Teil der Westfassade – und erst im 15. Jahrhundert fertiggestellt. Dennoch ist er ein beeindruckendes Meisterwerk gotischer Baukunst in Deutschland, der einen der wertvollsten mittelalterlichen Domschätze beherbergt.

Der Dom und die Liebfrauenkirche bilden ein spannungsvolles Gegenüber an den Enden des Domplatzes. Unter Bischof Arnulf im Jahre 1005 als Kollegiatstift gegründet, war die Maria geweihte Liebfrauenkirche eine ottonische Stiftskirche mit stattlichen Ausmaßen und einer dreischiffigen, allerdings nur archäologisch nachgewiesenen Krypta. Dieser erste Bau wurde nach einer Stiftung ab 1089 erweitert und 1146 geweiht. In dieser Zeit werden die beiden Osttürme errichtet. Ebenso wie der Dom litt auch Liebfrauen durch den Stadtbrand 1179. Wie groß der Schaden war, ist nicht genau nachvollziehbar. Die Liebfrauenkirche wurde jedoch nach dem Brand in den alten Formen wieder aufgebaut. Lediglich den Westbau erhöhte man um das Jahr 1200 durch die beiden Türme.

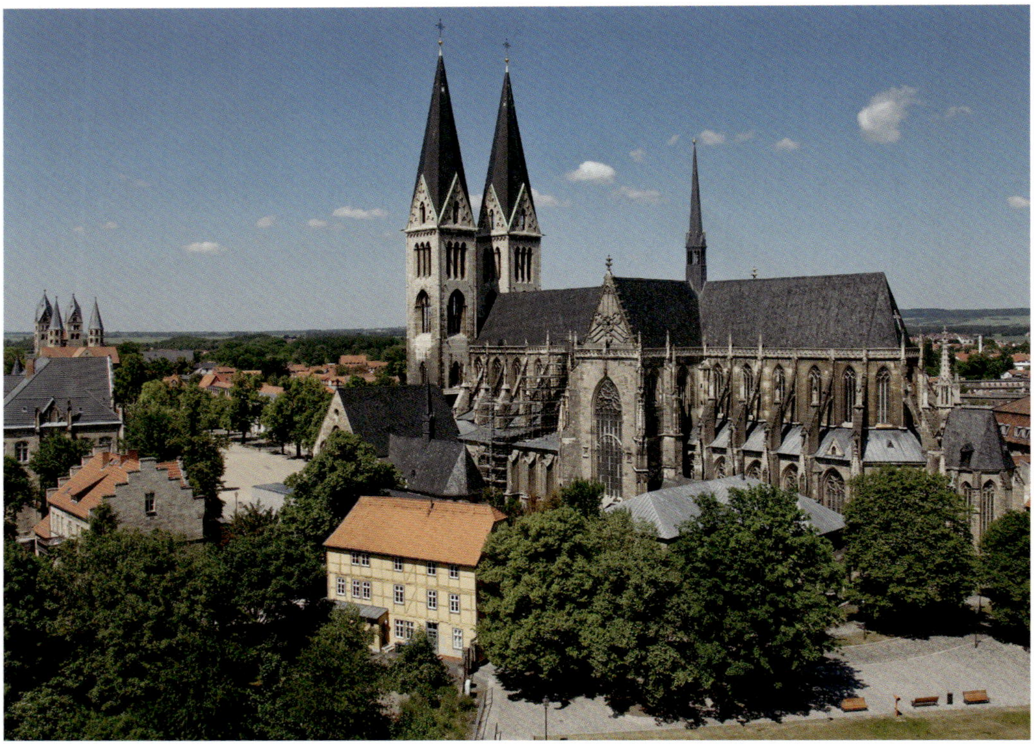

Dom zu Halberstadt

Dom zu Halberstadt
Der gotische Dom zu Halberstadt markiert jene Stelle auf dem Hochplateau über der Stadt, an der 804 die 1200-jährige Entwicklung der Domburg begann. Der Dom schließt den Domplatz im Osten ab, während ihm im Westen die ehemalige Stiftskirche Unser Lieben Frauen gegenübersteht.

Dom, Westfassade
Die frühgotische Westfassade ist der älteste zusammenhängende Teil des gotischen Domes und hat die Forschung seit vielen Jahren beschäftigt. Wohl in Konkurrenz zu den Neubauten in Magdeburg (seit 1209), Mainz (1239 fertig), Bamberg, Naumburg und Gelnhausen (1240 fertig) nutzte der Halberstädter Bischof eine beträchtliche Summe aus einem Ablass, um seinen noch neuen Dom abermals zu erweitern. Er begann ungewöhnlicherweise mit dieser Doppelturmfassade vor der bestehenden, wenige Jahre zuvor (1220) geweihten Domkirche. – Vergleiche mit der Stiftskirche in Quedlinburg und mit rheinischen Klosterkirchen zeigen, dass westliche Doppelturmfassaden zu dieser Zeit nicht neu waren. Auch die Gliederung lässt ebenso an französische wie an rheinische Vorbilder denken. Der aufgetreppte Rundbogenfries ist von der Kathedrale in Laon und von Limburg an der Lahn bekannt. Das Maßwerk des Radfensters und des Mittelportals wurde erst bei der Wiederherstellung nach 1867 eingefügt.

Seitdem wurde der nunmehr viertürmige Bau zum baulichen Vorbild für andere Kirchen. Die eingangs beschriebenen Chorschranken gehören in diese spätromanisch-frühgotische Bauzeit um 1200.

Nachdem Liebfrauen heute frisch saniert ist und die Besucher mit strenger Eleganz empfängt, ist kaum noch vorstellbar, in welch traurigem Zustand sich die Stiftskirche zu Beginn des 19. Jahrhunderts befunden hatte. Jahrzehntelang ungenutzt, galt sie um 1830 sogar als einsturzbedroht. Gerettet wurde sie von den ›frühen Denkmalpflegern‹ Karl Friedrich Schinkel und Ferdinand von Quast, denen die Rettung etlicher mittelalterlicher Bauten zu verdanken ist. Beiden ging es neben der Sicherung der Liebfrauenkirche darum, den romanischen Bau möglichst – in ihren Augen – richtig wieder herzustellen und spätere An- und Einbauten zu entfernen.

1825 hatte man Teile der spätromanischen Ausmalung entdeckt und sich in Anlehnung daran bemüht, dem Kirchenraum eine romanisierende Farbfassung zu geben. Diese Ausmalung des 19. Jahrhunderts ist in Fotos überliefert und wurde beim Wiederaufbau bis 1954 zugunsten einer weißgrauen Tünchung aufgegeben. Mit Sicherheit entspricht die farbliche Zurückhaltung, die die Architektur selbst zur Geltung bringt, eher dem heutigen Farbempfinden. Dem Farb- und Raumempfinden der mittelalterlichen Kirchenbauer allerdings wird das Bunte des 19. Jahrhunderts mehr zugesagt haben, auch wenn die Motive im Detail eben ›nach 19. Jahrhundert‹ aussahen. Die kräftige Farbigkeit der Chorschranken, der Bildteppiche und Tafelbilder im Domschatz lässt erkennen, dass Welten zwischen dem Reichtum an Farbe und Ornamentik des Mittelalters und dem heutigen Geschmack liegen. Überflutet von grellen, flackernden Fernseh- und Werbebildern fühlen wir uns von der ruhigen, puren Architektur angezogen. Diese finden wir in Halberstadt.

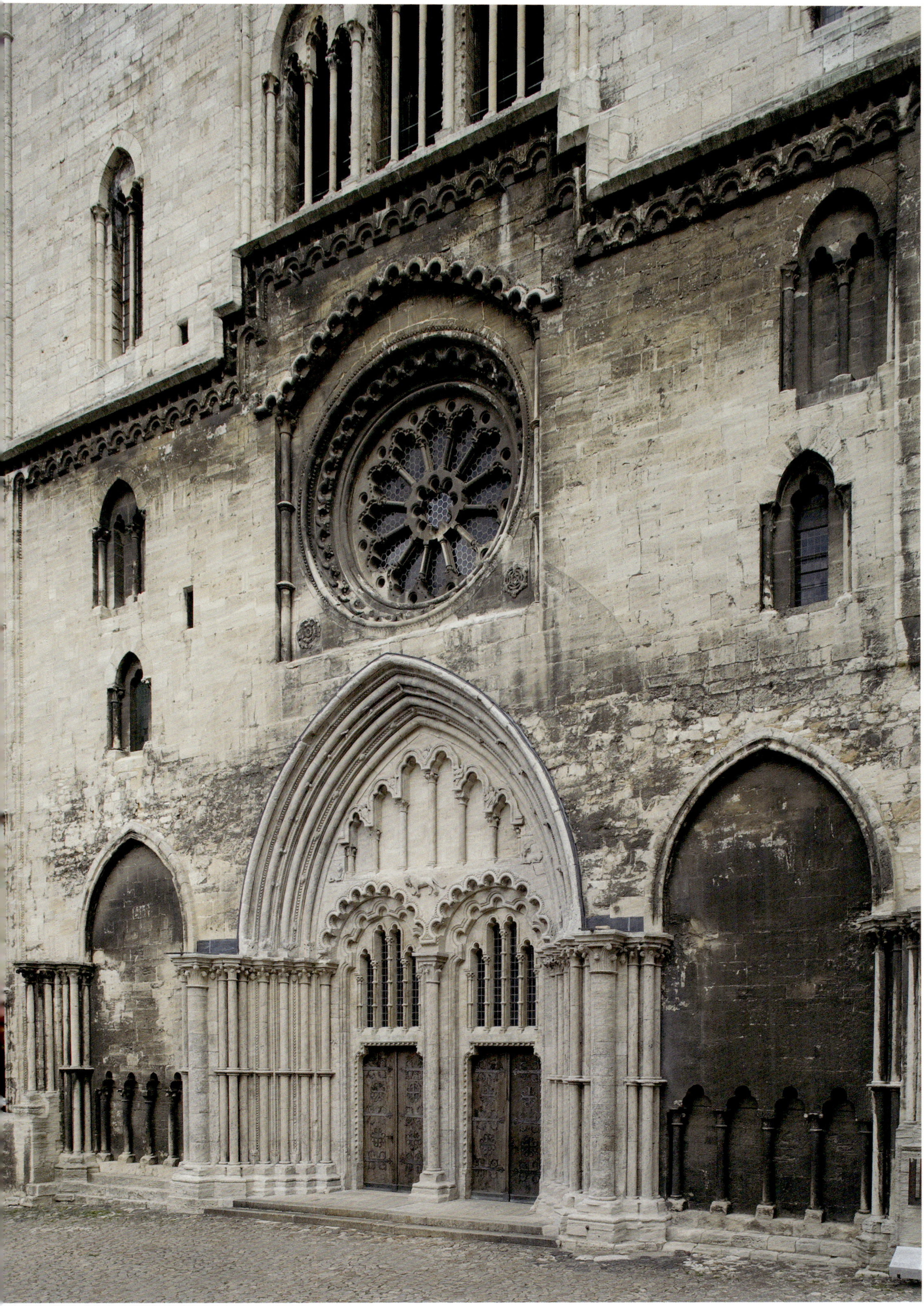

Dom, Westfassade

Naumburg – wer denkt da nicht an Uta und Ekkehard, Reglindis und Hermann? Etliche Male reproduziert, als vermeintlich deutsche Heldenfiguren umgedeutet, haben die Originale der lebensgroßen Skulpturen im Naumburger Dom auch nach fast acht Jahrhunderten nichts von ihrer Faszination eingebüßt. Jener namentlich nicht bekannte Bildhauer, Naumburger Meister genannt, war ein feinsinniger Beobachter des menschlichen Gemüts.

Die Stifterfiguren im Namburger Dom

Der Mann hat genau gewusst, was er tut, möchte man salopp formulieren. Die tiefergehende Ergriffenheit jedoch, die jeden Betrachter der Naumburger Skulpturen erfasst, ist schwer in schriftliche Worte zu fassen, ohne in Schwärmerei abzugleiten. Sie gehören zu den großen Meisterwerken, die uns aus dem Mittelalter erhalten blieben. Wer ist nicht gebannt angesichts der lebensnahen Szenen auf dem Westlettner und der Stifterfiguren im Chor des Naumburger Domes?

Skulpturen? Es sind eher Programme, Bühneninszenierungen gewissenmaßen, aber aus massivem Stein herausgehauen. Wer auch immer der Unbekannte war, dem man den Ersatztitel Naumburger Meister gegeben hat, er war ein glänzender Beobachter der menschlichen Physiognomie, ein Kenner der feinen Mimik und Gestik und ein begnadeter Bildhauer zugleich. Man weiß über ihn nicht viel mehr, als dass ihm die französische gotische Plastik geläufig war, dass er die damals modernen Bauhütten in Straßburg, Metz, Noyon, Amiens und Reims kannte und dass er in Mainz, Meißen und Naumburg Arbeiten hinterließ.

Sein Westlettner für den Mainzer Dom wurde in der Barockzeit abgebrochen und ist heute nur in wenigen Fragmenten überliefert. Seine Standbilder im Meißener Dom werden in die Spätzeit seines künstlerischen Schaffens eingeordnet. Ob sich in Naumburg seine Verantwortung auf das Skulpturenprogramm des Westlettners und der Stifterfiguren beschränkte oder ob er den gesamten Westchor einschließlich der Bauplastik geplant hat, ist nicht genau zu sagen, wird ihm aber zugetraut. Dafür mag auch sprechen, dass die Stifterfiguren im Chor nicht nur vor die Dienste der Wandpfeiler gestellt sind, sondern bereits zu deren Konzept gehören. Die Skulpturen wurden zusammen mit den gotischen Diensten aus einem Steinblock herausgearbeitet. Insofern tragen die zwölf Figuren nicht nur symbolisch durch ihre Geldstiftungen den Chor, sondern gehören auch im wörtlichen Sinne zu seinen stützenden Pfeilern.

Der Naumburger Dom ist einer der bedeutendsten mittelalterlichen Kirchenbauten. Der fast hundert Meter lange Kircheninnenraum fügt sich trotz seiner langen Bauzeit von der Romanik bis zur Gotik zu einem harmonischen Ganzen. Seine bauliche Ausgewogenheit beruhigt das offene Auge, die kontemplative Ruhe des Raumes durchdringt das geschlossene.

Naumburger Dom, Uta und Ekkehard
Der Meißener Markgraf Ekkehard II. und seine Gemahlin Uta, die Tochter des askanischen Grafen Esiko V. von Ballenstedt, trugen als Stifter maßgeblich zum Bau des Domes bei. Alle zwölf Stifter wurden in Stein verewigt und stehen im Westchor unter Baldachinen in Form von Architekturmodellen.

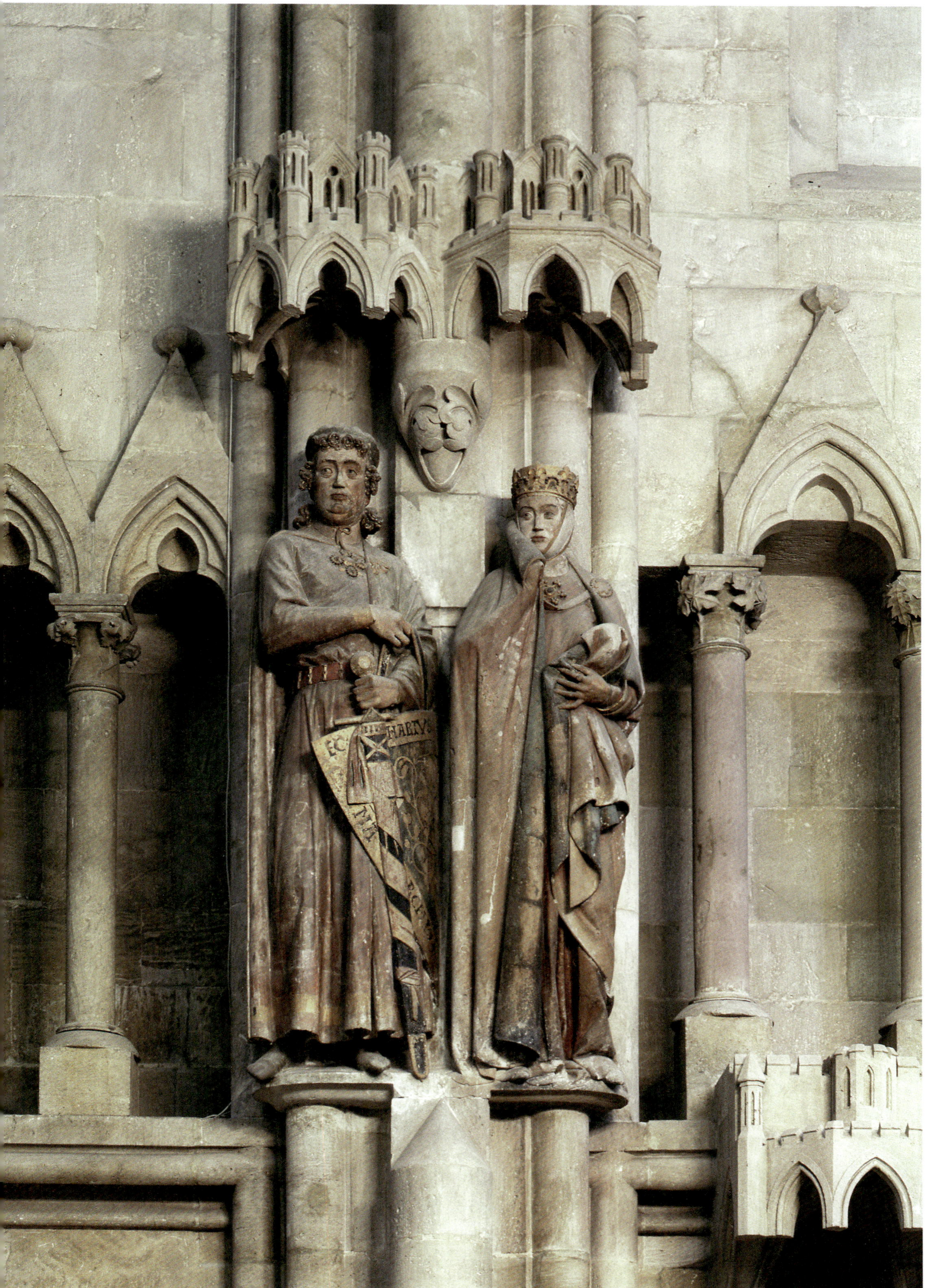

Naumburger Dom, Uta und Ekkehard

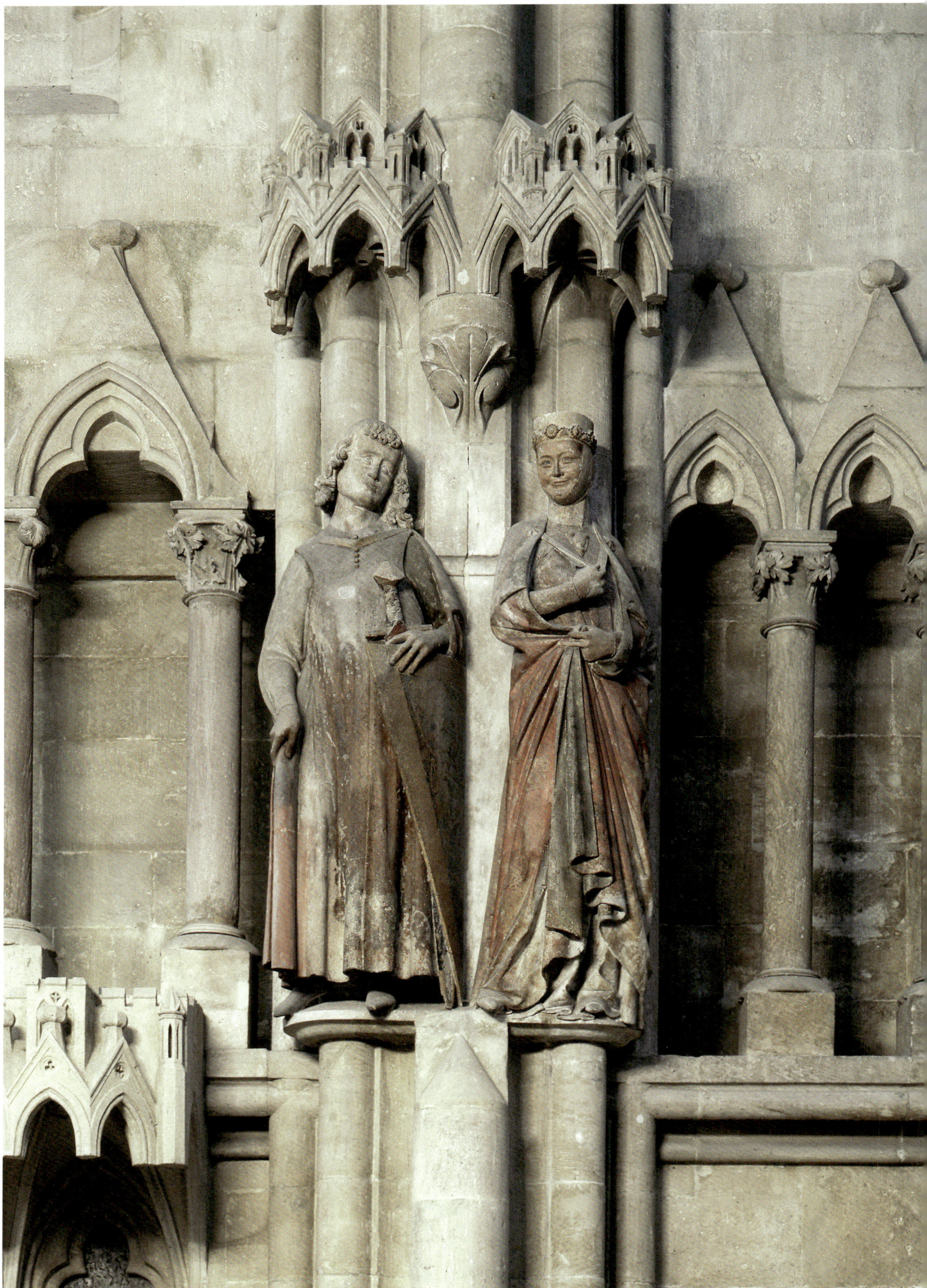

Naumburger Dom, Reglindis und Hermann

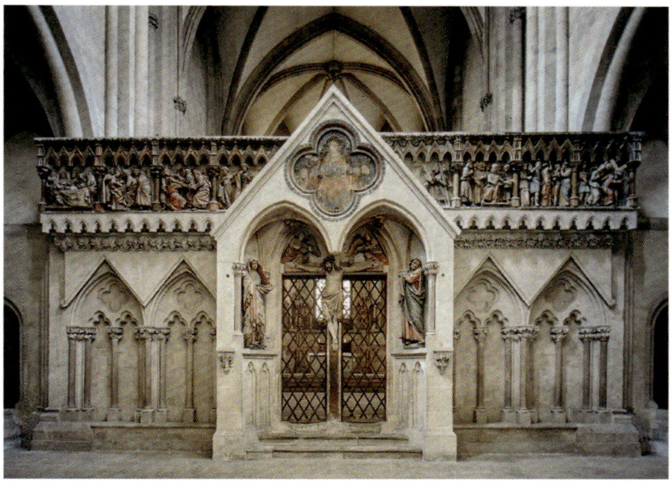

Dom, Westlettner

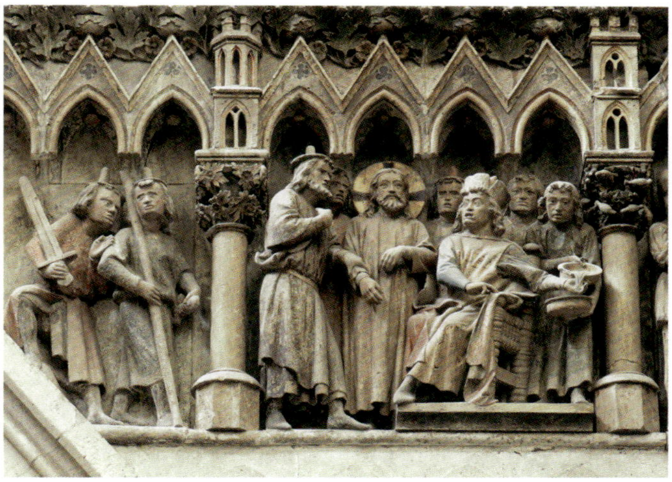

Dom, Westlettner, Jesus vor Pilatus

Dom, Westlettner
Architektur oder Skulptur? Der Westlettner im Naumburger Dom trennt und verbindet zugleich. Er ist kein Lettner im eigentlichen Sinne, sondern dient als Portal zu einem Raum, dem frühgotischen Westchor. Ungewöhnlich ist die Position der Kreuzigungsgruppe, die nicht wie üblich über dem Lettner schwebt, sondern das Portal begleitet und damit auf der Ebene des Betrachters steht. Stilistisch bilden Westlettner, Chor und die zwölf Stifterfiguren eine Einheit. Sie sind das Werk des ›Naumburger Meisters‹ und seiner Werkstatt. Der Naumburger Meister kannte bereits den neuen Stil aus Frankreich, der später ›Gotik‹ genannt werden sollte.

Reglindis und Hermann
Neben Uta und Ekkehard gehört das Ehepaar Reglindis und Hermann zu den Hauptstiftern des Domes.

Verwirrende Lebendigkeit

Die lebensnahen, ausdruckstarken Skulpturen hingegen sollten ganz offensichtlich den Betrachter aufwühlen und ihn in das dargestellte Geschehen mit einbeziehen. Der Naumburger Meister scheint sich vorgenommen zu haben, niemanden unbehelligt durch die Pforte in den Westchor eintreten zu lassen. Dabei wollen die meisten Besucher heutzutage doch nur die Kunst sehen, wollen zu den berühmten Skulpturen, zu Uta, Ekkehard und den anderen adeligen Stiftern in den Chor eilen. Doch zuvor müssen sie durch die zweiteilige steinerne Pforte des Westlettners schreiten und sich (nolens volens) mitten durch das Golgatha-Drama drängen.

Denn der Lettner des Naumburger Meisters bildet eine steinerne Wand, deren Reliefs jedem ungefragt die Leidensgeschichte Christi erzählt. Sie beginnen links mit dem Letzten Abendmahl, zeigen die Auszahlung der dreißig Silberlinge an Judas, die Gefangennahme Christi, die Verleugnung durch Petrus und Jesus vor Pontius Pilatus.

Man könnte meinen, die Bildnisse von echten Naumburger Bürgern aus dem 13. Jahrhundert vor sich zu sehen, die alljährlich die Passionsspiele aufgeführt haben. So lebensnah und plastisch sind die unterschiedlichen Texturen wie Kleidung, Tischdecke, Frisuren, Brote und fließendes Wasser aus dem harten Naturstein herausgearbeitet. Auch die Gemütszustände und Charaktere der Beteiligten werden mit faszinierender Lebensnähe beschrieben. Der Naumburger Meister wusste mit bewundernwerter Sicherheit die Unterschiede zwischen Christus, den Menschen aus dem Volk und den adeligen Stiftern abzubilden.

Raffiniert ist die Komposition, die den Betrachter zwingt, die trauernde Gottesmutter, den Freund und den Gekreuzigten zu passieren: Jeder kommt in die Gunst der göttlichen Kraft, in dem er unter den zum Segensgestus ausgebreiteten Armen des gekreuzigten Jesus Christus auf dem Türsturz hindurch geht. Wäre dieses Skulpturenprogramm nicht über 750 Jahre alt, sondern neu, spräche man von einer Performance, die den Betrachter in die Kunstinstallation mit einbezieht.

Das Vexierspiel mit steinernem Kunstwerk und lebendiger Natur funktioniert nur, weil es mit großer Akribie bis ins Detail hinein durchgearbeitet wurde: Feinstes Laubwerk aus Stein rankt sich an den Kapitellen und Säulchen der Treppen auf der Lettnerrückseite empor. Sollten diese Blätter mit ihren feinen Adern wirklich aus Stein bestehen? Oder sind sie zumindest aus Holz geschnitzt? Farbreste lassen erahnen, wie realistisch das aus Sandstein gehauene Laub einst gewirkt haben muss. Der Betrachter steht zwar ganz offensichtlich in einem Kirchenchor, doch zugleich umgibt ihn der Chor als ein bühnenhaft inszenierter Raum, der die Menschen zu Mitwirkenden werden lässt.

Da kann es schon gespenstig anmuten, wie die zwölf lebensgroßen Stifterfiguren, im Halbkreis vor Säulen aufgestellt, den Betrachter im Chor regelrecht erwarten. Dabei bieten sie nur einen matten Abglanz ihrer einstigen Farbigkeit. Spätestens an dieser Stelle begreift auch der aufgeklärte Betrachter des 21. Jahrhunderts, dass Skulpturen niemals nur Materie sind, sondern dass sie nach einer Weile eine Zwiesprache mit dem Besucher beginnen, dass sie zuhören, dableiben und durch ihr mildes Lächeln zu erkennen geben, dass sie verstehen.

Skulpturen sind nicht nur Steine

Viele gläubige Menschen besuchten und besuchen die vertrauten Verkörperungen der Heiligen im Kirchenraum. Auch ein nichtgläubiger, aber kunstinteressierter Besucher wird nachvollziehen können, dass Bilder helfen können, Gedanken auf einen Punkt zu konzentrieren und durch die innere Sammlung zu einer Klarheit zu kommen. Warum sonst betrachten wir heute Familienfotos?

Jahrhundertelang gebot die Sichtweise auf religiöse Ereignisse und Geschichten eine distanzierte, überzeitliche Darstellungsweise. Es konnte nicht darum gehen, eine Szene ›individuell‹ oder ›lebensnah‹ zu schildern, sondern an das Ereignis zu erinnern und es zu bezeugen. In welcher Umgebung es stattfand oder wie die Personen genau aussahen, war weniger interessant. Der Naumburger Meister hingegen will nicht distanziert erzählen, sondern den Betrachter anrühren, indem er ihm lebendige Persönlichkeiten zeigt, die zweifeln, sinnieren, sprechen, nachdenken, erschrecken und leiden.

Bis zur Reformation gehörten das Holzkreuz mit Jesus Christus, Maria mit dem Jesuskind und unzählige Heiligenfiguren zum gängigen Bilderrepertoire in einer Kirche. Die Reformation versuchte dann an vielen Orten, die Anbetung von Bildern zu unterbinden, doch die gläubigen Menschen vermissten die Bildnisse ihrer Helfer und entwickelten einfach neue Motive. Statt des Gekreuzigten wurde im 16. Jahrhundert das Letzte Abendmahl zum Bildmotiv, statt eines Heiligen der Reformator Martin Luther.

Doch Jahrhunderte früher schuf der Naumburger Meister um 1250 für den Westchor weder biblische Gestalten noch besondere Heilige – sondern Prominente. Ein Sakrileg? Nein, ein Auftrag. Er sollte zwölf vorbildliche, wohlhabende Persönlichkeiten in Stein abbilden. Adelige, die viele Jahre zuvor Geld für den Dombau gestiftet hatten. Der Westchor bildet gleichsam einen Memorialraum, in dem sich die Betrachter an das vorbildhafte Verhalten der längst verstorbenen Stifter erinnern sollten.

Die Dargestellten waren seit 150 bis 200 Jahren tot. Geschult an der französischen gotischen Skulptur, entwickelte der Naumburger Meister regelrechte Charakterbilder. Damit sie glaubwürdig waren, ›hüllte‹ er sie in altmodische Gewänder, wie man sie im 11. Jahrhundert getragen hatte.

Man könnte meinen, die steinernen Vorbilder hätten seitdem einen Einfluss auf die Naumburger ausgeübt. Denn die Dom- und Handelsstadt an der Mündung der Unstrut in die Saale besticht noch heute durch ihre wunderschöne, sensibel sanierte und lebendige Altstadt am Fuße des Domes. Der rechteckige mittelalterliche Marktplatz wird von der Stadtkirche St. Wenzel, dem Rathaus und prächtigen Bürgerhäusern mit Renaissancegiebeln gefasst. Die verwinkelten Altstadtgassen werden von alten Häusern gesäumt, an denen unzählige bauliche Details, wie alte Haustüren, Schilder, Beschriftungen und der passende Straßenbelag bezeugen, mit wie viel Mühe sich die Bürger heute um das Stadtbild kümmern. Vielleicht färbt die Sorgfalt des Naumburger Meisters bis ins kleinste Detail ab, mit der sich die tausend Jahre alte Stadt von grob sanierten Altstädten unterscheidet.

Naumburger Dom
Die gotische Erweiterung des Domes St. Peter und Paul ersetzte sukzessive die romanischen Vorgängerbauten. Langhaus und Querhaus sind noch spätromanisch, der Westchor frühgotisch und der Ostchor hochgotisch. Der heutige Bau wurde vor 1213 begonnen. Um 1250 entstand der frühgotische Westchor mit dem berühmten Skulpturenprogramm. Der Ostchor wurde um 1330 durch den heutigen Chor ersetzt, doch darunter liegt die Krypta von etwa 1160.

Folgende Doppelseite:
Naumburger Dom, Krypta
Die Hallenkrypta unter der Vierung und dem Ostchor beeindruckt durch eine harmonische Raumwirkung und elegante Baudetails, die sie trotz unterschiedlicher Bauphasen bewahrte. Denn bereits der ottonische Bau besaß eine Krypta, die teilweise in den um 1160 erweiterten spätromanischen Raum integriert wurde. Dieser wurde abermals um 1210–1220 ausgebaut.

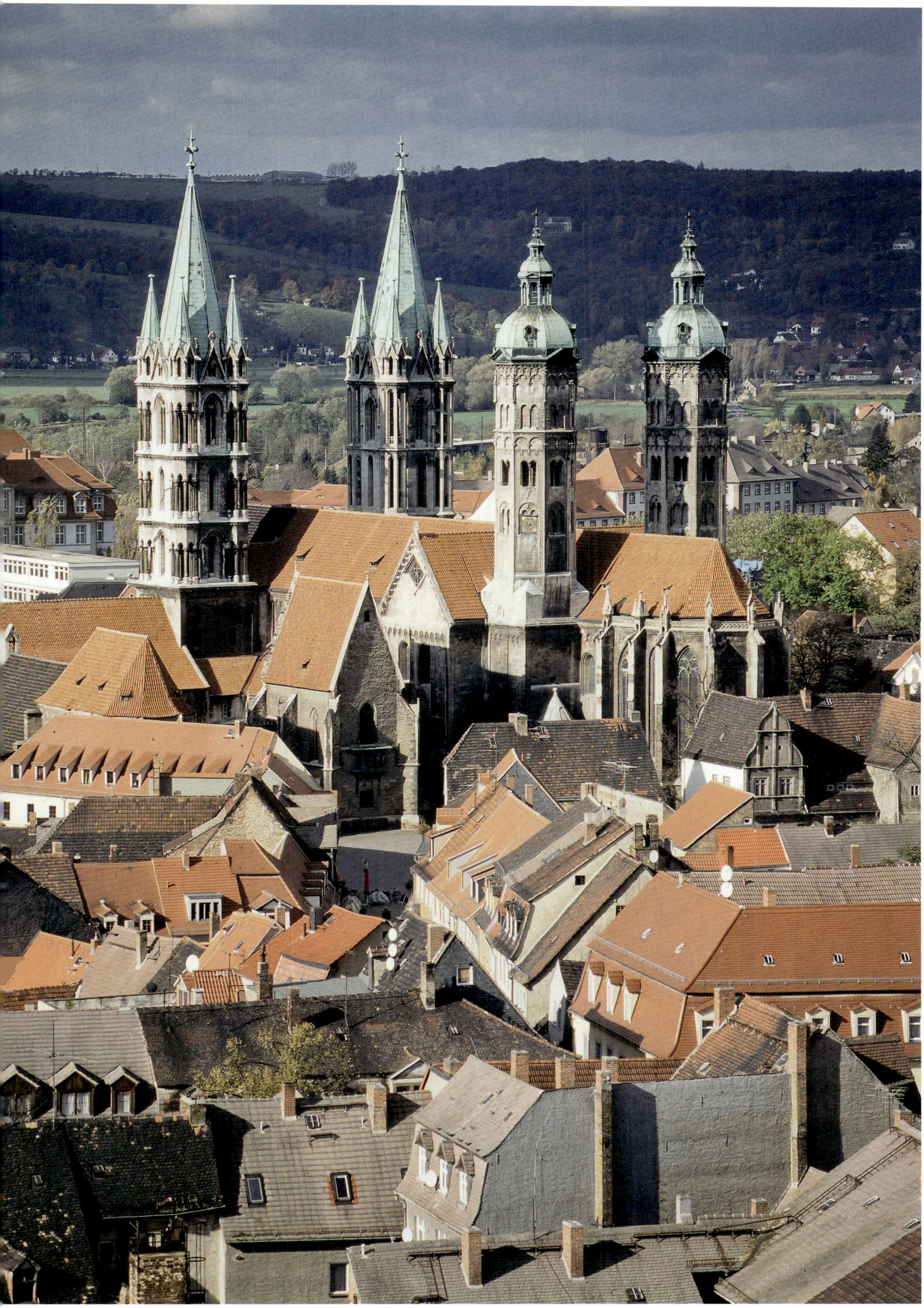

Naumburger Dom

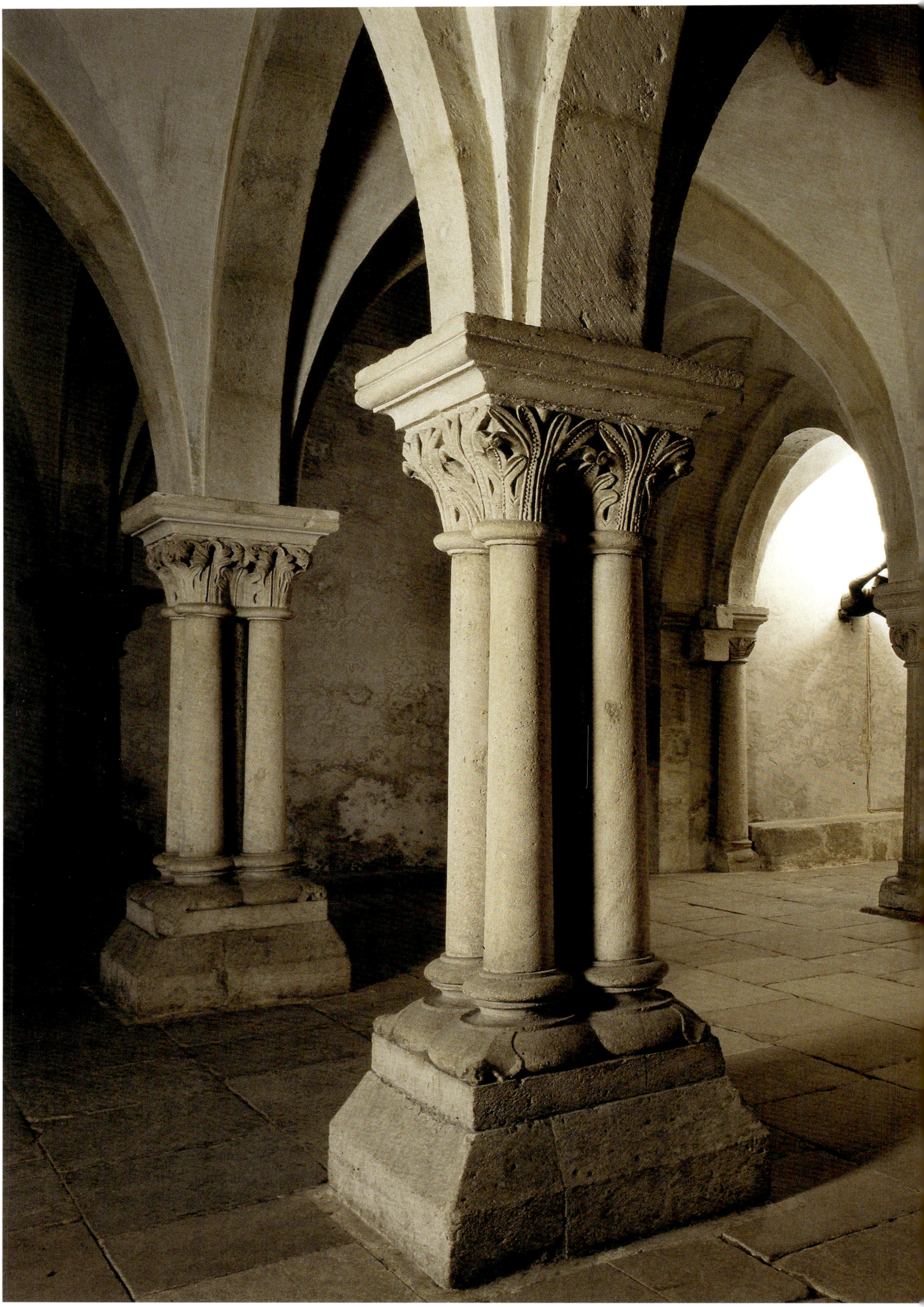

Naumburger Dom, Krypta

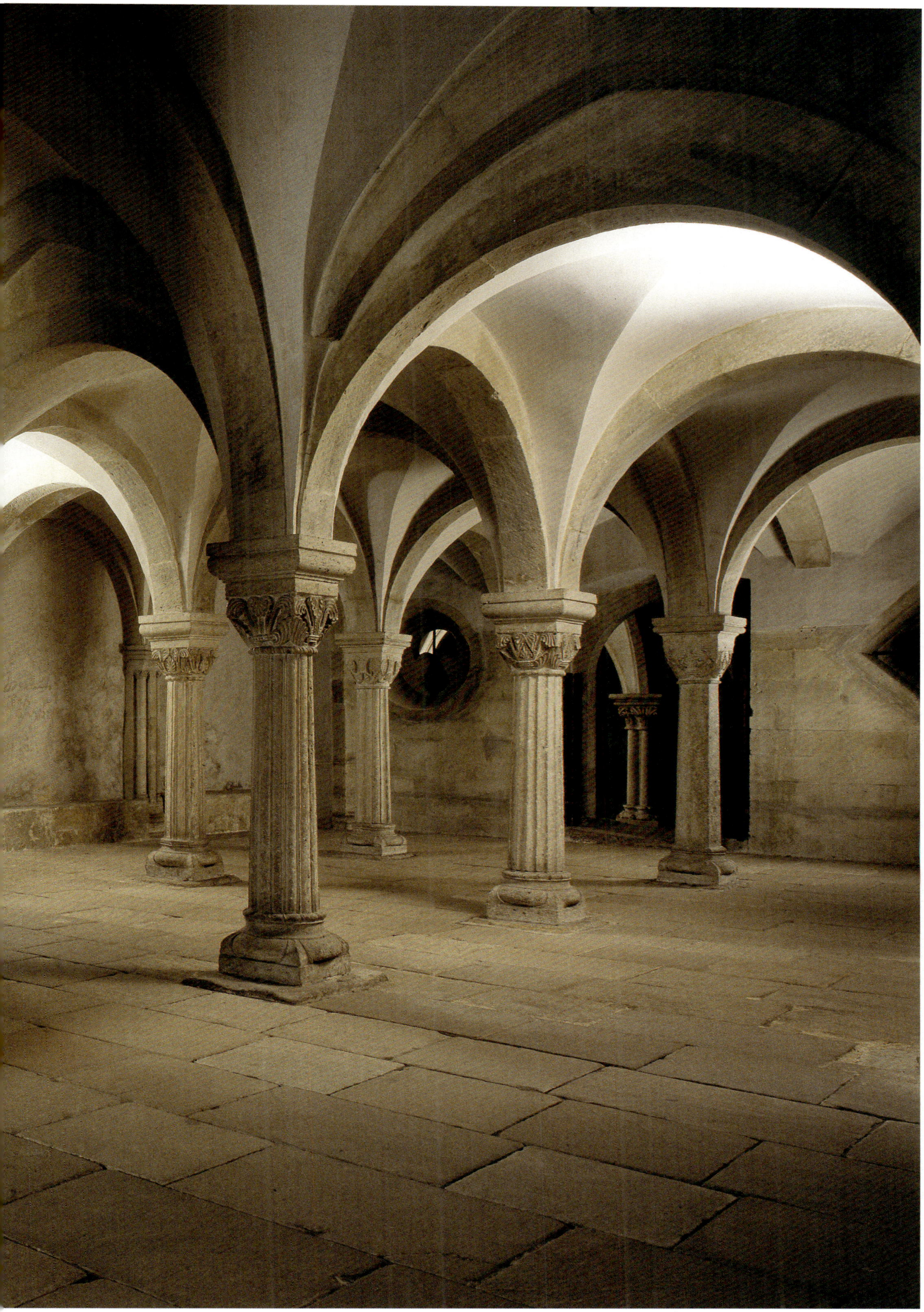

Überraschend taucht in der flachen Landschaft nordöstlich von Halle ein schwarzer Porphyrfels auf, der von einer Kapelle bekrönt wird. Es handelt sich um eine Doppelkapelle, eine Bauform, die nördlich der Alpen vorwiegend in der Stauferzeit als Burgkapelle diente. Möglicherweise hat diese Raumanordnung in der Aachener Pfalzkapelle Karls des Großen einen Vorläufer.

Zwei Kirchen im Huckepack

Da kann etwas nicht stimmen: Wozu steht eine so prachtvolle Kapelle hoch oben einsam auf einem schroffen Felsplateau? Weit und breit sind keine Nebengebäude zu sehen. Je nach Jahreszeit ist der Besucher hier oben allein mit seinem Staunen über die hohe Qualität der Architektur und Bauplastik, die zeigt, dass man sich gewiss nicht in der Provinz befindet. Der ›Meister vom Landsberg‹ war offensichtlich weit gereist, er kannte kaiserliche Großbauten. Die grandiose Fernsicht in die flache Landschaft deutet darauf hin, dass dies ein begehrter und deshalb umkämpfter Platz war.

Das gleichnamige Städtchen zu Füßen des Landsberges wirkt idyllisch und nicht gerade wie der Nabel der Welt. Einige stattliche Gebäude wie das Rathaus oder die ehemalige Poststation deuten darauf hin, dass Landsberg wirtschaftlich einmal bedeutender war. Überraschend wirkt der freistehende, turmähnliche Baukörper der Kapelle als Krone des Felsens. Im Dehio wird die Doppelkapelle als »Kleinod der spätromanischen Architektur im östlichen Mitteldeutschland« bezeichnet.

Was einer Kapelle dieser Art auf einem Berg fehlt, zumal wenn sie an einen mittelalterlichen Wohnturm erinnert, ist die zugehörige Burg. Es gab sie, und sie gehörte den Markgrafen von Landsberg, zu deren Familie auch jener Ekkehard II. zählt, der mit seiner Gattin Uta als Stifter im Naumburger Dom verewigt ist.

Obwohl Landsberg 961 erstmals in einer Urkunde Ottos I. genannt wird, entstand die Burg erst im 12. Jahrhundert unter Markgraf Dietrich III. von Wettin. Doch schon hundert Jahre später verlor die Burg mit dem Untergang des Stauferreiches ihre Bedeutung. Nach 1291 kaum noch genutzt, vermutlich 1514 zerstört, verschwanden die Trümmer fast vollständig. Einzig die Doppelkapelle aus staufischer Zeit überdauerte die Zeiten.

Bei der günstigen Topografie wäre es verwunderlich, wenn nicht viel früher Menschen die natürliche Wehrfunktion des Felsens zu nutzen gewusst hätten. Grabungen konnten frühe Besiedlungsspuren und eine umfassende slawische Wallanlage nachweisen, die zeigt, dass die Kulturgeschichte in Sachsen lange vor der Christianisierung beginnt. Auf dem Porphyrhügel stiftete Konrad von Wettin vermutlich eine Augustinerabtei mit einer basilikalen Klosterkirche. In und auf diesen Kloster- und Kirchenmauern entstand wenig später die Burg und durch Umbau der Basilika (vermutlich 1195–1200) die Doppelkapelle.

Landsberg ist eine der schönsten von etwa 30 Doppelkapellen. Man findet sie beispielsweise auch in Goslar oder auf der Neuenburg bei Freyburg. Das Besondere an der Landsberger Doppelkapelle ist ihr drittes Geschoss. Diese Wohnebene diente bei Gefahr als Zuflucht und erklärt das wehrhafte Erscheinungsbild des Gebäudes. Bei der bestands-

Landsberg, Doppelkapelle Sanctae Crucis
Drei Apsiden betonen den östlichen Abschluss, während im Westen ein Quergang verläuft. Im Süden schließt sich ein Treppenrisalit mit einem zweiten Portal an. Die Treppe verbindet drei Geschosse miteinander. Die Burgherren hingegen gelangten ursprünglich über einen hölzernen Zugang von den westlich stehenden Burggebäuden niveaugleich durch eine heute vermauerte Tür in der Nordmauer zur Andacht in die Oberkapelle.

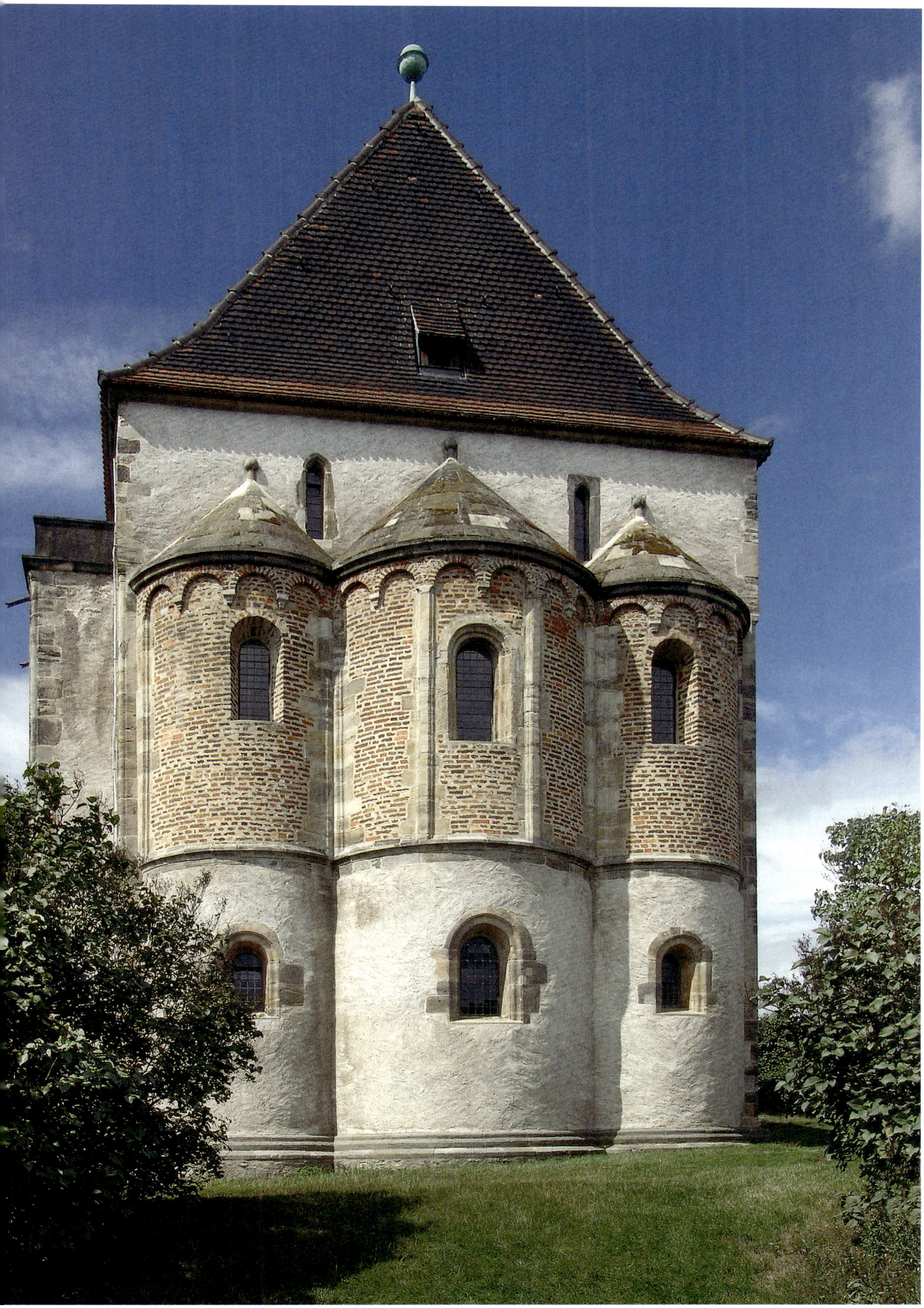

Landsberg, Doppelkapelle Sanctae Crucis

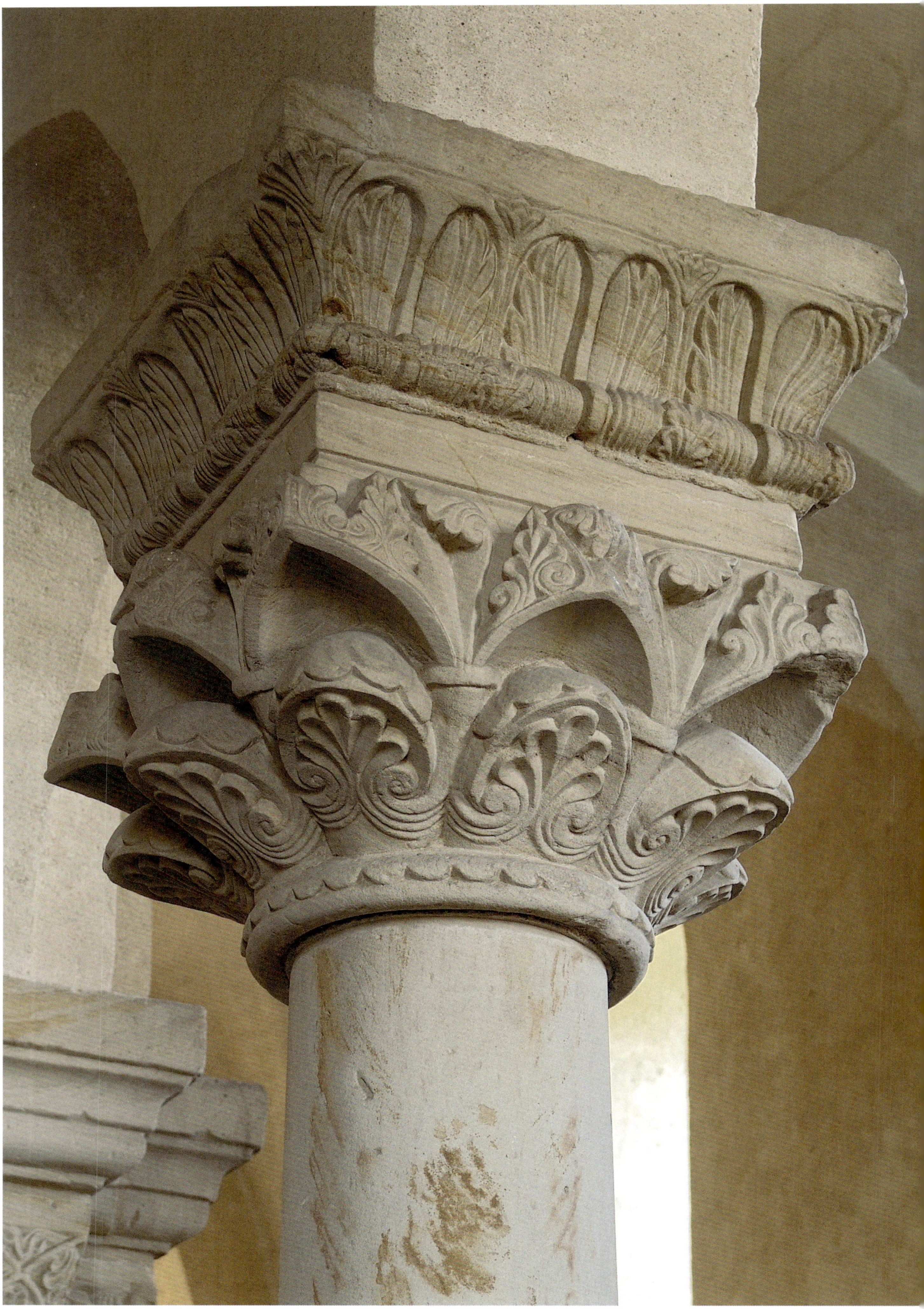

Landsberg, Kapitell in der Oberkapelle

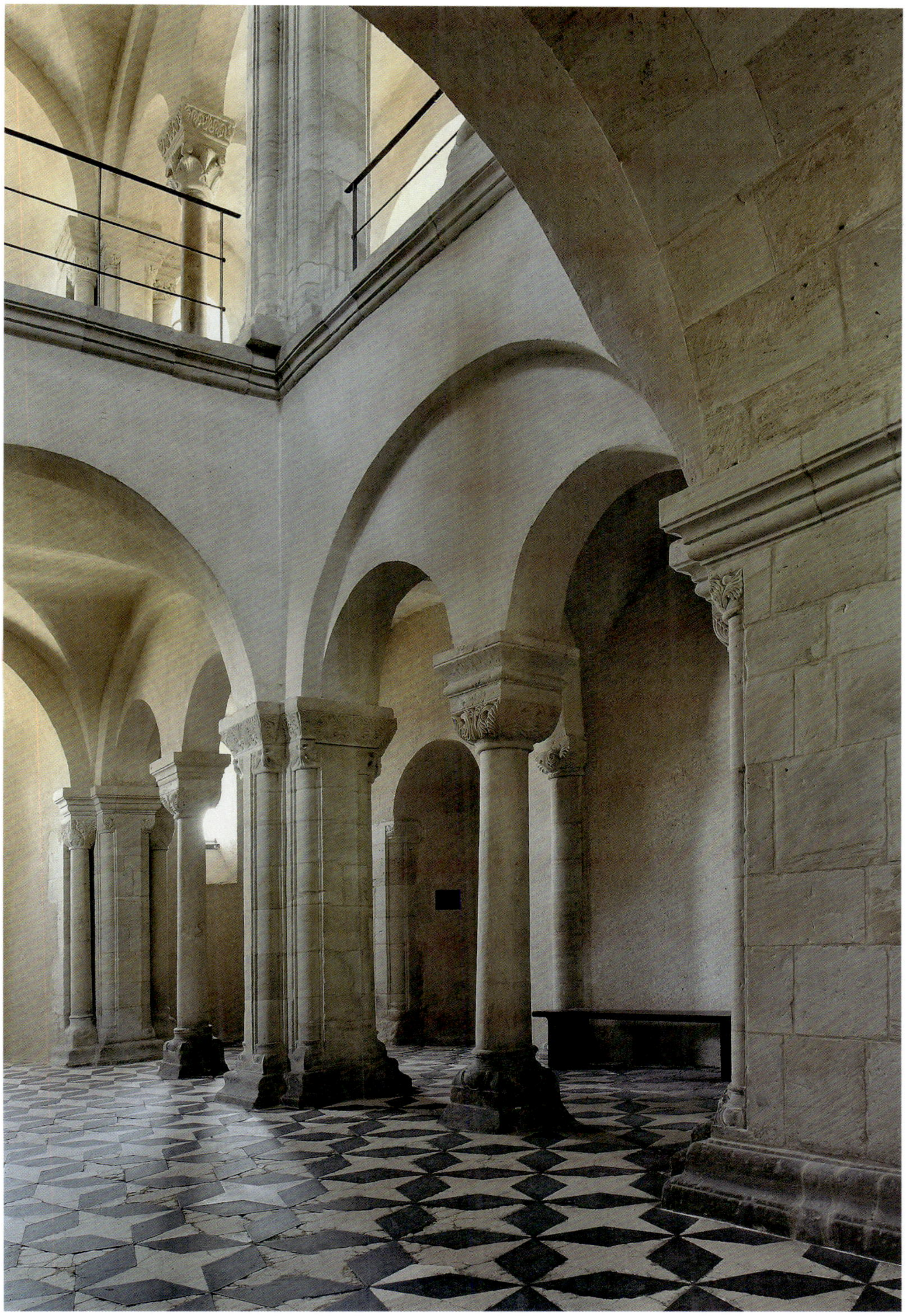

Landsberg, Unterkapelle mit Durchblick in die Oberkapelle

Landsberg, Unterkapelle mit Durchblick in die Oberkapelle

Die gedrungenen Würfelkapitelle in der Landsberger Doppelkapelle sind mit verschlungenen Palmettenmotiven geschmückt. Dieser reiche Bauschmuck verweist auf die Benediktinerklöster in Ilsenburg bei Wernigerode und Königslutter (Niedersachsen). Auch die kaiserlichen Anlagen in Nürnberg und Hagenau (Elsass) können für Landsberg als bekannt vorausgesetzt werden. – Das Titelbild dieses Buches zeigt eines der prachtvollen romanischen Kapitelle in der Landsberger Oberkapelle.

erhaltenden Restaurierung (1857–1861) unter dem preußischen Staatskonservator Ferdinand von Quast nahm man an, dass das dritte Geschoss nicht zur ursprünglichen Planung (wohl um 1170) gehörte, sondern erst in der Spätgotik hinzugefügt wurde. Deshalb rekonstruierte man es fälschlicherweise in spätgotischen Formen: Die Pechnase und der Aborterker verschwanden. Die Geschichte der Doppelkapelle in Landsberg zeigt, dass mittelalterliche Kirchen für die Menschen immer auch Zufluchtsorte waren.

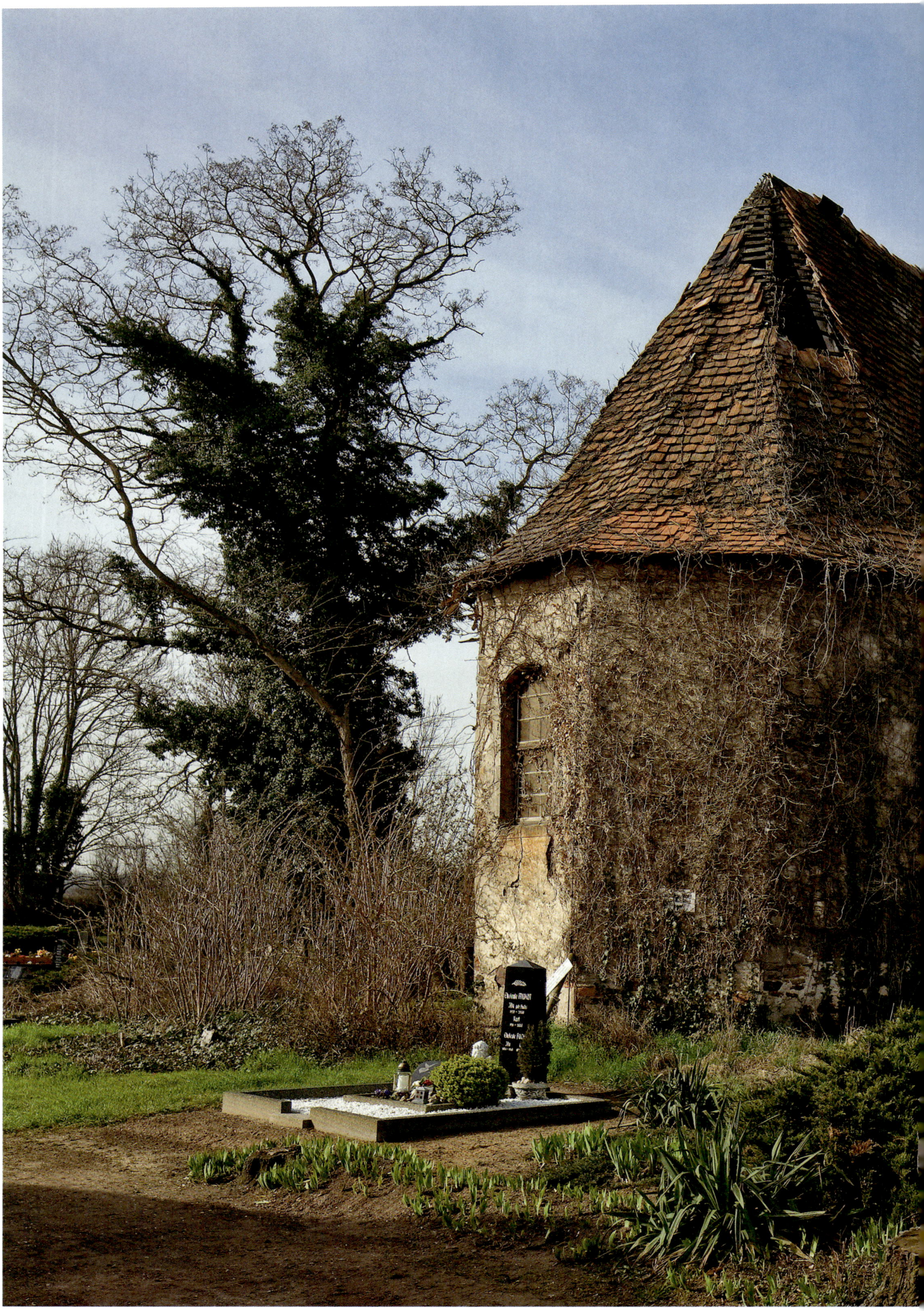

Schrenz, Zörbig, Dorfkirche

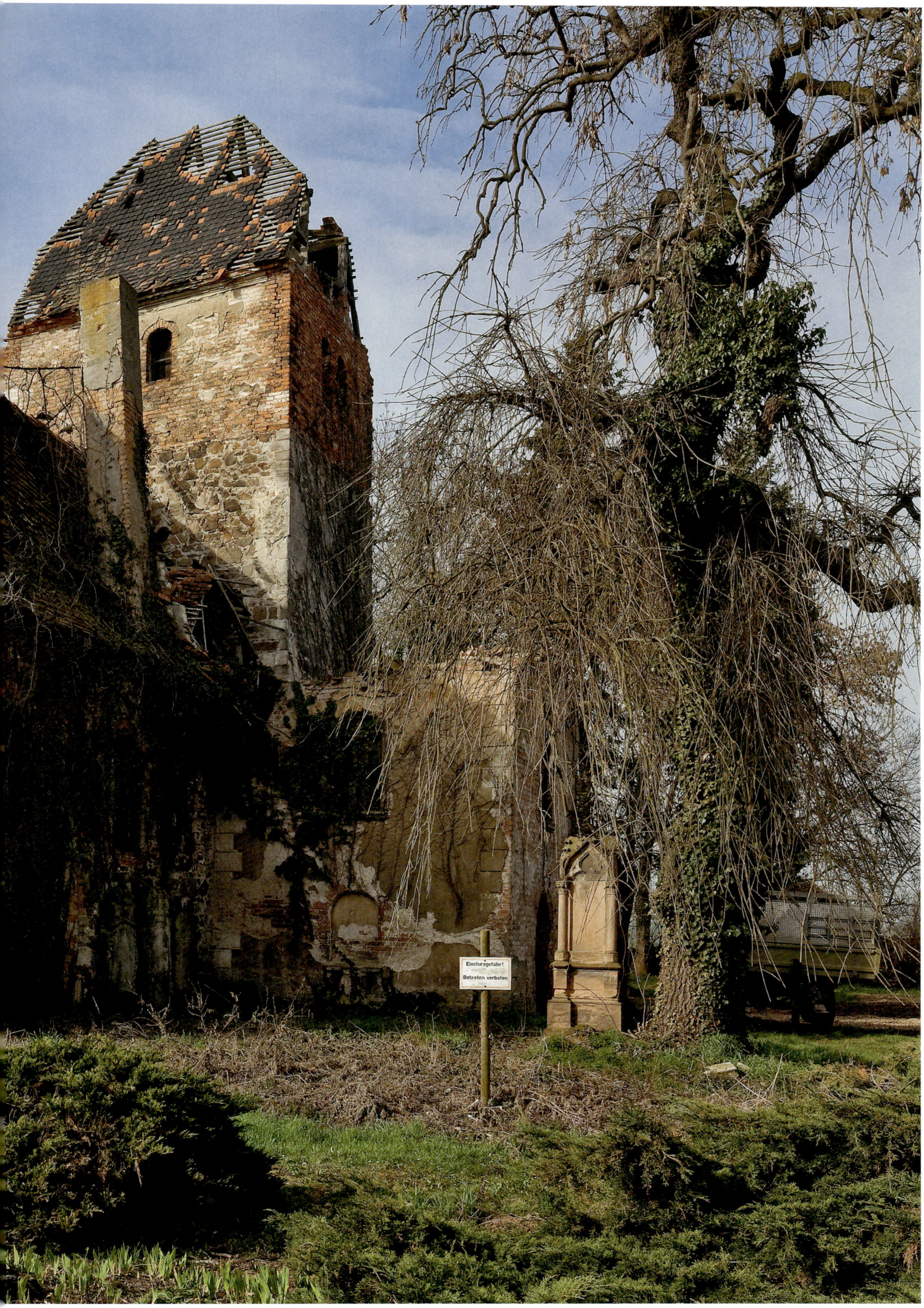
Einsturzgefahr!
Betreten verboten

Romanische Kunst ist meist aristokratische Kunst. Für Dome, Stifts- und Klosterkirchen wurden die besten Baumeister, Maler und Handwerker aus den Kunstzentren Europas verpflichtet. Im Schatten der Großbaustellen entstanden aber auch Hunderte kleine Dorfkirchen, die über das Land gestreut sind. Manche profitierten von weitgereisten Fachleuten.

Schicksalsplatz und Zufluchtsort

Sie wirken so friedlich und anrührend. Sie haben Jahrhunderte überdauert, plündernde Soldatenheere überlebt und standen immer wieder als stumme Zeugen bei unzähligen menschlichen Schicksalen dabei. Wer durch die Landschaft der Altmark fährt, findet in nahezu jedem Dorf eine Kirche. Oft sind sie von einem Friedhof umgeben, mit einer Mauer eingefriedet und werden von den guten Seelen des Ortes meist ehrenamtlich gefegt, belüftet und mit Blumen geschmückt.

Es gibt Hunderte von ihnen, und ihre Namen sind oft nur regional bekannt. Inzwischen sind einige zu Geheimtipps aufgestiegen und werden von Romanik-Freunden mündlich weitergegeben, nach dem Motto »Warst Du schon in Pretzien? Da gibt es byzantinisch beeinflusste Fresken – wunderschön!«. Selten schreiben Fachleute den Dorfkirchen eine besondere kunsthistorische Bedeutung zu. Sie scheinen sich eben alle ähnlich zu sehen – auf den ersten Blick.

Da sie noch immer im Schatten der aristokratischen Kunst der bekannten Stifts- und Klosterkirchen stehen, liest man in Kunstführern nur dann das Objektivität suggerierende Urteil ›besonders qualitätvoll‹, wenn sie eine wertvolle Barockausstattung oder die Gruft eines überregional bekannten Adeligen beherbergen. So trifft man gelegentlich Besucher in Dorfkirchen, die Havelberg oder Jerichow auf dem Programm hatten und noch ein bisschen Zeit übrig haben. Dorfkirchen haben das Pech, so anrührend und schlicht in ihrer Formensprache zu scheinen, dass sie sich, wie der Zwerg bei Hofe, dazu hergeben müssen, die wahre Pracht der anderen zu steigern.

Die vorgefertigte Meinung versperrt die Sicht auf ihr Wesen, das eindringlicher als ein reicher Großbau über die Menschen zu berichten weiß, die die Kirche unter Mühe errichteten. Zugleich verhindert diese Sichtweise, dass man in Dorfkirchen ›hohe‹ Kunst erwartet. Es gibt sie aber, weil die Bauherren beste Kontakte pflegten.

Nicht nur das Gebäude bedarf des Schutzes und der Pflege. Was oft vergessen wird, sind Wandmalereien und vor allem die Ausstattungsstücke. Sie sind ob ihrer Mobilität gefährdet und weil sie oft aus wertvollen Materialien bestehen. Das letzte Glied in der Kette empfindlicher Kunstwerke bilden die textilen Ausstattungsstücke, jene von den Frauen des Dorfes, den Nonnen und Adeligen, genähten und bestickten Altardecken, Wandteppiche und liturgischen Gewänder. Viele Dorfkirchen hüten großartige textile Kunst, denen die Bezeichnung als Kunsthandwerk nicht gerecht wird.

Kontinuierlich versuchen die Kunstgutbeauftragten der Landeskirchen gemeinsam mit den Denkmalpflegern, auf die besondere Gefahr und den hohen Quellenwert der litur-

Vorhergehende Doppelseite:
Schrenz, Zörbig, Dorfkirche
Die Dorfkirche in Schrenz steht stellvertretend für den baufälligen Zustand, in dem sich Hunderte kleine Kirchen in den 1990er Jahren befanden – und manche sich bis heute befinden. Auch in Schrenz haben Bürger die Initiative ergriffen und einen Förderverein gegründet, um das älteste Baudenkmal ihres Ortes zu retten.

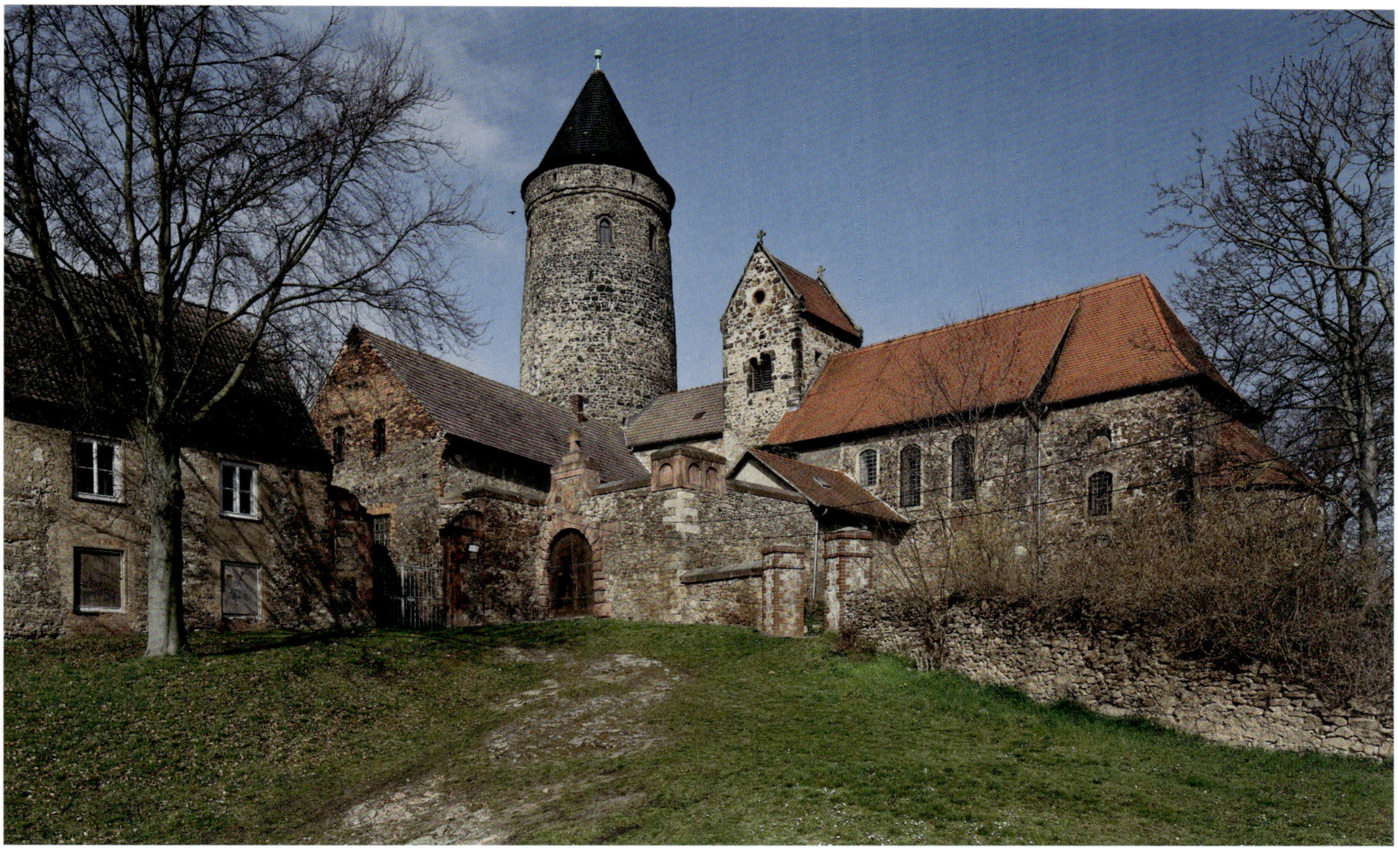

Hohenthurm, Landsberg, Dorfkirche

gischen Gegenstände in Dorfkirchen aufmerksam zu machen. Denn was sich aus dem Mittelalter an Goldschmiedearbeiten erhalten hat, stammt zu 95 Prozent aus Kirchen und Klöstern. Man schätzt, dass in Sachsen-Anhalt mindestens 70 Prozent der erhaltenen Kunstwerke in den Kirchen und nicht in den Museen aufbewahrt werden. Da die schrumpfenden Gemeinden mit diesem Schatz überfordert sind, brauchen sie Hilfe.

Inzwischen gibt es Vereine zur Rettung von Dorfkirchen, die zu Spenden und Stiftungen aufrufen. Unterstützung erhalten sie durch die Deutsche Stiftung Denkmalschutz mittels Spenden und Stiftungen. Auch die 1999 in Magdeburg gegründete ›Kirchliche Stiftung Kunst- und Kulturgut in der Kirchenprovinz Sachsen‹ hat sich der Rettung und Restaurierung von Kunstgegenständen verschrieben.

Die evangelischen Kirchengemeinden haben nach der Reformation vieles gerettet und bis heute gepflegt. Angesichts dieser Werte ist es verständlich, dass Dorfkirchen nicht ganztägig mit blindem Vertrauen geöffnet sein können. Wer aber eine verschlossene Kirche besichtigen möchte, wird überall einen hilfsbereiten Menschen antreffen, der den Kirchenschlüssel verwahrt und die Besucher in Begleitung einlässt. Denn nur so können die Kunstwerke in ihrem ursprünglichen Sinnzusammenhang gezeigt werden.

Die Kirche im Dorf lassen

Bis heute ist kein Dorf in der Königslandschaft Sachsen ohne Kirche denkbar. Wer die ›Kirche nicht im Dorf lässt‹, hat etwas nicht verstanden. Die Redewendung verweist darauf, dass die kleinen Gebäude jahrhundertelang das soziale und religiöse Zentrum der Gemeinschaft bildeten. Zugleich spiegelt sie die allgegenwärtige Durchdringung des Landes mit der christlichen Religion.

Dorfkirchen begleiteten die Menschen bei allen wichtigen Lebensabschnitten, bezeugten Taufen, Trauungen und Beerdigungen. Sie gaben den Rhythmus des Jahres vor und wurden zu den kirchlichen Festtagen in unterschiedlichen Farben, mit Stoffen und Blumen ausgeschmückt. Weihnachten, Ostern und Pfingsten sind einige der Feste, die in der Kirche ihren Ursprung haben und heute oft als arbeitsfreie Tage mit der Hektik des Alltages verschwimmen.

Hohenthurm, Landsberg, Dorfkirche
Die Kirche ist mit der Burg verbunden. Der hohe runde Bergfried gab der Bautengruppe mitten im Ort den Namen.

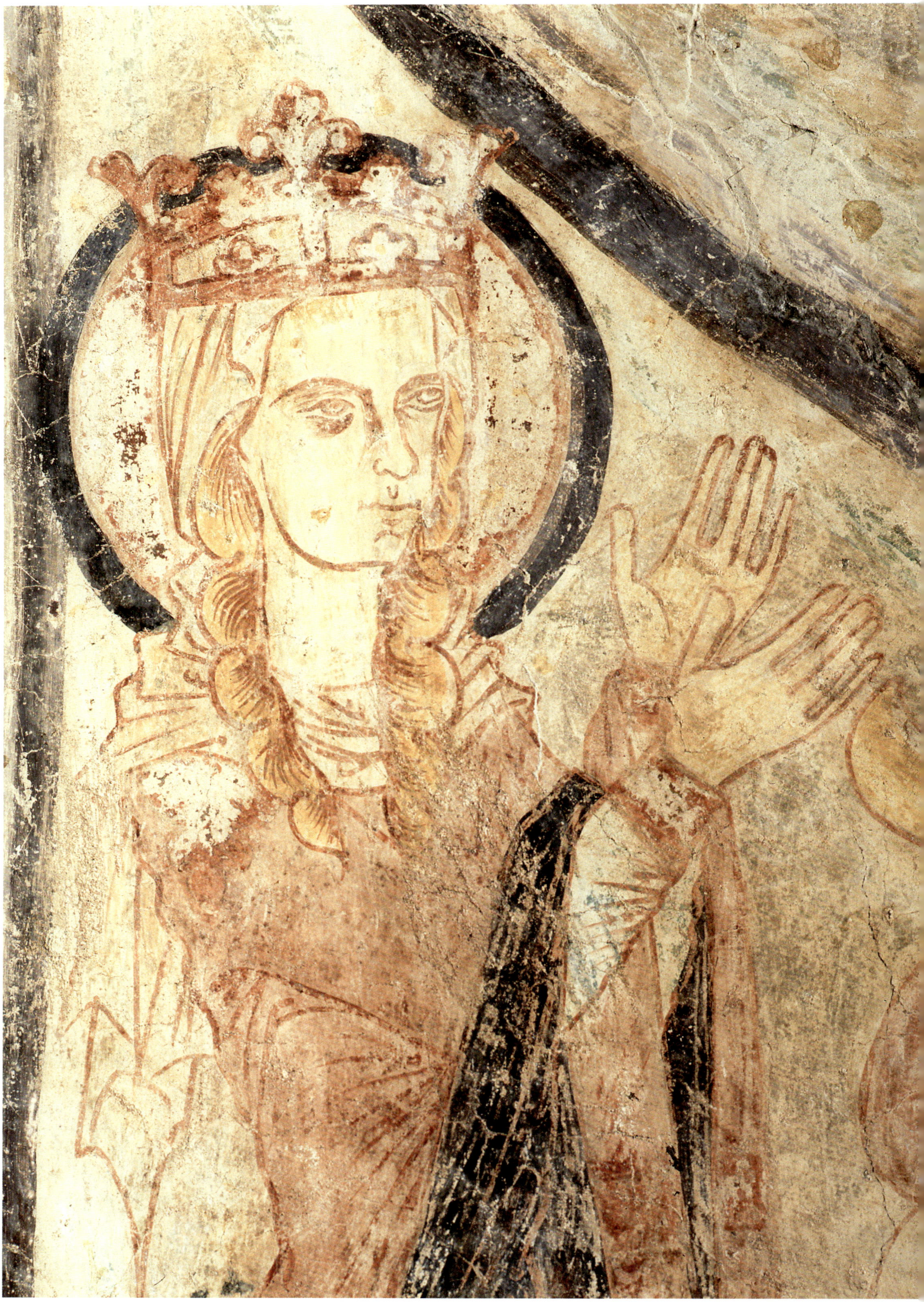

Pretzien, St. Thomas, Wandmalerei

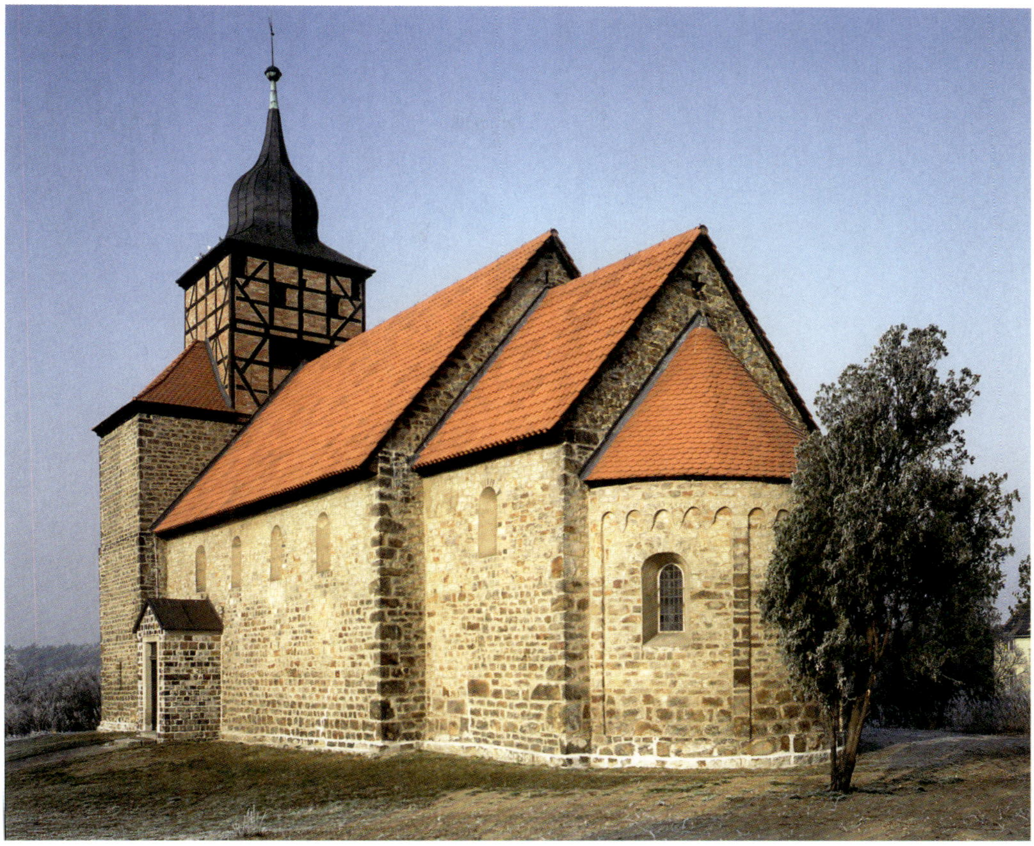

Pretzien, St. Thomas

Pretzien, St. Thomas
St. Thomas wurde im späten 12. Jahrhundert als vierstaffeliger Saalbau errichtet.

Pretzien, St. Thomas, Wandmalerei
Einzigartig sind die Wandmalereien aus der Zeit um 1220. Die Skulpturenrestauratorin Maria Meussling aus Plötzky entdeckte sie 1973 unter der weißen Tünche und legte sie großflächig frei. Die Motive und die Bestandteile der Farben zeigen, dass der Maler aus dem byzantinischen Raum kam. Schließlich arbeiteten um diese Zeit auch am Magdeburger Dom Maler aus dem byzantinischen Ostreich.

Als das Leben noch auf dem Lande stattfand, die Bauern morgens aufs Feld zogen und niemand Uhren brauchte, gaben die Kirchenglocken den Tagesrhythmus vor. Sie läuteten zu den Pausen und warnten bei Feuer, Sturm und Überfällen. Da die Kirche immer in Sichtweite lag, genügte es, wenn die Glocken eine Viertelstunde vor dem Gottesdienst mahnten, dass es Zeit ist, loszugehen.

Doch Dorfkirchen sind nicht nur idyllische Orte. Gerade weil sie so eng mit dem bäuerlichen Alltag und dem von der Natur vorgegebenen Taktung verbunden sind, erzählen sie auch von den Schattenseiten des Lebens. Körperliche Feldarbeit ist kräftezehrend und verheißt selten Wohlstand. Bei schlechter Ernte ist Hunger unabwendbar.

Die Landbevölkerung hatte unter den Machtkämpfen der Herrschaft unmittelbar zu leiden. Besonders an der Elbe als Grenzfluss wurden die Menschen immer wieder in die Grausamkeiten der Kriege hineingezogen. Wen wundert es da, dass die Dorfkirchen in der Altmark so wehrhaft aussehen und ihre kräftigen, mauerhaften Westtürme schon von weitem in der Landschaft sichtbar sind?

Dorfkirchen seit dem 12. Jahrhundert

Allein die Datierung der ältesten erhaltenen Dorfkirchen sollte stutzig machen: Man findet kaum eine Kirche im nördlichen Sachsen-Anhalt, in der Altmark, vor dem 12. Jahrhundert. Nicht, dass das kein Alter wäre! Selten gibt es in einer Region so viele über 800 Jahre alte Kirchen. Aber die Ottonen schufen schon im südlichen Sachsen-Anhalt seit dem 10. Jahrhundert Großbauten. Im Harz, in der Magdeburger Börde und an der Saale gründeten sie zahlreiche Stifte und Klöster, deren Nachfolgebauten in Magdeburg, Merseburg, Naumburg, Memleben, Gernrode, Quedlinburg und Halberstadt erhalten sind.

Die Bauten selbst geben die Antwort: Mit der Zerstörung der frühen ottonischen Bistümer Havelberg und Brandenburg im Slawenaufstand des Jahres 983 wurde die sächsische

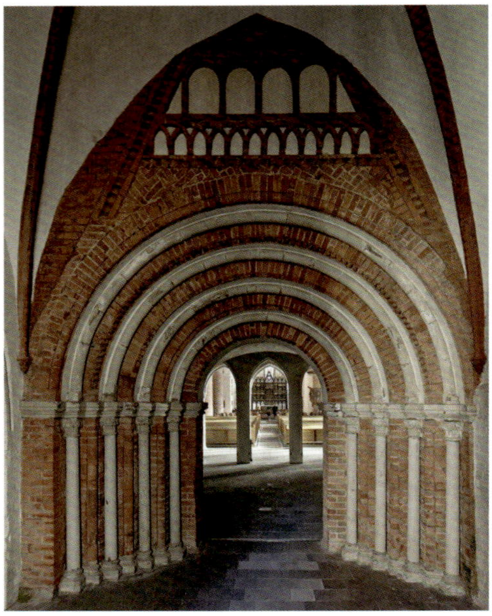

Seehausen, St. Paul, romanisches Westportal in der Vorhalle

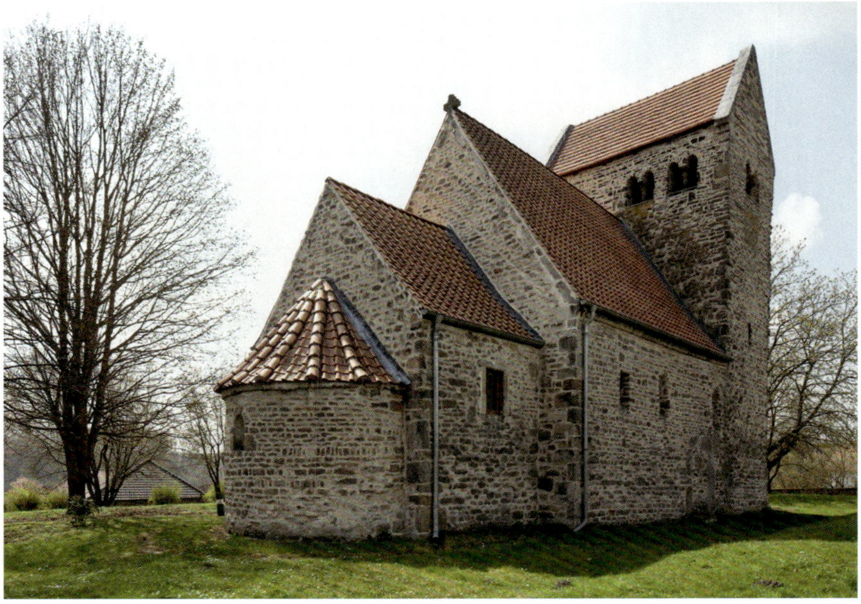

Seehausen, St. Paul

Herrschaft östlich der Elbe faktisch beendet. Die Altmark, die ehemalige Nordmark, war seither wieder slawisch, und somit konnten nach 983 keine christlichen, romanischen Bauwerke mehr entstehen. Das Erzbistum Magdeburg wurde nur mit Mühe verteidigt. Nördlich davon lebte in der Altmark für über 150 Jahre wieder die slawische Bevölkerung.

Erst 1134 wurde Herzog Albrecht der Bär mit der Nordmark belehnt, um sie den Slawen wieder zu entreißen, und erst 1147 wagten die Sachsen mit einem großen Heer im sogenannten Wendenkreuzzug die kriegerische Rückeroberung der slawischen Gebiete östlich der Elbe.

Freilich erkannten schon kritische Zeitgenossen in diesem Aufgebot von Kriegern weniger die Missionierungsabsicht als die Eroberung des Landes. Beim Kreuzzug gegen den gemeinsamen Feind waren sich die weltlichen und geistlichen Herrscher einig. Anführer der Heerzüge waren die mächtigen Herzöge der Zeit, Albrecht der Bär, Heinrich der Löwe, Markgraf Konrad von Meißen, Adolf II. von Holstein sowie Bischof Anselm von Havelberg, Erzbischof Friedrich I. (von Wettin) von Magdeburg, Erzbischof Hartwig I. von Bremen, der Abt von Corvey. 1170 kommt der Pfarrer Helmold aus Bosau in seiner Slawenchronik zu dem traurigen Schluss, dass »auf allen Feldzügen keine Rede vom Christentum, sondern vom Gelde« war.

Helmold berichtet in seiner Chronik von der Vertreibung und Flucht der slawischen Bauern Richtung Osten. Um das nunmehr entvölkerte Gebiet der Altmark wieder zu besiedeln, ließ Albrecht der Bär Siedler aus Holland und Flandern holen. Die Holländer waren in der Kultivierung von sumpfigem Gelände erfahren und wurden in den verlassenen Dörfern der Slawen angesiedelt. Die alten slawischen Siedlungen waren als Rundlinge angelegt. Erst mit der Einwanderung der Holländer und Flamen kamen um die Mitte des 12. Jahrhunderts deren Siedlungsformen hinzu. Seitdem gibt es neben den Rundlingen hier auch Waldhufen- und Straßendörfer, bei denen die Wohnhäuser nebeneinander aufgereiht sind.

Diejenigen Slawen, die in der Altmark blieben, verloren allmählich ihre kulturelle und religiöse Identität und verschmolzen mit der christlichen Bevölkerung, so wie sich früher die Römer mit den Kelten und die Franken mit den Sachsen vermischt hatten. Die Ortsnamen sind es, die heute noch auf die unterschiedlichen Stämme verweisen. Jedes Dorf brauchte nach der Rückeroberung der Christen im 12. Jahrhundert eine Kirche. Das slawische Wort für Kirche heißt bezeichnenderweise ›Kostel‹, abgeleitet von Kastell.

Seehausen, St. Paul
Die kleine Dorfkirche St. Paul in Seehausen bei Magdeburg erhebt sich auf einem Hügel außerhalb der Stadtmauer. Charakteristisch für die Dorfkirchen der Altmark ist ihr Aufbau aus gestaffelten Baukörpern: einem wehrhaften Westturm, dem einschiffigen Langhaus, dem Rechteckchor und der Apsis. Im Unterschied zu vielen Dorfkirchen der Umgebung wurde sie nicht aus Backstein, sondern aus Bruchstein gemauert.

Aken (Elbe), Marienkirche
Die romanische Doppelturmfassade der Marienkirche ist bereits aus der Ferne zu sehen. Die Kirche der Bürger, Kaufleute und Handwerker kam 1992 in die Obhut der Stadt Aken, die sich seitdem schrittweise um die grundlegende Sanierung des mächtigen Baudenkmals kümmert.

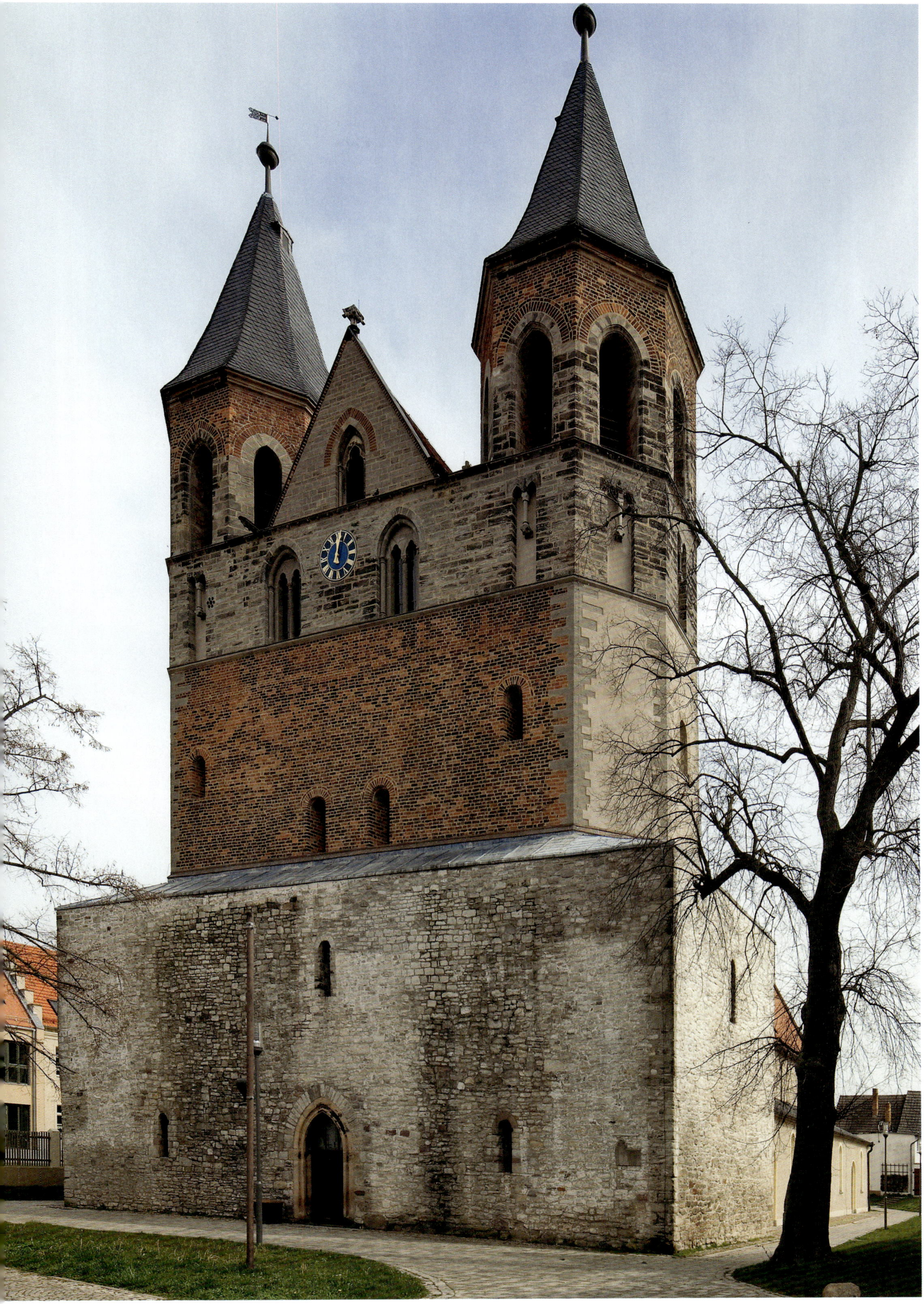

Aken (Elbe), Marienkirche

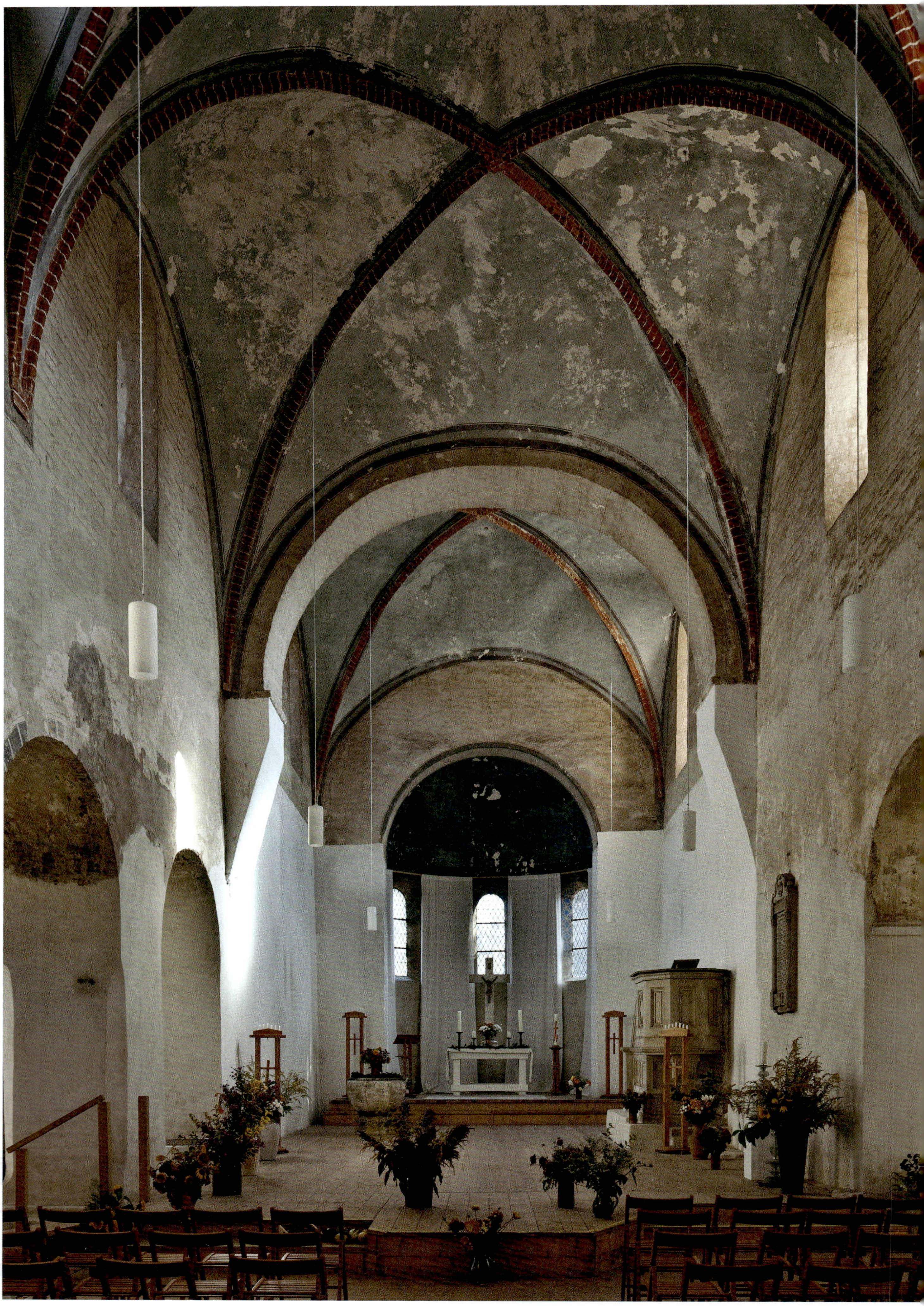

Beuster, St. Nikolaus

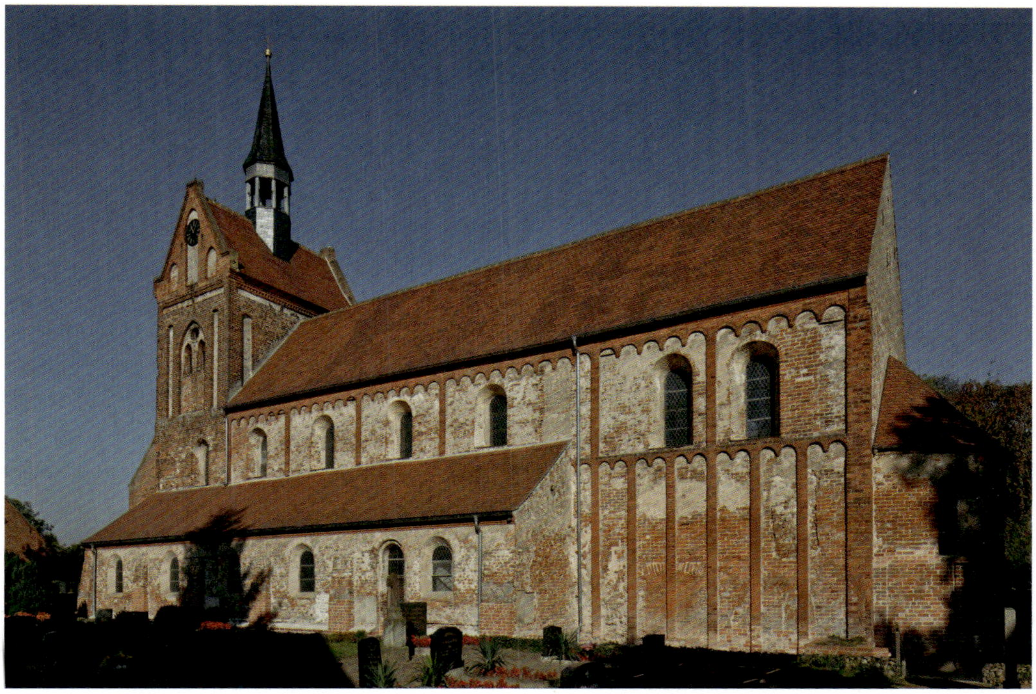

Beuster, St. Nikolaus

Je weiter man in Sachsen-Anhalt nach Norden reist, desto häufiger bestehen die Kirchen nicht mehr aus den eiszeitlichen Findlingen, sondern aus Backstein. Lediglich die Sockel wurden noch aus Feldsteinen gemauert. Die Kirchengebäude sehen aus wie ihre großen Schwestern, die Klosterkirchen. Deren Bauform übersetzen die Dorfkirchen in einen kleineren Maßstab und übernehmen die Schmuckformen. An den kräftigen, wehrhaften Westbau schließt sich ein Saal an. Ihm folgt ein niedrigerer Rechteckchor, der oft in einer Apsis endet, so dass die Silhouette der Kirche eine Treppenform ergibt. Bei den Kirchen im Jerichower Land, wie Redekin, Melkow, Wust und vielen anderen, ist das Vorbild eindeutig: die Prämonstratenser-Klosterkirche zu Jerichow, die unmittelbar nach dem Wendenkreuzzug 1148 begonnen wurde. Ohne Klöster, insbesondere ohne die Orden der Prämonstratenser und Zisterzienser, ist die Christianisierung und damit die Erschließung des Landes nicht vorstellbar.

Dorfkirchen übernehmen nicht nur die Form und das Baumaterial Backstein, sondern kopieren auch die Techniken für Bauornamente. Immer wieder findet man den beliebten, ebenso einfach herzustellenden wie wirkungsvollen Kreuzbogenfries und den Zahnfries, auch ›Deutsches Band‹ genannt. Allein die Kombination aus geraden und über Eck vermauerten Backsteinen erlaubt ein Muster aus einfachen Formsteinen. Ein weißer Anstrich unter den Rundbögen sorgt dafür, dass sich der Fries als Schmuckornament optisch gut vom Grund abhebt.

Details wie der Kreuzbogenfries zeigen, wie sich Bauformen durch Kreuzritter und Mönche in wenigen Jahrzehnten in Europa verbreiteten. Die Beziehungen waren gewiss enger, als wir es uns vorstellen wollen. Schließlich waren die Adelsfamilien durch ganz Europa miteinander verwandt, pflegten Handelsverbindungen nach Spanien, Venedig und in den Orient, dessen Kultur sie nicht zuletzt durch die Kreuzzüge inhalierten.

Gottfried Kiesow hat exemplarisch für den Kreuzbogenfries gezeigt, wie diese im Arabischen beheimatete Schmuckform in die Königslandschaft Sachsen gelangte. Vielleicht wurde der Kreuzbogenfries hier mit der Klosterkirche zu Jerichow 1148 überhaupt erst in Europa eingeführt.

Beuster, St. Nikolaus
Die Augustiner-Chorherren haben in Beuster – heute ein Ortsteil von Seehausen (Altmark) – eine stattliche Stiftskirche hinterlassen. Von den Augustinern zwischen 1172 und 1337 vollständig aus Backstein erbaut, beeindruckt die Kirche mit der Ostapsis bis heute mit einem stimmungsvollen romanischen Raum.

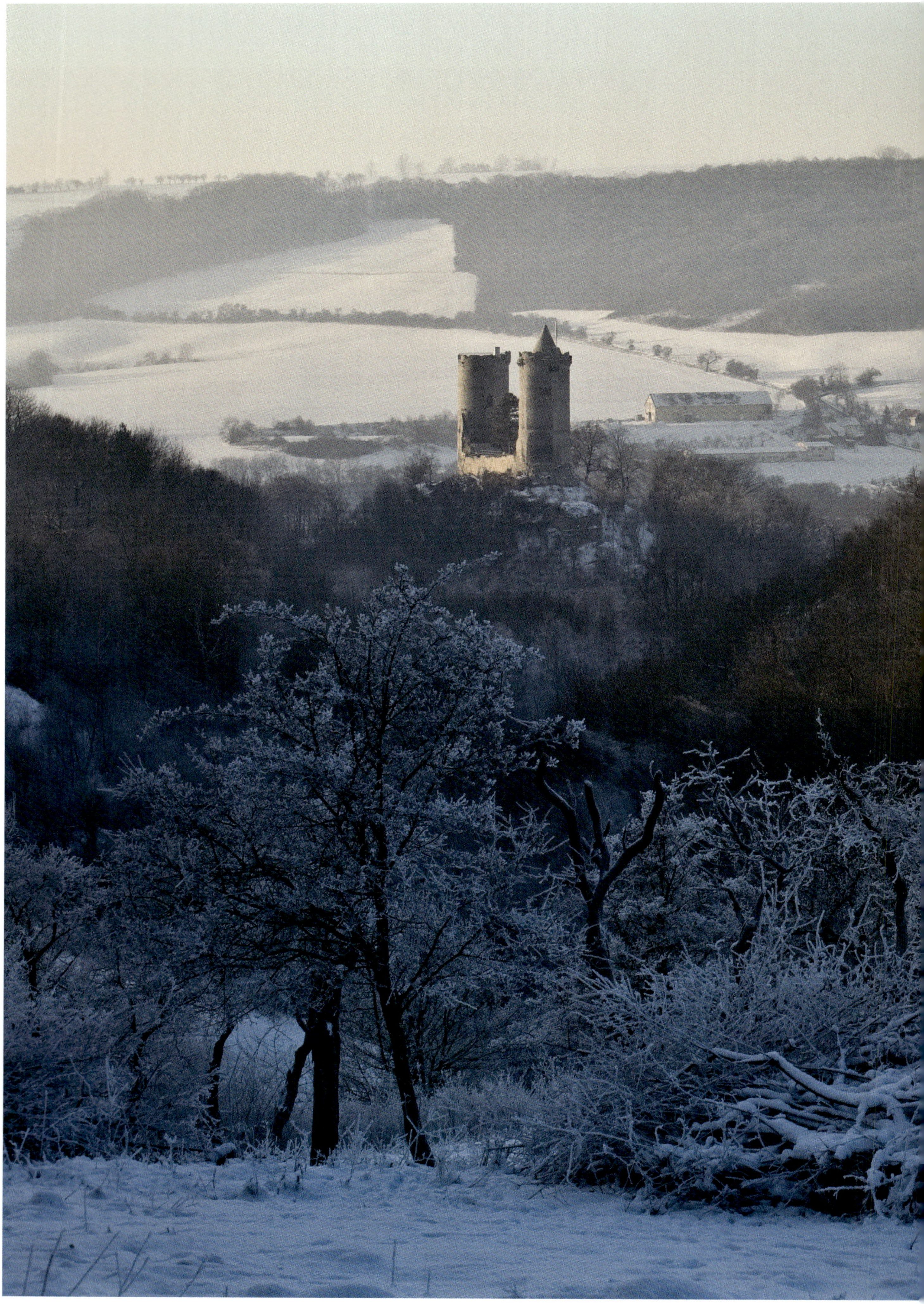

Bad Kösen, Burg Saaleck, Rudelsburg

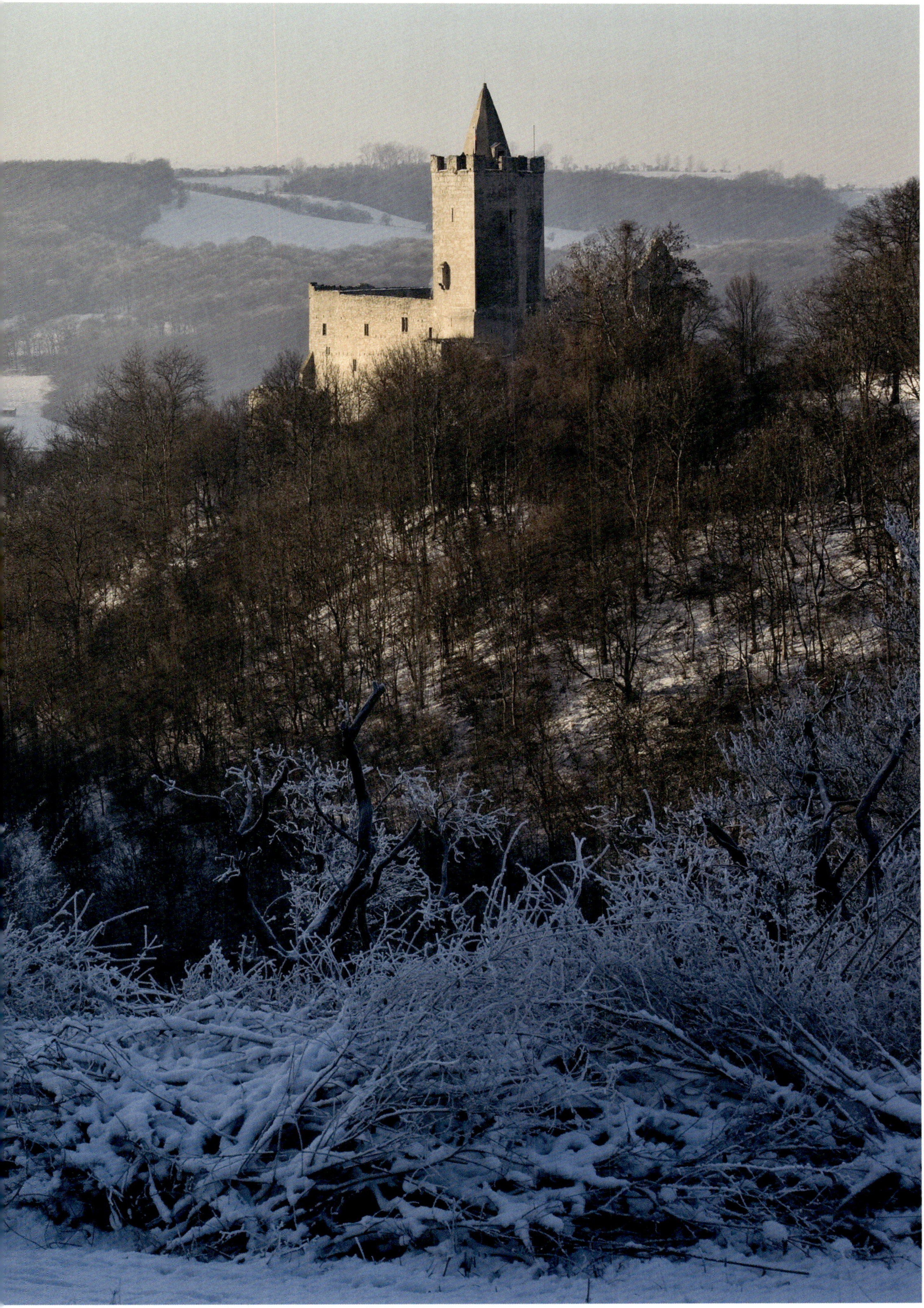

Seit dem ersten Sachsenkönig Heinrich I. wurde die Grenze an Elbe, Saale und Unstrut systematisch mit Burgen befestigt. Manche existieren nicht mehr, andere bestehen als Ruinen fort, und viele wurden in späteren Jahrhunderten aufwendig erweitert und ausgebaut.

Statussymbole im Grenzland

Zugegeben, ein verschneiter Winter gilt nicht als die komfortabelste Reisezeit, vor allem nicht für zugige Burgen hoch über Flusstälern. Wer aber einmal die Burgen Sachsen-Anhalts im Schnee und menschenleer erlebt hat, findet einen neuen Zugang zu ihrem trutzigen, wehrhaften Charakter. Wenngleich viele Anlagen im Laufe der Jahrhunderte zerstört wurden, gibt es in der lieblichen Weingegend zwischen Unstrut und Saale die schönsten und weitläufigsten Burgen.

Im Winter fehlen die heitere Idylle, das Grün der Bäume, der blaue Himmel und die Wärme, die Burgen für unser Auge so romantisch und gesellig erscheinen lassen. Statt Minnesang und Burgfräuleins tauchen Vorstellungen vom Arbeitsalltag auf. Wer im Sommer kein Holz gehackt hat, friert im Winter. Wer keine Vorräte angelegt hat, hungert, und wer keinen Brunnen in den Felsen gegraben hat, muss das Wasser mühsam den Berg hinauf schleppen. Die Kälte präpariert gleichsam die Kargheit des Lebens auf der Burg heraus. Ritterturniere, Dichterfeste und Artusromane hinterließen Idealbilder. Sie beschreiben nicht den Alltag. Denn Burgen entstanden als militärische Stützpunkte und Verwaltungszentralen, von denen aus das Land und die Handelsstraßen kontrolliert wurden.

Burgen wurden nicht ständig belagert oder umkämpft. Ihre mächtigen Mauern und der hohe Bergfried sollten eher abschrecken, einschüchtern und Präsenz zeigen – gefährlicher war es auf Reisen. Für Burgen gab man ein Vermögen aus. Entsprechend sorgfältig wurden sie geplant, bevor man begann, die Steine zu brechen, Quader zu hauen und aufzuschichten. Ihre Baumeister sind namenlos.

Ohne Kampf keine Burg

Burgen wurden in dem Moment nötig, in dem man sich zu bekämpfen gedachte und das Land anderer begehrte. Die slawische Bevölkerung in der späteren Königslandschaft Sachsen kannte zunächst keine Burgen. Die Slawen lebten in offenen, unbefestigten Siedlungen. Sie wohnten in kleinen Grubenhäusern, die in loser Anordnung gruppiert waren. In den dünn besiedelten Gebieten gab es genug Platz für alle, und zwischen den Sippen lagen etliche Kilometer Landschaft mit ausgedehnten Wäldern. Erst für das 8. Jahrhundert sind Burgwälle in den slawischen Siedlungsgebieten archäologisch nachweisbar. Mit den fränkischen Feldzügen erlebt die Burgenbautechnik seit dem 9. Jahrhundert in Europa, besonders im östlichen Slawenland, einen entscheidenden Impuls.

Vorhergehende Doppelseite: Bad Kösen, Burg Saaleck, Rudelsburg
Die Burg Saaleck bei Bad Kösen wird als Sperrburg des verengten Saaletales erstmals 1140 erwähnt. In unmittelbarer Nähe erhebt sich auf der nächsten Anhöhe die Rudelsburg.

Bad Kösen, Rudelsburg
Um die Handelswege über die Saale und die Via Regia zu sichern, errichteten die Bischöfe von Naumburg auf einem Bergrücken oberhalb der Saale die Rudelsburg. Nachdem die Burg im Dreißigjährigen Krieg zerstört wurde, entdeckten sie die Romantiker des 19. Jahrhunderts und verliehen ihr eine neue Bedeutung als Ausflugsziel und »schönste aller Saaleburgen«.

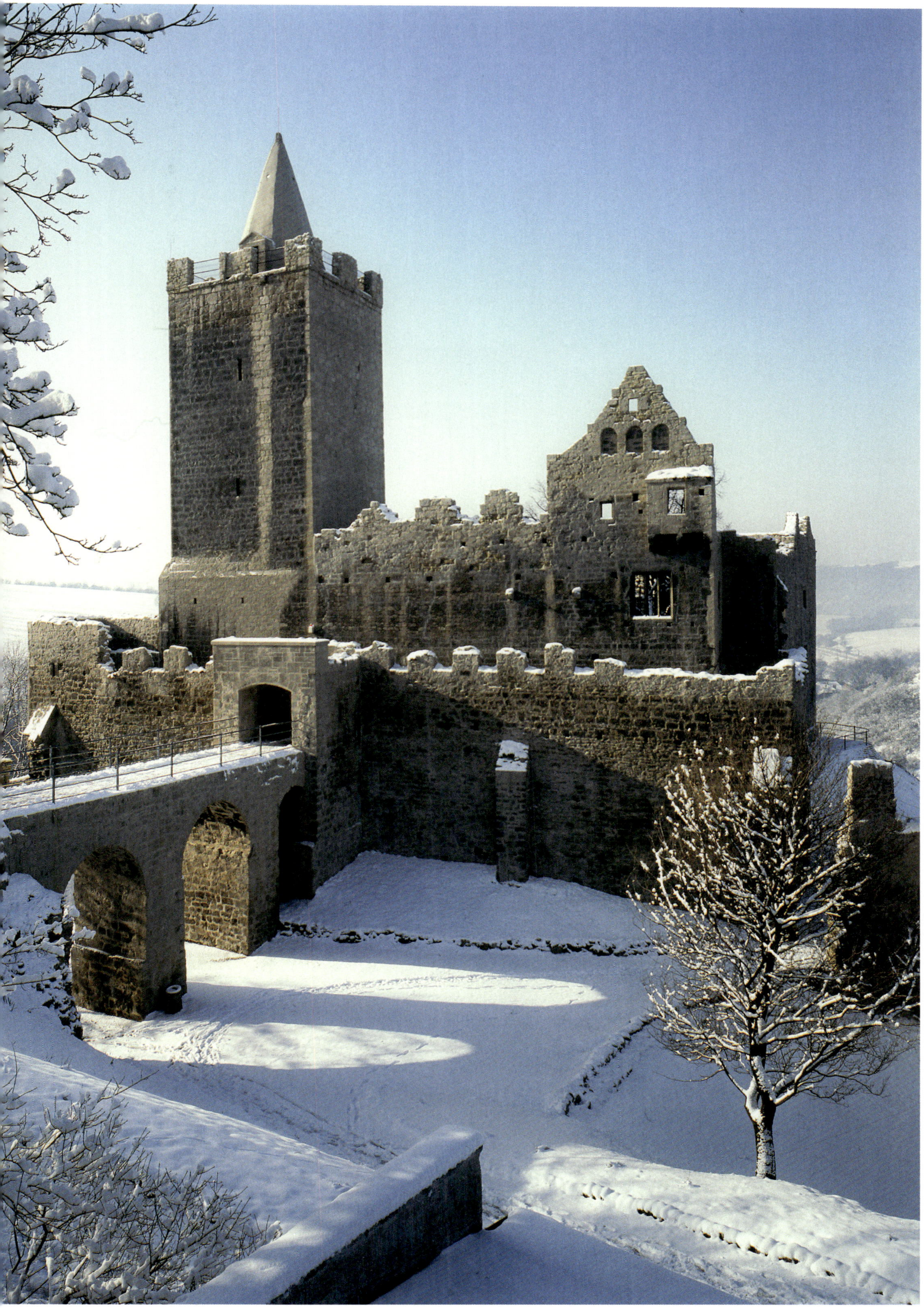

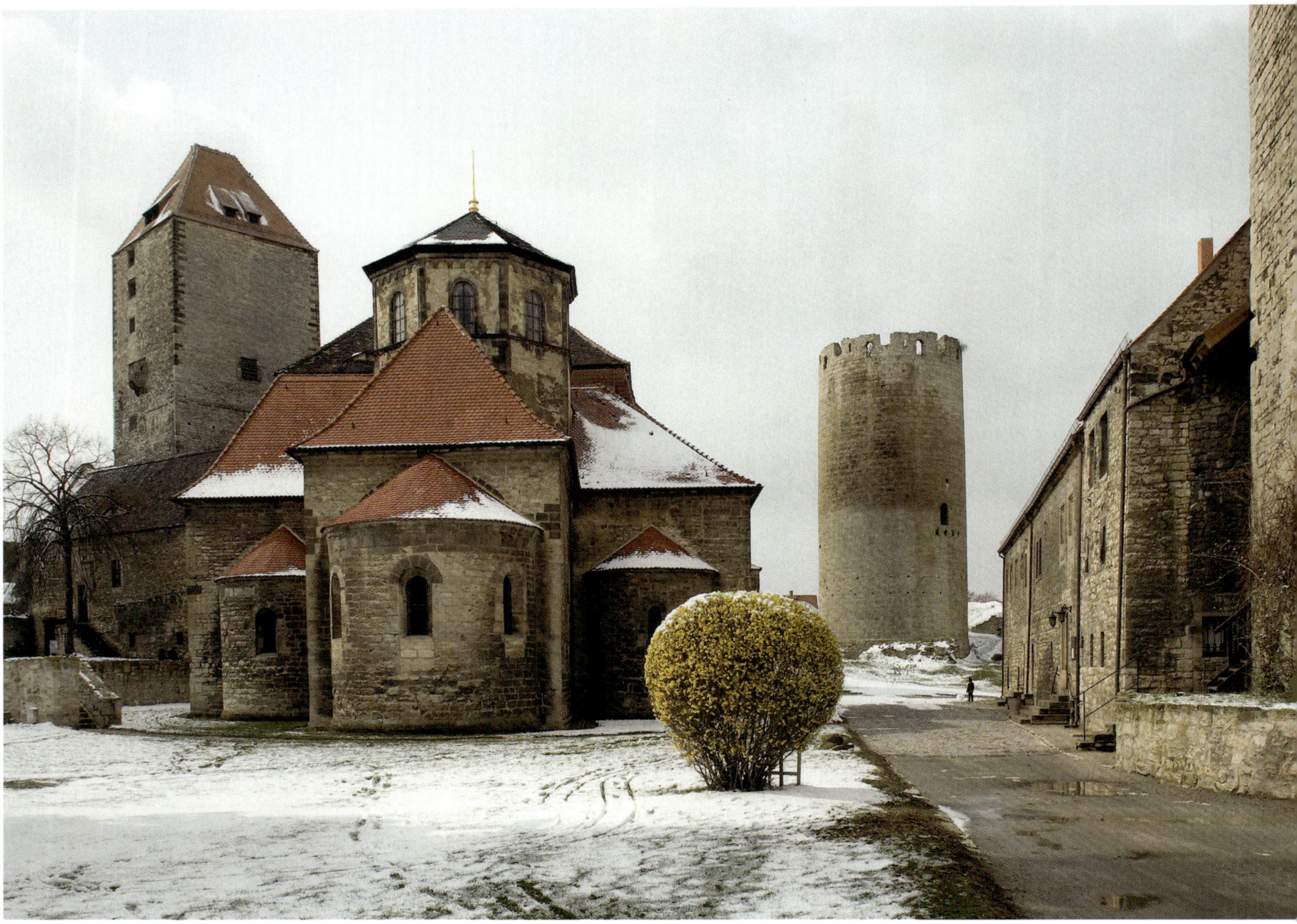

Burg Querfurt

Die romanisierten Franken waren den Slawen militärisch überlegen, denn sie praktizierten seit Jahrhunderten die hervorragende römische Militärtechnik, sie hatten die straffe Organisation des Heeres, die Ausstattung der Soldaten mit Waffen und Schilden.

Heinrichs I. ›Burgenordnung‹

Auch bestanden noch römische Stadtmauern und Wälle wie der Limes, ein Meisterwerk der Befestigung über Hunderte Kilometer hinweg. Doch die Slawenfürsten lernten schnell und organisierten sich gut, so dass sie die Gebiete östlich der Elbe 983 von den Sachsen zurückerobern konnten. Vor dem Jahr 1000 sind im östlichen Deutschland mehr als 300 Burgen nachgewiesen, allerdings nur archäologisch. Denn die frühen Anlagen bestanden nicht aus Stein, sondern aus Holz und Erde. Sie wurden durch ein System von Wällen geschützt.

Heinrich I. erkannte angesichts der Ungarneinfälle, dass er die Ostgrenze seines immer größer werdenden Reiches nur sichern konnte, wenn er systematisch Burgen anlegte und sie dauerhaft besetzte. Jeder zehnte Mann wurde zum Militärdienst verpflichtet. Auch die eroberten slawischen Anlagen, wie die Brandenburg und die Burg Meißen, wurden im 10. Jahrhundert ausgebaut. Heinrichs Burgenordnung von 926 war die erste militärische Absicherung der Reichsgrenze. Strategisch klug geplant, vereinbarte er mit den Ungarn einen neunjährigen Waffenstillstand und nutzte die Zeit zur Aufrüstung gegen sie.

Nicht zufällig wurde die Belehnung mit Land in ottonischer Zeit, im 10. Jahrhundert, erblich. Das Reich wuchs, und seine Grenzen mussten ständig kontrolliert werden. Entsprechend mobil war der König, der durch ständiges Umherreisen von Pfalz zu Pfalz Präsenz zeigte. Heinrichs Sohn Otto I. installierte zur Sicherung der Ostgrenze nicht

Burg Querfurt
Burg Querfurt mit der Burgkapelle. Rechts im Hintergrund steht der runde Bergfried, der ›Dicker Heinrich‹ genannt wird.

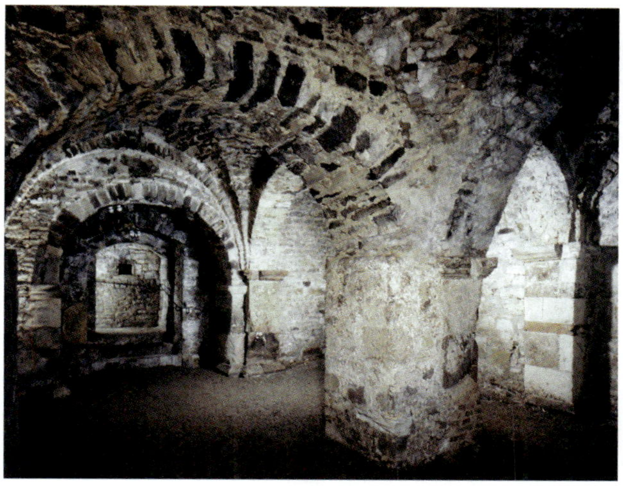

Burg Querfurt, Kornhaus, Kellergeschoss

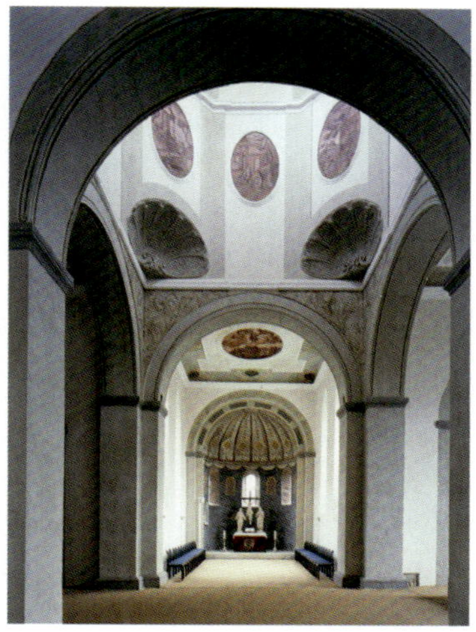

Burg Querfurt, Burgkapelle

nur Bistümer, sondern auch ›Grenzmarken‹. Diese heiklen Positionen besetzte er mit Männern seines Vertrauens, die kriegserfahren waren und den Titel Markgraf trugen.

Von diesen Burgen ist nur wenig bekannt, denn die Zeit jener steinernen Befestigungen begann später. Erst im 12. und 13. Jahrhundert, der Zeit der Kreuzzüge, entstehen steinerne Burgen und der Stand des Ritters, des Soldaten zu Pferde.

Burg Querfurt

Eine der beeindruckendsten und größten Befestigungsanlagen, die aus einer fränkischen Gründung hervorging, ist die Burg Querfurt. Sie wurde im Barock zur Festung ausgebaut und beherrscht das Stadtbild von Querfurt. Die Stadt verdankt ihren Namen und ihre Entstehung einer Furt durch die Querne, an der sich Fernhandelsstraßen gabelten. Bereits die Karolinger kontrollierten von der Höhe des Muschelkalkfelsens aus seit etwa 780 das Land, und die Herren von Querfurt errichteten dort im 10. Jahrhundert eine Talrandburg als Familienstammsitz. Inmitten der ausgedehnten Wohnbauten mit ihren drei Bergfrieden steht die Burgkirche. Sie entstand anstelle eines Vorgängerbaus zu Ehren des wohl berühmtesten Querfurter Burgherren, des gebildeten Brun von Querfurt, im späten 12. Jahrhundert.

Brun von Querfurt ist einer der herausragenden Politiker und Bischöfe des 10./11. Jahrhunderts und ein Verwandter des Chronisten Thietmar von Merseburg, der mit Bewunderung über Bruns Bildung, seine Bischofsweihe und seinen Märtyrertod am 9. März 1009 berichtet.

Beide Bischöfe kritisierten in ihren Schriften die Italienpolitik des jungen Königs Otto III., der das Reich von Rom statt von den sächsischen Kernlanden aus regierte. Immer kreiste die Kritik um das Verhältnis zwischen geistlicher und weltlicher Macht, zwischen Papst und König. Thietmar und Brun monierten, dass König Otto III. eine Pfalz in Rom, dem Sitz des Papstes, unterhielt. Dass Brun 1009 bei seinem wiederholten Missionierungsversuch von den Pruzzen, den Preußen, ermordet wurde, zeigt, wie riskant ein Bischof im 11. Jahrhundert außerhalb der Bischofssitze und Burgen lebte.

Transformationen

Die Landnahme und Christianisierung der Bevölkerung war ein blutiger Kampf. Die entscheidenden Schlachten trugen sich nicht auf oder an Burgen zu. Diese hatten eher zeichenhaften Charakter. Wie die Dome und Klöster zeigten sie nach Innen wie nach Außen den Herrschaftsanspruch. Die einen schreckten sie ab, den anderen sprachen sie Mut zu. Ihre trutzige Bauform war gewollt.

Burg Querfurt, Kornhaus, Kellergeschoss
Pure Burgenromantik mit vielschichtigen Bauphasen: Das Kornhaus wurde 1535 über einem romanischen Kellergeschoss errichtet. In den Kellergewölben stecken noch ottonische Gebäudereste aus dem 10. Jahrhundert. Die heutige Außengestalt des Kornhauses hingegen ist das Ergebnis des Umbau im späten 17. Jahrhundert.

Burg Querfurt, Burgkapelle
Blick in die Vierung und den Chor der Querfurter Burgkapelle. Der achteckige Vierungsturm und die Apsis sind im romanischen Außenbau ablesbar, obwohl das Innere der Kapelle im 18. Jahrhundert barockisiert wurde.

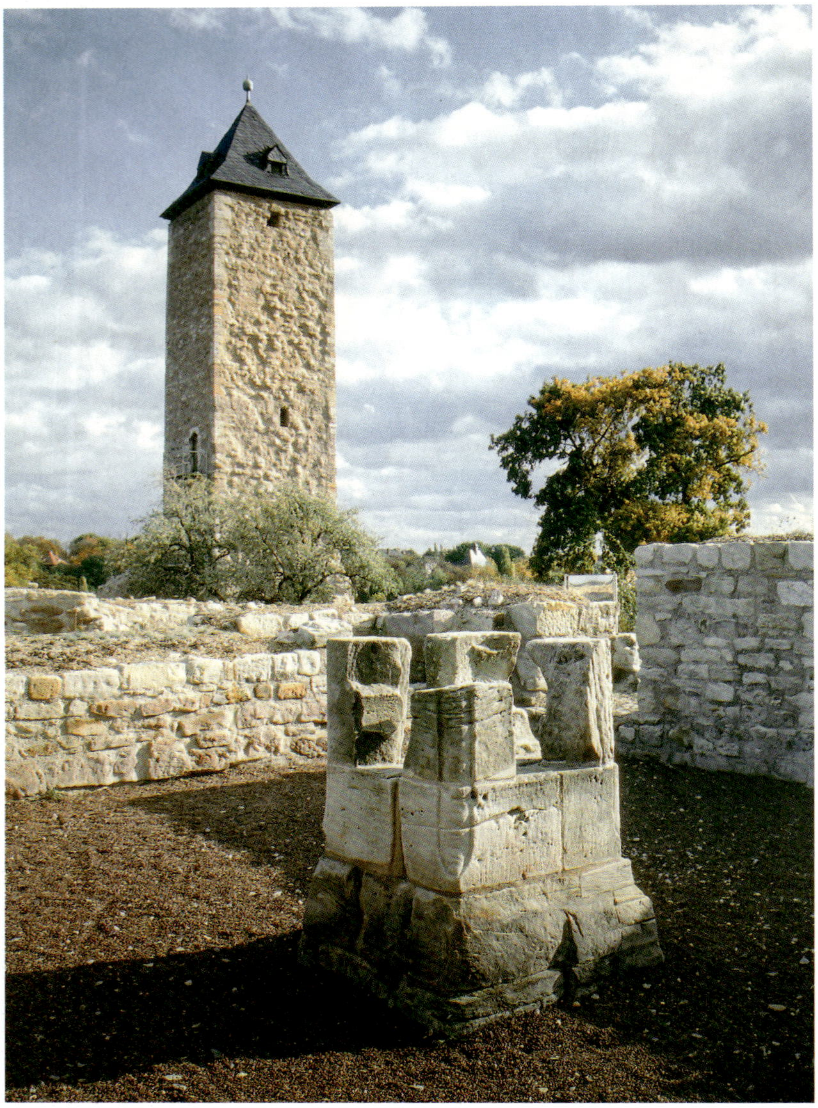

Halle, Burg Giebichenstein

Halle, Burg Giebichenstein
Über der Saale erhebt sich die 961 erstmals erwähnte Burg Giebichenstein mit ihrem gotischen Bergfried. Die Oberburg brannte 1636 nieder. Seit über einhundert Jahren ist der Name Giebichenstein ein Synonym für die renommierte Kunstschule, heute die ›Burg Giebichenstein Kunsthochschule Halle‹ in der Unterburg.

Schloss Ballenstedt
Der immer wieder umgebaute Stammsitz Albrechts des Bären. Links neben dem Schloss ist der Schlossturm zu erkennen, an dem noch das Westwerk der romanischen Klosterkirche ablesbar ist. Diese Kirche aus dem 12. Jahrhundert wurde zum barocken Schlossflügel umgebaut.

Andere Zeichen setzt unsere Zeit, in der Burgen oft dem Freizeitvergnügen, oder, seit dem 19. Jahrhundert, der Kultur dienen. Die Hochschule für Kunst und Design auf Burg Giebichenstein oder das heitere Kulturzentrum Schloss Ballenstedt am Ufer der Bode sind Beispiele für Oasen der Kunst in kunstvoller Umgebung.

Ballenstedt war einst der Stammsitz des mächtigen Hauses Askanien, als dessen bekanntester Spross Albrecht der Bär (1100–1170) hervortrat. Der Name war Programm: Dem Bären gelang durch militärische Erfolge ein beispielhafter Aufstieg. 1134 erhielt er von König Lothar die heutige Altmark als Lehen, um das slawisch bevölkerte Land zurück zu erobern, und 1138 wurde er als Herzog von Sachsen einer der mächtigsten Männer Westeuropas. Er gründete die Mark Brandenburg und war Markgraf der Lausitz. Sein Grab liegt in der Nikolaikapelle der Kirche von Schloss Ballenstedt.

Auf der älteren Burg wurde 1043 ein Benediktinerkloster errichtet, das 1525 im Bauernkrieg zerstört wurde. Nach der Reformation entstand auf den ausgebrannten Klostermauern ein barockes Residenzschloss, das seinerseits um klassizistische und biedermeierliche Umbauten und Ergänzungen bereichert und 1859 um einen Landschaftspark von Peter Joseph Lenné erweitert wurde. Seit dem 19. Jahrhundert gilt Ballenstedt als ein Hort der Musik und bildenden Künste. Musen eroberten die Burgen – leiser, aber nachhaltiger als machthungrige Heerführer.

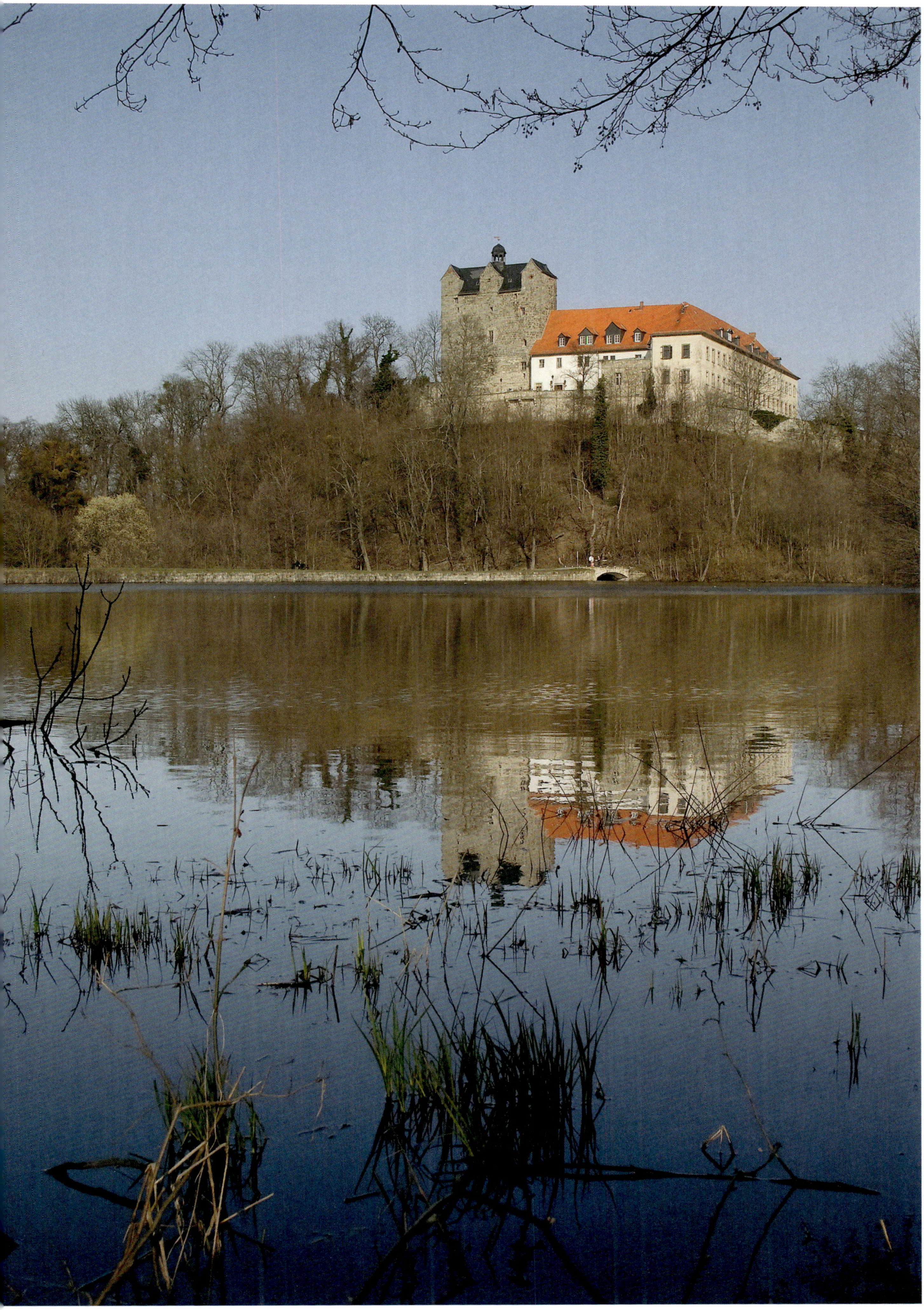

Schloss Ballenstedt

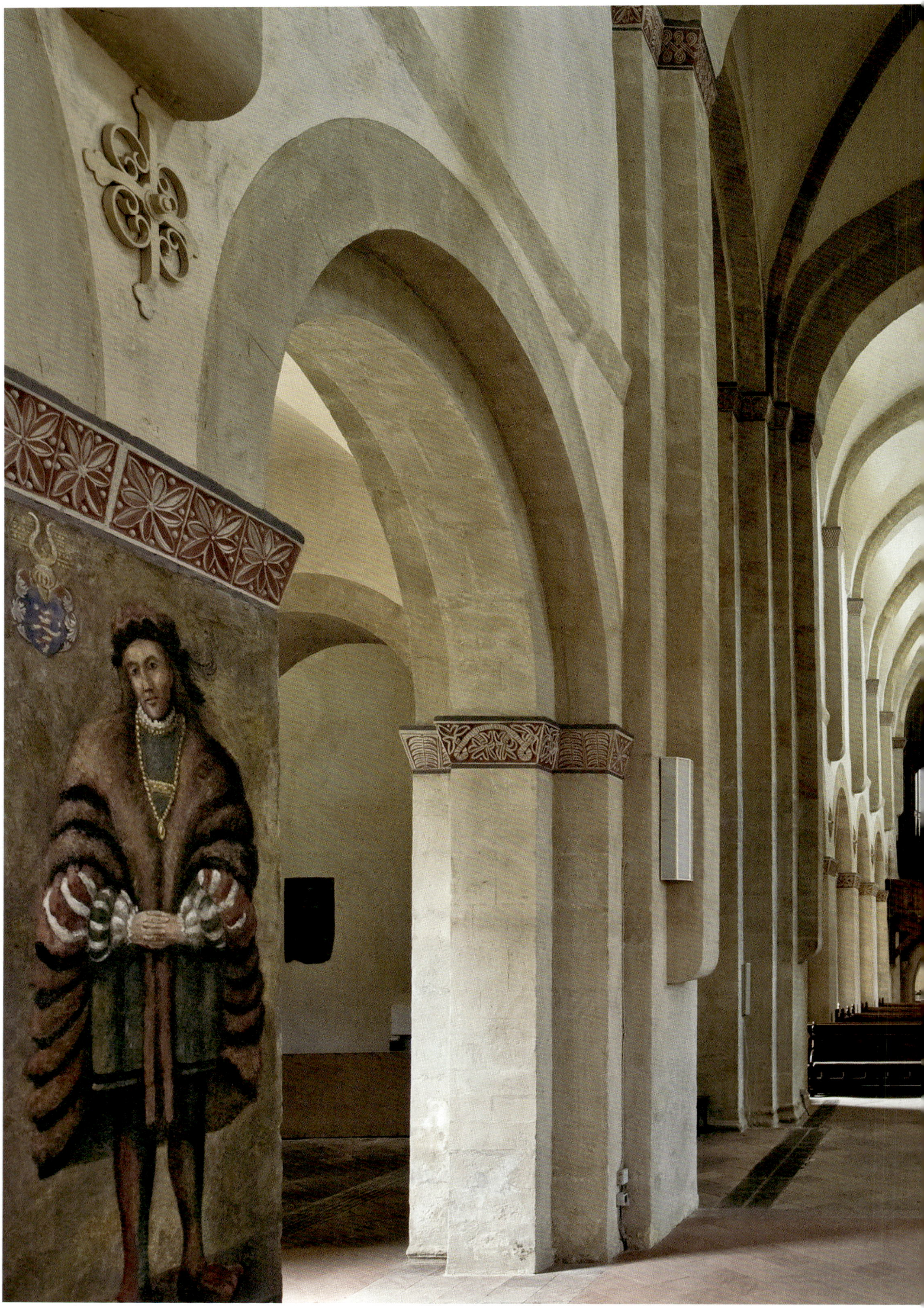

Sangerhausen, St. Ulrici

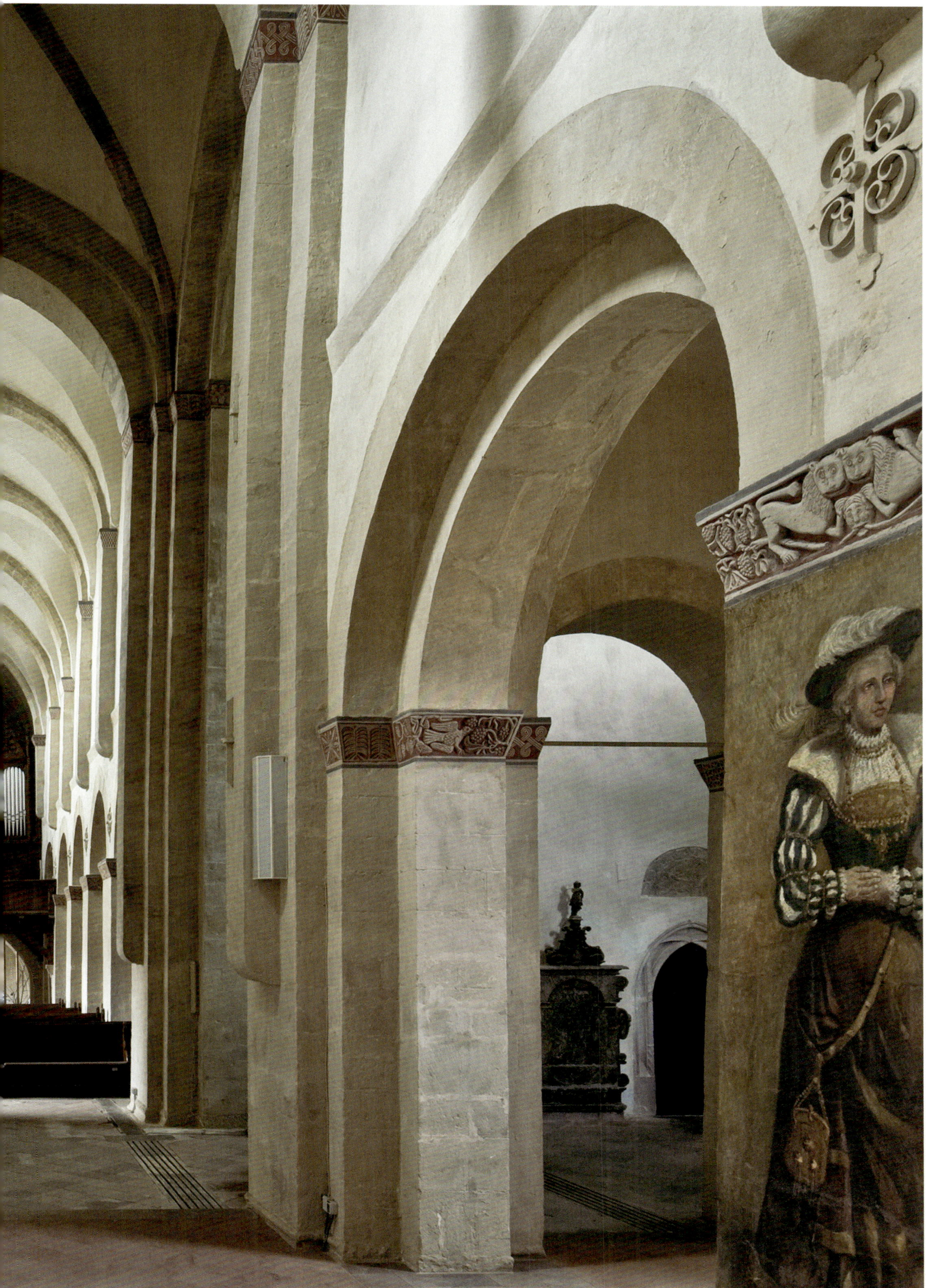

Im 6. Jahrhundert gründete Benedikt von Nursia den ersten abendländischen Mönchsorden, die Benediktiner. Unbeabsichtigt wurden sie so reich, dass Bernhard von Clairvaux 1098 die Brüder seines Ordens anmahnte, sich wieder auf die Armut zu besinnen. »Ora et labora«, »Bete und arbeite« lautete sein Gebot. Doch auch der Reformorden, die Zisterzienser, wurde finanziell wieder erfolgreich.

Kulturzentren in der Einsamkeit

Ohne Mönche und Nonnen wäre die Besiedlung Europas anders verlaufen. Ohne sie wären auch die sächsischen Könige bei der Beherrschung ihres riesigen Reiches hilflos gewesen. Erst die Orden erschlossen das weite Land, vermittelten eine stammesübergreifende Zugehörigkeit und bauten eine neue soziale Infrastruktur auf.

Bereits die Karolinger betrieben ihre Politik durch Bistümer und Klöster, die als Missionsstützpunkte und zugleich zur Versorgung ihrer Familienangehörigen dienten. Die adeligen Stifter stellten dabei zumindest das Land zur Verfügung. Meistens schenkten sie dem Kloster weitere Ländereien und Dörfer, stifteten Geld und Reliquien, deren Bedeutung nicht oft genug betont werden kann. Ohne diese Kultgegenstände, die den Nonnen und Mönchen die Rückbindung an die ersten Glaubenszeugen in der zeitlichen und räumlichen Ferne gewährten, war eine Klostergründung wenig überzeugend. Reliquien, und der Handel mit ihnen, bestimmten wesentlich die mittelalterliche Politik. Auch Klöster waren ein Import aus dem Süden. Vom 6. bis ins 11. Jahrhundert können dies nur Benediktinerklöster sein, benannt nach ihrem spätantiken Ordensgründer.

Die Benediktiner

Benedikt wurde um das Jahr 480 in Nursia (Norcia in Umbrien) geboren. Zunächst versuchte er ein Leben als Einsiedler, später gründete er in Subiaco eine erste Gemeinschaft. 529 zog er mit den Brüdern nach Cassino, südlich von Rom, wo auf einem Berg das erste Benediktinerkloster entstand. Benedikt forderte Armut, Ehelosigkeit und Gehorsam. In Montecassino schrieb er seine Regeln für das lebenslange Zusammenleben von Männern oder Frauen mit einem gemeinsamen geistigen Ziel. Die Regel des Heiligen Benedikt bildete die Grundlage für das abendländische Mönchtum.

Von den Idealvorstellungen eines Klosters wissen wir durch den berühmten St. Galler Klosterplan. Er zeigt die Gebäudeanordnung in einem karolingischen Kloster. An der baulichen Grundstruktur hat sich viele Jahrhunderte kaum etwas geändert. Das architektonische und geistliche Zentrum bildet die Klosterkirche. Beim St. Galler Klosterplan ist sie mit einer Apsis im Osten und einer zweiten Apsis im Westen ausgestattet. Im Unterschied dazu bilden die ottonischen Kirchen in Sachsen-Anhalt meist eine mächtige Westfassade aus. An die Kirche schließt sich im Süden der Kreuzgang mit der Klausur an, mit jenen Räumen, die nur den Mönchen oder Nonnen vorbehalten sind. Dazu gehören Schlaf- und Speisesaal. Um diese zentralen Bauten herum gruppieren sich etliche Nutzgebäude, wie Ställe und Scheunen, Mühle, Brauerei, Küche, Schule, Ärztehaus, Hospital und Herberge.

Vorhergehende Doppelseite: Sangerhausen, St. Ulrici
Blick zurück vom Chor der dreischiffigen romanischen Pfeilerbasilika (1116–1123) nach Westen. Die 1858 von Orgelbauer Julius Alexander Strobel gebaute Orgel erhielt 1892 einen Prospekt, dessen Pfeifen stumm sind. Bis 2010 wurde das Instrument von der Orgelbaufirma Sauer restauriert bzw. viele Register rekonstruiert.

Petersberg, Stiftskirche St. Petrus
Die Stiftskirche auf dem Petersberg, etwa zehn Kilometer nördlich von Halle, wurde 1124 von Graf Dedo IV. von Wettin als Hauskloster und Grablege für seine eigene Familie gegründet. St. Petrus ist heute eine evangelische Pfarrkirche und ein überzeugendes Beispiel für den Wiederaufbau einer mittelalterlichen Kirchenruine im 19. Jahrhundert.

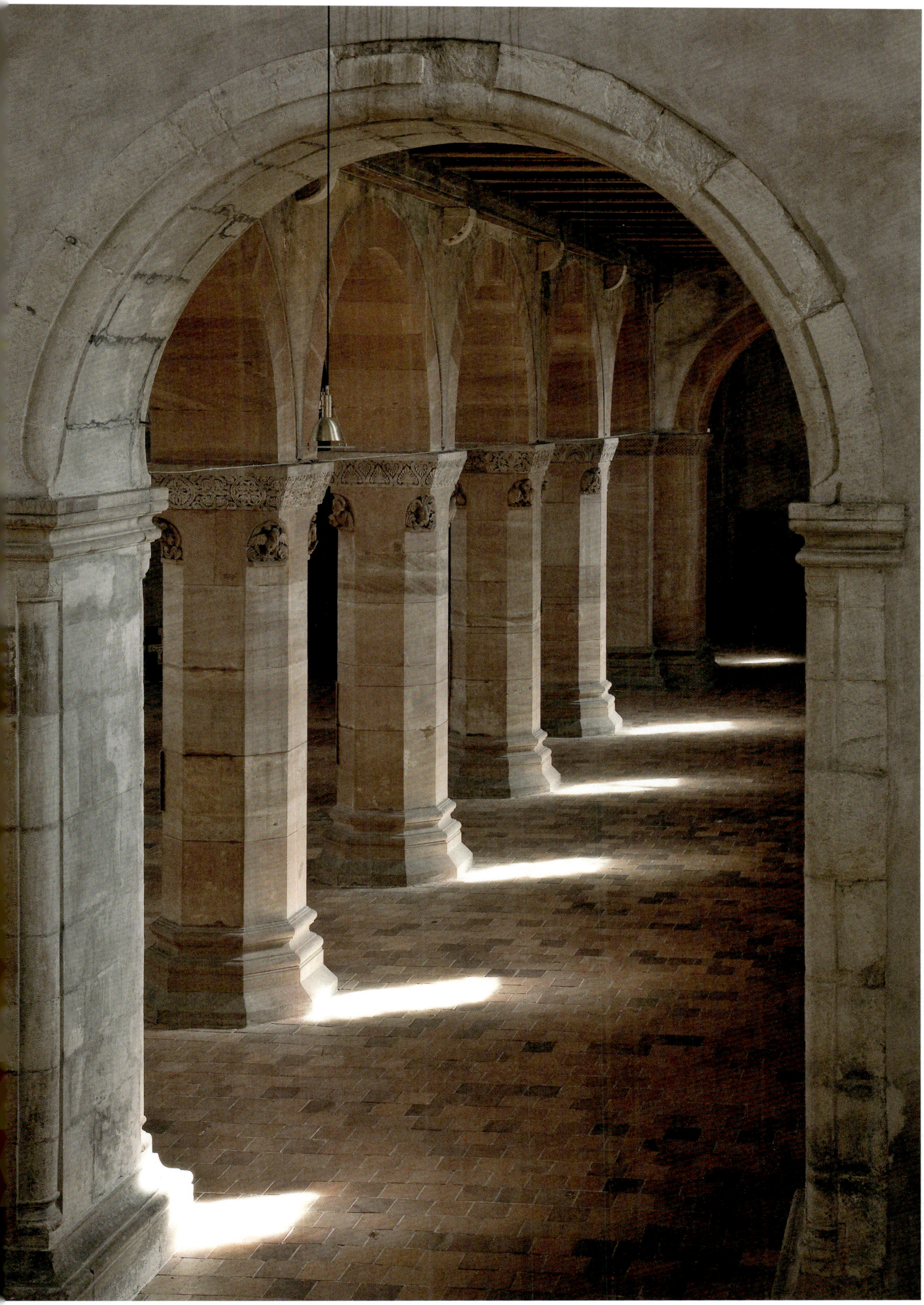

Petersberg, Stiftskirche St. Petrus

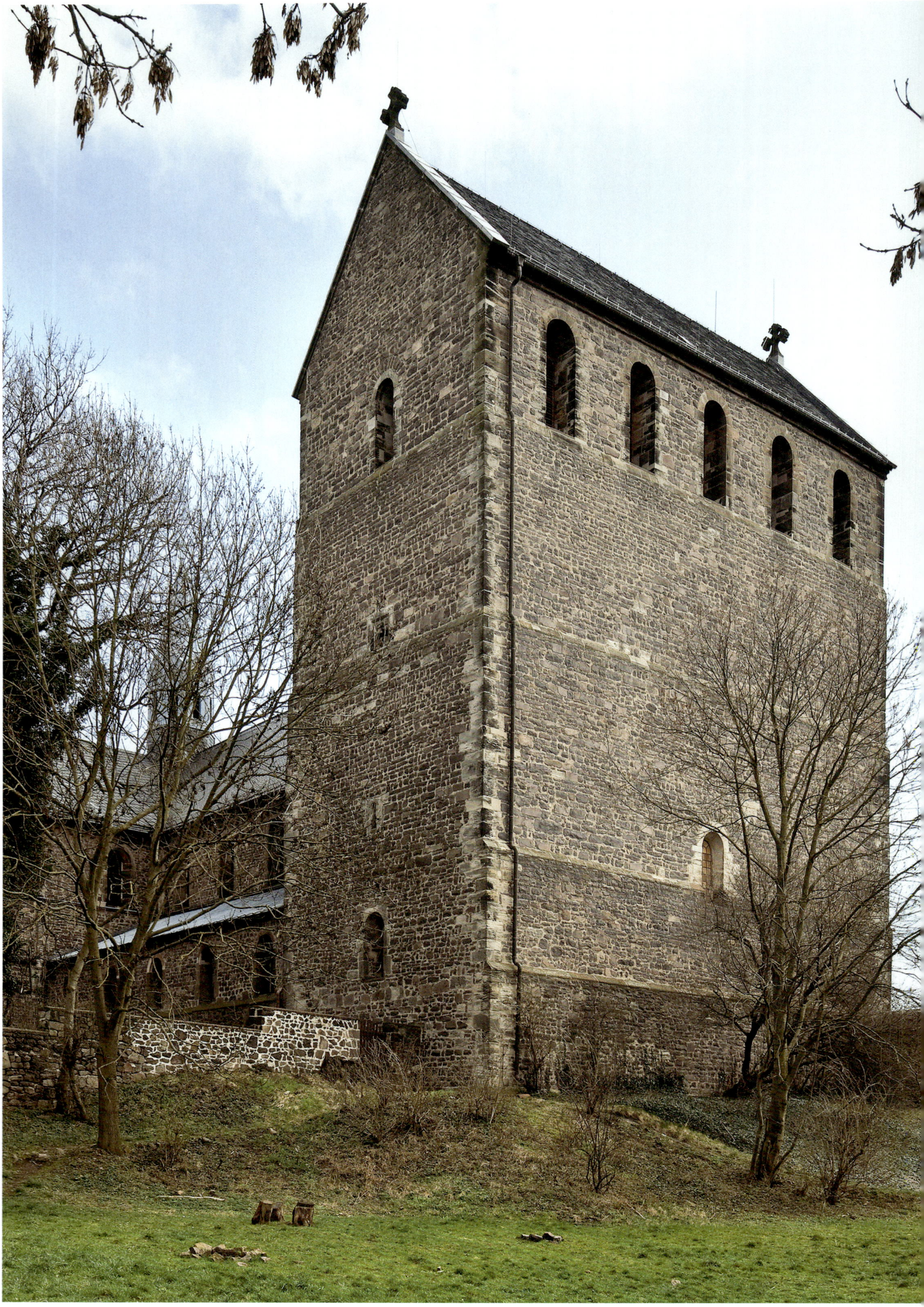
Petersberg, Stiftskirche St. Petrus

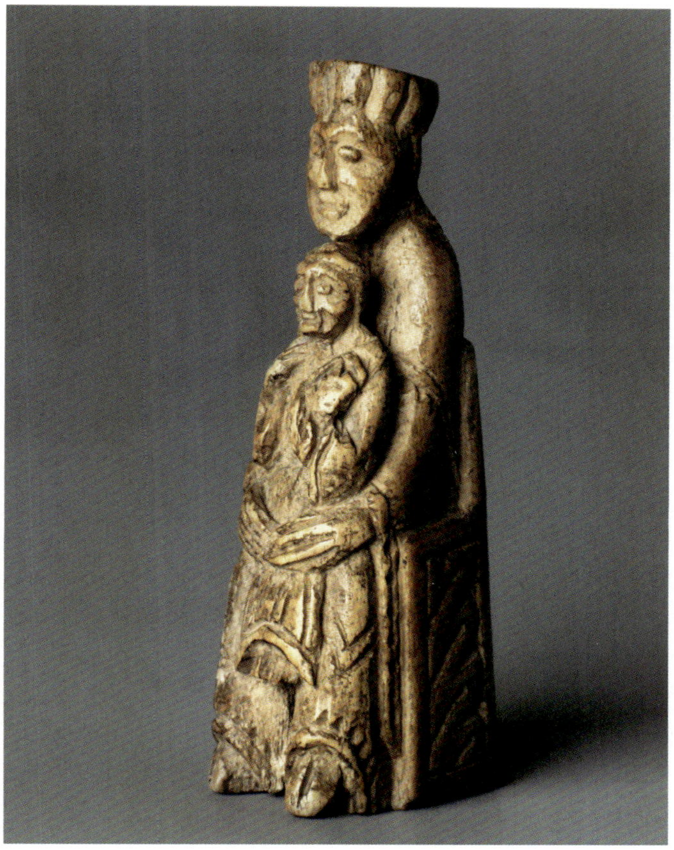

Petersberger Madonna, um 1180

Diese Gebäude machen deutlich, dass jedes Kloster eine wirtschaftlich selbständige Einheit ist. Eine Mauer grenzt sie vom Umland ab. Durch ihr verbindendes geistiges Ziel erwirtschafteten die Bewohner alles gemeinsam, ohne dass sie persönlichen Besitz einbehielten. Mancher Firmenchef würde heute vom Erfolg dieser Arbeitsstruktur nur träumen. Die Mönche und Nonnen wussten jedoch, wofür sie viele Stunden am Tage arbeiteten.

Petersberger Madonna, um 1180
Die kleine ›Petersberger Madonna‹ aus Bein ist gerade einmal sechs Zentimeter hoch.

Schaltstellen der Macht

Schon die frühen karolingischen Benediktinerklöster wie Fulda, Hersfeld, Corvey/Höxter, Hildesheim oder Gandersheim erlebten einen raschen Aufschwung. Sie entsandten kleine Gemeinschaften aus ihrer Mitte, die ihrerseits wieder neue Klöster gründeten. So wurde von Corvey aus 936 das Kloster Gröningen und vor 960 Drübeck gegründet.

Petersberg, Stiftskirche St. Petrus
Das Augustiner-Chorherrenstift liegt auf einer steil abfallenden Porphyrkuppe, die einen ungewöhnlichen Grundriss bedingte. Im Norden der Stiftskirche, entstanden zwischen 1142 und 1184, lag die Alte Kapelle, im Süden schlossen sich Kreuzgang und Klausur an. Ungewöhnlich ist das ausladende Querhaus, das heute – nach dem Wiederaufbau durch die preußische Denkmalpflege im 19. Jahrhundert – als weiter, durchgehender Raum erlebbar ist.

In den Klöstern wirkten oft Persönlichkeiten, deren Werke bis heute aktuell geblieben sind und die das Kunstschaffen und die Politik ihrer Zeit beeinflussten. Dafür stehen Namen wie Hrotsvit (Roswitha) von Gandersheim, Widukind von Corvey, Bernward von Hildesheim oder Thietmar von Merseburg.

Der erste Sachsenkönig Heinrich I. regelte vorausschauend in seiner ›Hausordnung‹ 929 die Versorgung seiner Gattin Mathilde und die berufliche Laufbahn seiner Kinder. Mathilde übernahm nach Heinrichs Tod 936 als Äbtissin das Damenstift Quedlinburg. Dort begründete sie eine Tradition, die den adeligen Töchtern dieses politisch einflussreiche Amt erhielt. Die Äbtissinnen von Quedlinburg, Gernrode und Gandersheim gehörten über Generationen zu den angesehensten Persönlichkeiten im Reich.

Mit Sicherheit boten die mit allen Mitteln ausgestatteten Klöster den Frauen bessere Möglichkeiten zum Regieren, Studieren und zum Austausch mit Gelehrten anderer Länder als das weltlich vorgegebene Leben an der Seite eines Herzogs. Denn der Ritter, der Lieblingsheld der Abenteuergeschichten, konnte, wie die meisten Menschen damals, nicht

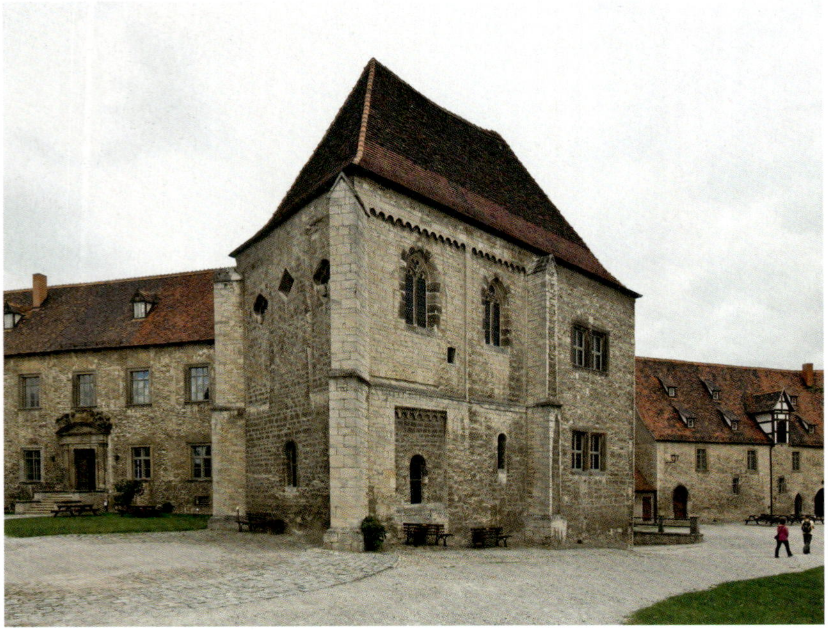

Freyburg (Unstrut), Doppelkapelle auf Schloss Neuenburg

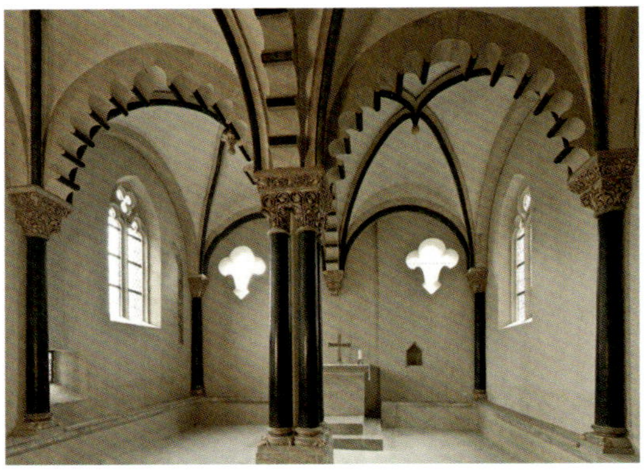

Doppelkapelle auf Schloss Neuenburg, Oberkirche

lesen. Adelige Frauen hingegen, in Klöstern erzogen, tradierten die Kultur. Durch sie gelangte Geist an die Höfe. Nicht nur wegen ihres Landes holten sich die aufstrebenden Ottonen gebildete Bräute aus dem byzantinischen Reich oder Burgund.

Durch das gegenseitige Geben und Nehmen der führenden geistlichen und weltlichen Gesellschaftsschichten entwickelten sich die Klöster und Bischofssitze im Mittelalter zu Zentren der Kultur. Freilich waren in den klösterlichen Gemeinschaften nicht alle gleichgestellt. Die kaum durchlässige Ständegesellschaft bildete sich auch im Kloster ab. Wenn aber jemand lesen und schreiben lernen wollte, dann bot die Erziehung im Kloster den erfolgversprechendsten Weg. Dort wurden Bücher zusammengetragen, dort entstanden umfangreiche Bibliotheken.

Die schnelle Ausbreitung der Benediktiner erscheint rückblickend als beispielhafte Erfolgsgeschichte. Tausende Frauen und Männer verließen ihr Dorf, rodeten Wälder, pflügten den Boden, säten, ernteten, bauten. Sie kopierten Buchtexte, illustrierten sie kunstvoll, schrieben eigene Bücher. Jeder Tag war durchorganisiert nach der Regel: »Bete und arbeite«. Nicht zuletzt boten Klöster Sicherheit und Versorgung: leibliche Versorgung im Alter, aber auch geistliche Versorgung nach dem Tode, genannt Memoria.

Familien-Grablege

Häufig stifteten Adelige ein Kloster als eigene Grablege, so etwa Heinrich I. in Quedlinburg oder Otto I. in Magdeburg. Damit schufen sie sich die Aussicht, dass das Andenken an sie möglichst lange bewahrt und für ihre Seele gebetet wird. Auch die Stiftskirche St. Petrus auf dem Petersberg verdankt sich einer solchen Absicht eines mächtigen Grafen.

Graf Dedo IV. von Wettin gründete dieses Augustinerstift als künftige Grablege für seine Familie, die Wettiner. Die Stiftskirche wurde in den Jahren 1142 bis 1184 gebaut. Sie ersetzte einen kleinen Vorgängerbau, der, wie so oft, seit ottonischer Zeit auf einem slawischen Heiligtum stand. Die Kirche des 12. Jahrhunderts jedoch verfiel seit dem Dreißigjährigen Krieg zur Ruine, wurde geplündert und als Steinbruch genutzt.

Von diesen Zerstörungen ist heute nichts mehr erkennbar, denn die Preußen rekonstruierten die Ruine seit 1853 so original wie möglich, nachdem sich Karl Friedrich Schinkel und Johann Wolfgang Goethe für ihren Wiederaufbau eingesetzt hatten. So stellt sich der

Freyburg (Unstrut), Doppelkapelle auf Schloss Neuenburg

Die Lage der malerisch gelegenen Weinstadt Freyburg an der Unstrut wird bereits aus der Ferne durch die weitläufige Anlage von Schloss Neuenburg hoch über den Weinhängen angezeigt. Die Neuenburg war die größte und wichtigste Burganlage der Landgrafen von Thüringen. Den zauberhaften künstlerischen Höhepunkt bildet eine Doppelkapelle, die zwischen 1170 und 1190 errichtet wurde.

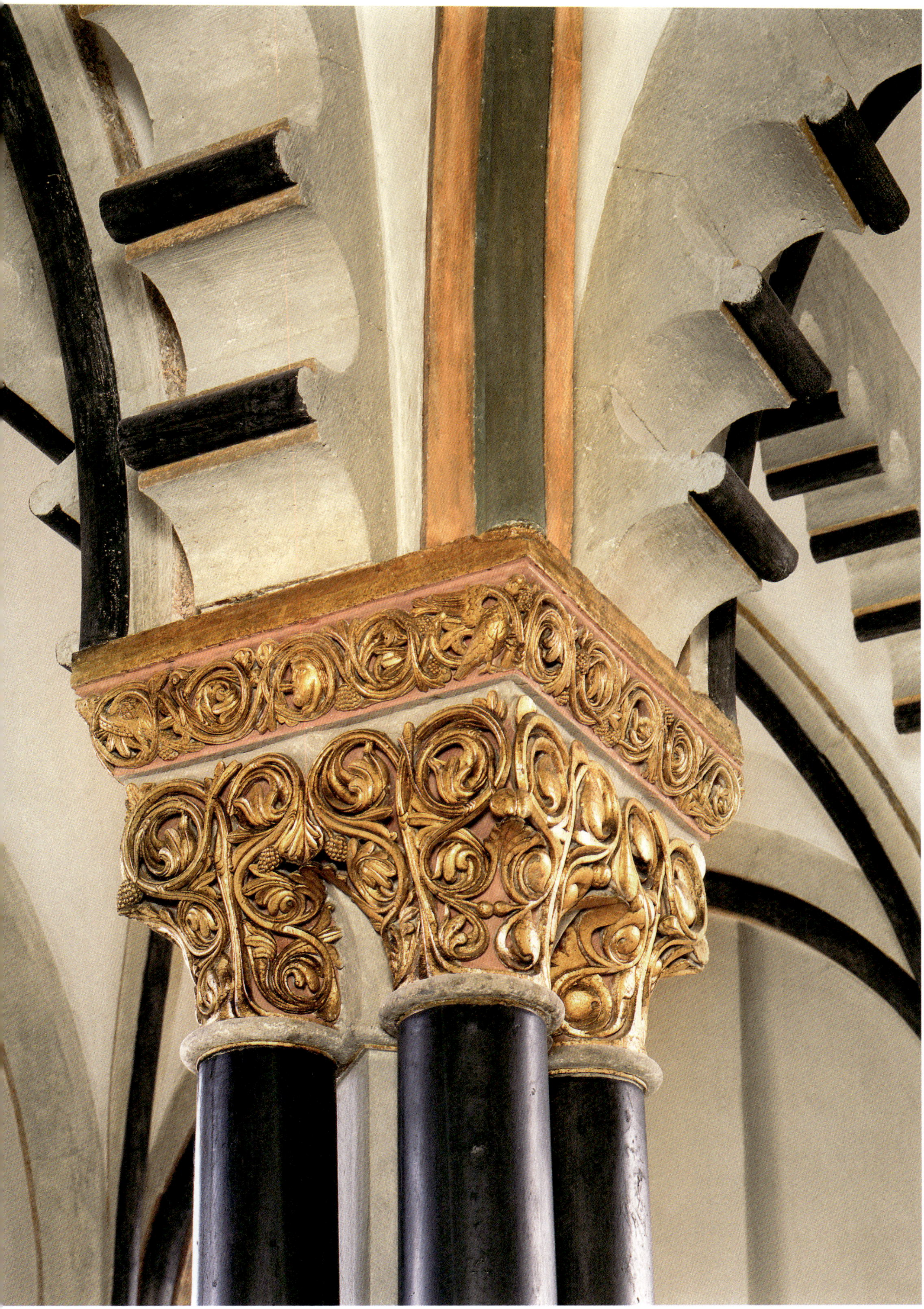

Doppelkapelle auf Schloss Neuenburg, Kapitell in der Oberkirche

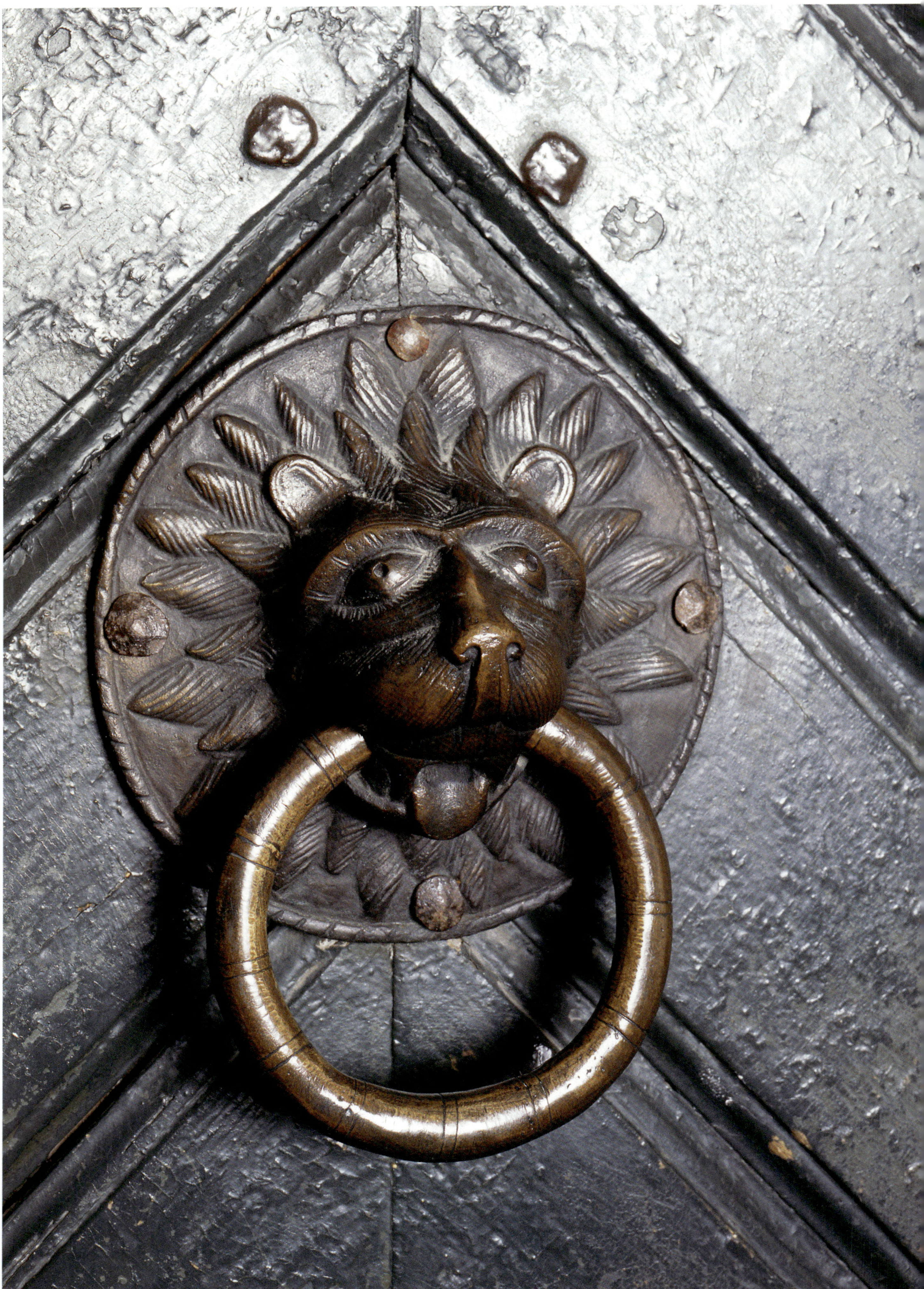

Hadmersleben, Klosterkirche St. Peter und Paul, romanischer Türzieher, um 1160

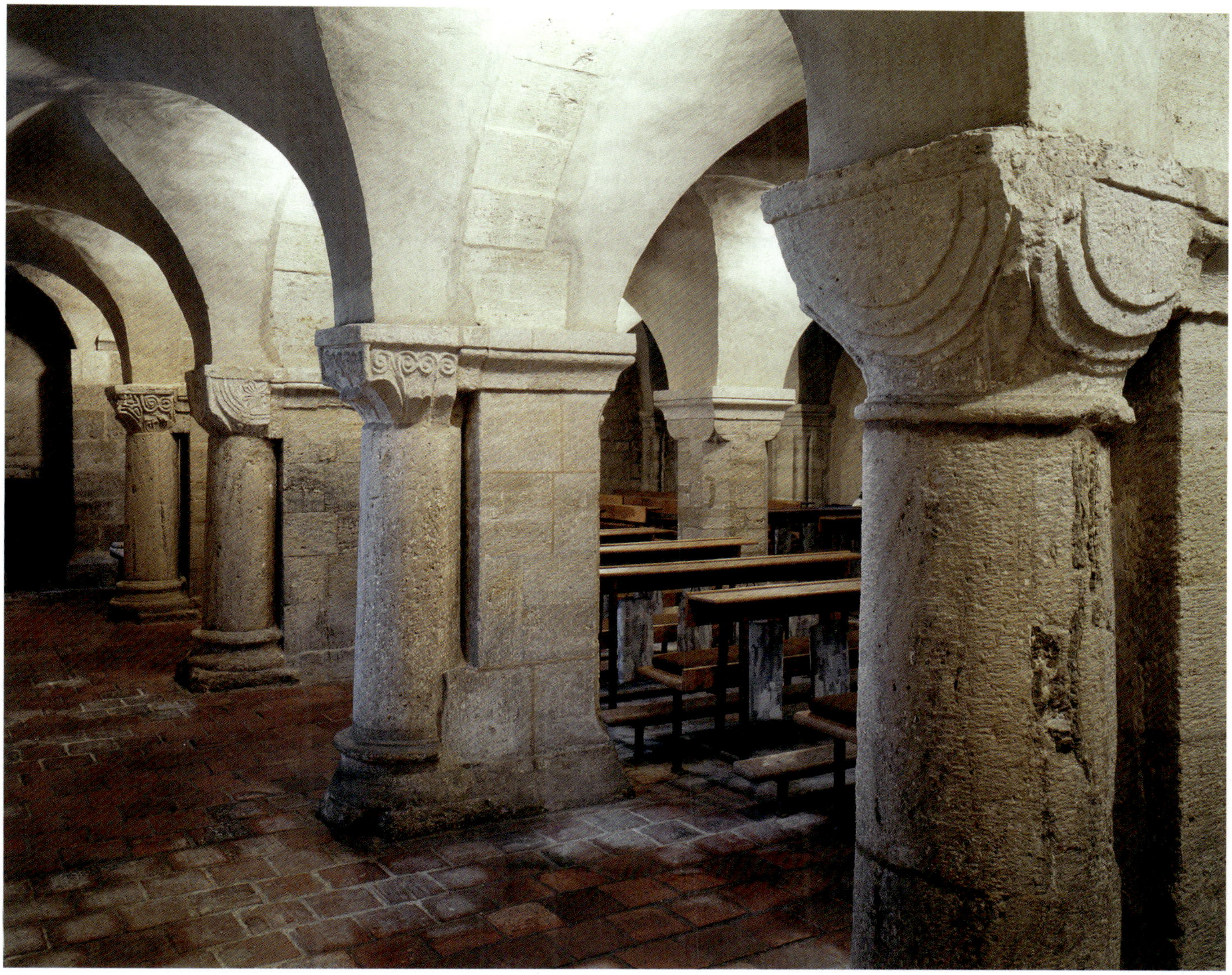

Hadmersleben, Klosterkirche St. Peter und Paul, Krypta

stimmungsvolle Raum als interessantes Ergebnis der Denkmalpflege des 19. Jahrhunderts dar. Obschon die Kirche auf dem Petersberg damit älter aussieht, als sie ist, vermittelt sie aber als Kopie das Raumgefühl des 12. Jahrhunderts.

Hadmersleben

Das Kloster Hadmersleben überstand sein Schicksal glücklicher. Gleichwohl ist seine tausendjährige Nutzungstradition heute gefährdet.

Das 961 gegründete Kloster war immer wohlhabend, wurde von Adelsfamilien großzügig bedacht, und den Nonnen war die meiste Zeit ein komfortables Leben vergönnt. Möglicherweise zeigten sie dieses zu deutlich, denn 1120 wurde ihnen der Augustiner Gerhard als Propst vorgesetzt. Gerhard mahnte sie zu klösterlicher Ordnung. Er verlangte mehr Frömmigkeit, welche – wie bei Walter Merfert 1999 nachzulesen – angeblich ›nicht bloß entschlummert, sondern gänzlich erloschen war‹.

Hadmersleben, Klosterkirche St. Peter und Paul, Krypta
Die vermeintliche Krypta unter der Nonnenempore ist der romanische Vorgängerbau der heutigen Kirche.

Das Hadmerslebener Kloster entstand 961 unter ottonischer Herrschaft. Bischof Bernhard von Halberstadt gründete es auf seinem väterlichen Grundbesitz in ›Hathumareslev‹. Nach bewährter Tradition setzte Bernhard als Äbtissin eine Familienangehörige ein, seine Nichte Gundrada. Als Jahre später eine Verwandte des Kaisers Otto III. zur Äbtissin von

Hadmersleben erhoben wurde, schenkte Otto dem Kloster bei seinem Regierungsantritt gleich 22 Ortschaften, deren Abgaben zum Wohlstand des Klosters beitrugen.

Das weitläufige Denkmalensemble, das im Laufe der Jahrhunderte immer wieder umgenutzt wurde, vermittelt das Bild einer Klosteranlage mit Kirche, Klausurgebäuden, Gutshof und Park. Hadmersleben ist trotz der Reformation immer ein katholisches Kloster geblieben. Erst unter Napoleon wurde es 1809 für 2,2 Millionen Taler verkauft. Heute finden in der Kirche katholische Messen statt.

Wie bei einem Haus, in dem viele Tapetenschichten übereinander kleben, überlagern sich in den Gebäudetrakten die Nutzungsphasen vom 10. bis 20. Jahrhundert. Sie beziehen den Besucher in eine reizvolle, lebendige Spannung ein, die nichts mit einer distanzierten musealen Präsentation gemein hat. In dem weitläufigen Bauten-Ensemble des ehemaligen Benediktinerinnenklosters Hadmersleben spiegeln sich die verschiedensten Epochen und Nutzungsphasen der vergangenen rund tausend Jahre: So gibt das „Kulturhistorische Museum Klosterkirche" Einblick in die wechselvolle Geschichte des Ortes. Die Museumsräume selbst zeigen, was in den unterschiedlichen Phasen im 20. Jahrhundert wichtig und darstellungswürdig erschien. So ist einer der Säle dem bekannten Begründer der Klassischen Archäologie, Johann Joachim Winckelmann gewidmet, der 1717 in Stendal geboren wurde und als Kunstkenner und Autor eine beeindruckende Karriere im Vatikan machte, nachdem er sich Jahre zuvor 1742/43 in Hadmersleben als Hauslehrer verdingte. Da passt es, dass nach wie vor Schülerinnen und Schüler in Hadmersleben die Internatsschule besuchen. Außerdem werden einige Gebäude durch regionale Firmen genutzt.

Die jüngere Geschichte Hadmerslebens ist eng mit dem fruchtbaren Boden der Börde verbunden. Im Hadmerslebener Kloster war das Institut für Getreideforschung der DDR untergebracht, wo man nicht nur Getreidesorten züchtete, sondern sich auch aus Verbundenheit um die Pflege des Klosters kümmerte. Begründet wurde die naturwissenschaftliche Forschungstradition im 19. Jahrhundert, als Ferdinand Heine 1885 das Kloster erwarb. Seine wertvolle Getreidesammlung hat die Wende überstanden und bewahrt viele Kenntnisse über die Geschichte des Getreideanbaus.

Die Äbtissin beauftragt eine Bildhauerin

Als Kleinod gilt die Hadmerslebener Klosterkirche, deren Raumeindruck durch eine prachtvolle Barockausstattung bestimmt wird. Sehr selten in der Kunstgeschichte, ist hier der Name einer weiblichen Bildhauerin überliefert. Wir kennen sie auch nur durch einen Zufall. Weil sie nach Vollendung ihrer Arbeit um ihr Honorar streiten musste, gibt es noch die Prozessakten des Stadtregiments.

Vorangegangen war folgendes: Die Äbtissin Anna Margaretha Blume befürchtete mit Recht, dass der von ihr mit einem Hochaltar beauftragte Halberstädter Bildhauer Thielo Zimmermann eine schlechte Arbeit abliefern würde. Deshalb beauftragte sie die ihr empfohlene, erfahrene Bildhauerin aus ihrer Heimat Paderborn mit dem Skulpturenprogramm für den Altar. In zweijähriger Arbeit schnitzte Gertrud Gröninger zwischen 1695 und 1698 zur großen Zufriedenheit der Abtissin 13 lebensgroße Altarfiguren, die sich harmonisch in den vorgegebenen Altaraufbau einfügen und ihn mit ihrer großen Lebendigkeit bereichern.

Der zunächst vorgesehene Bildhauer, der nunmehr nur den Altaraufbau, nicht aber die Skulpturen schnitzen durfte, unterstellte dem Kloster, es hätte »heimlich ein Weibsstück« bei sich, das Bilder für den Altar anfertige. Die Äbtissin schrieb eine wahrheitsgemäße Gegendarstellung: Nach Thieles ersten Arbeiten habe sie erkennen müssen, dass er ungeeignet sei, und habe eine Bildhauerin beauftragt, der »Gott und die Natur diese Kunst eingepflanzet« hätten, um den Auftrag zu retten. Da der Beklagte die Bildhauerin »in ganz unverschämbter weise« beleidigt hatte, sei er zu bestrafen, so die Äbtissin.

Während die Bildhauerin Gertrud Gröninger ein Jahr auf ihr Geld wartete, bis der Rechtsstreit entschieden und der Altar taxiert war, arbeitete sie gegen freie Kost und Unterkunft weiter für die Äbtissin. Sie schuf für die Klosterkirche vier zusätzliche Figuren

Leitzkau, Schlosskirche
Leitzkau gehört zu den vielen Orten der Region, die auf eine slawische Siedlung zurückgehen. Als christliches Bollwerk gegen die slawische Bevölkerung gründete der Bischof des Bistums Brandenburg 1138/39 ein Prämonstratenserstift. Keine zehn Jahre später wurde mit dem Bau einer dreischiffigen Basilika begonnen, die 1155 geweiht wurde. Nachdem das Stift 1535 von Kurfürst Joachim II. aufgelöst wurde, begann die Phase der Umgestaltung der romanischen Konventgebäude in eine rechteckige Schlossanlage. Aus der Prämonstratenserkirche wurde eine Schlosskirche mit einer frühbarocken Ausstattung. Nach starken Bombenschäden und Abrissen wurden die romanischen Reste der beschädigten Kirche restauriert.

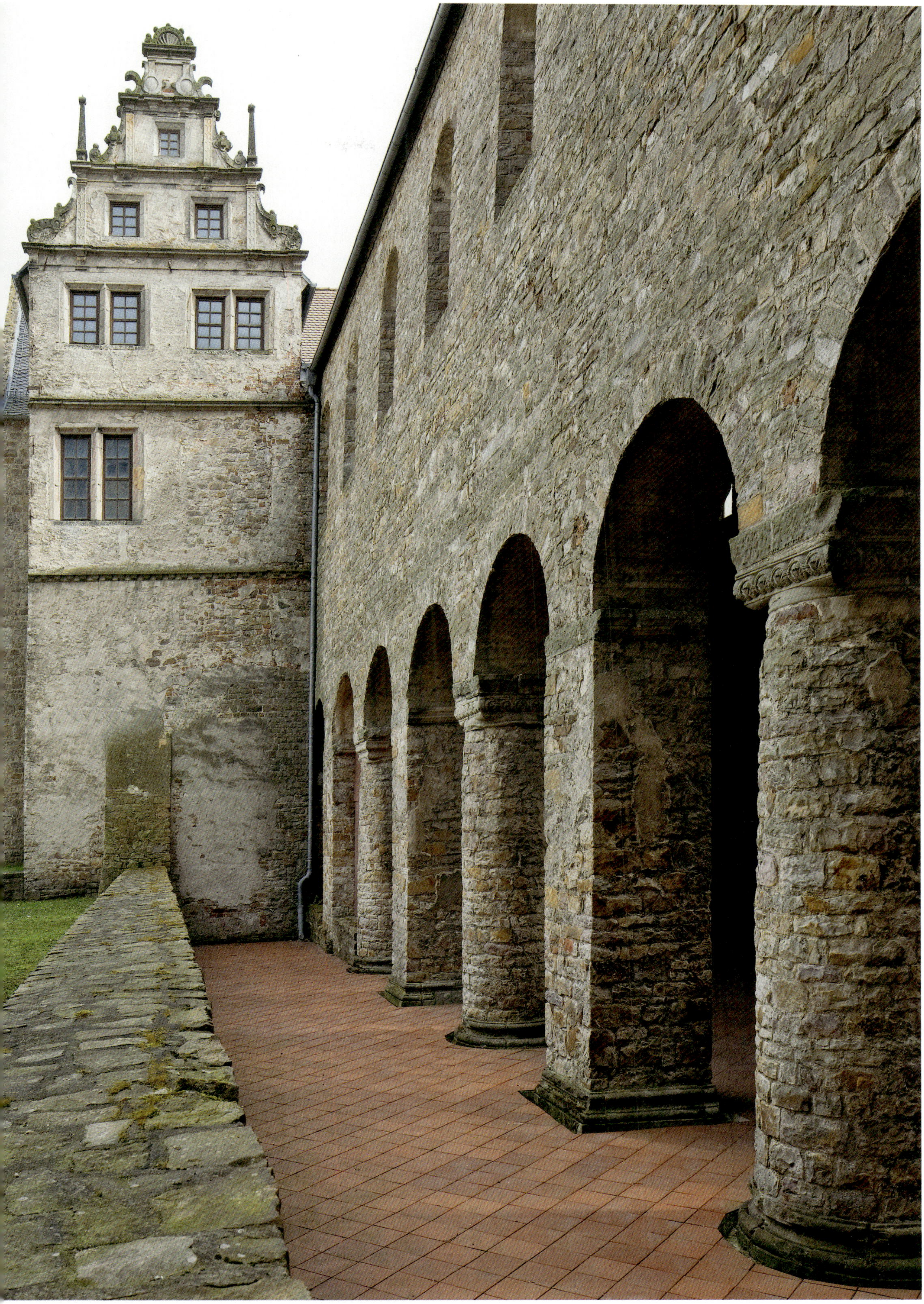

Leitzkau, Schlosskirche

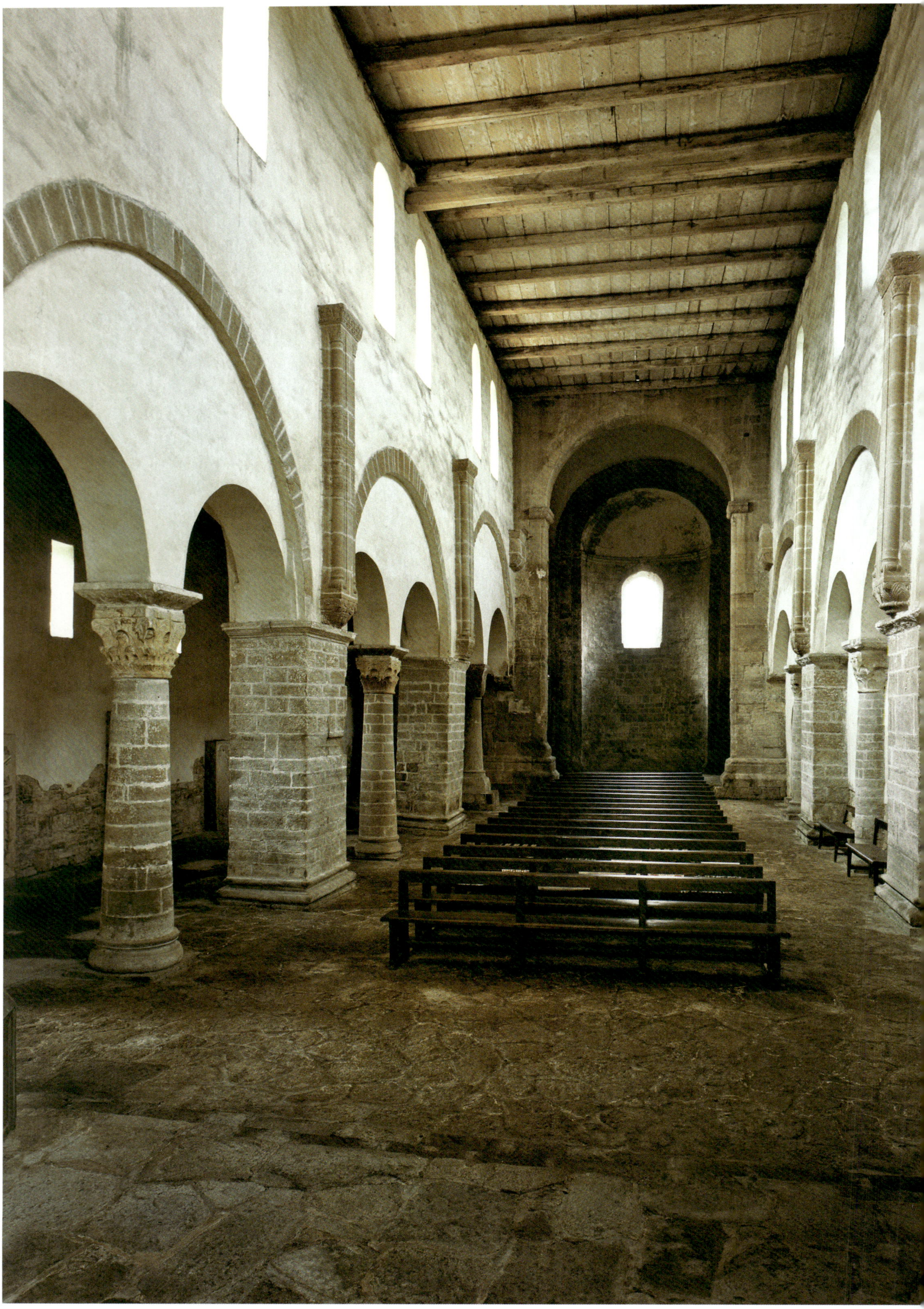

Drübeck, St. Vitus

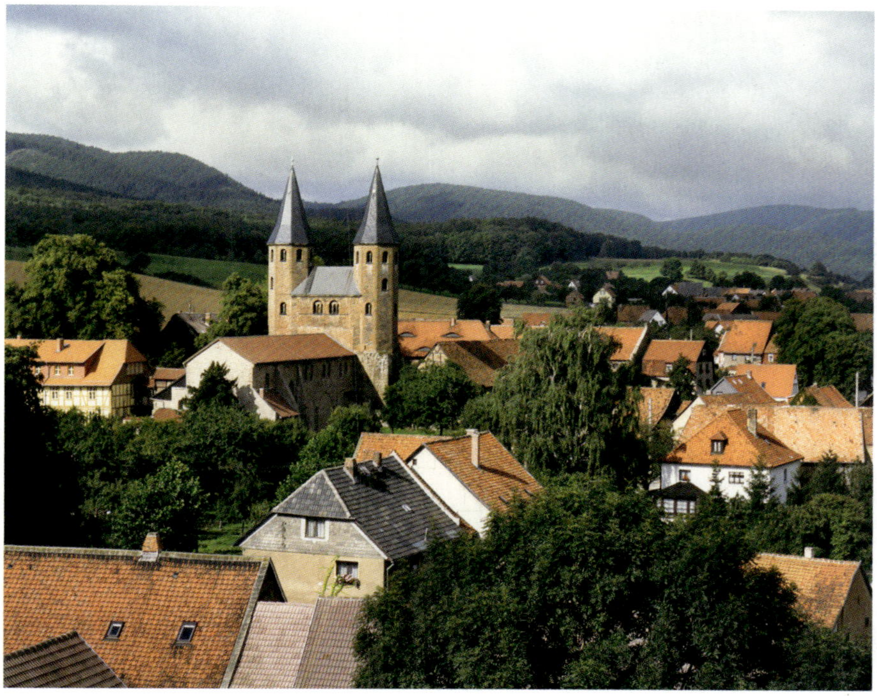

Drübeck, St. Vitus

für die Seitenaltäre und eine 85 Zentimeter hohe Kalvariengruppe aus Birnbaum, die sie der Äbtissin in großer Ehrerbietung inschriftlich widmete. Nach einem Jahr erhielt Gertrud Gröninger als Honorar 150 Reichstaler.

Auch aus einem anderen Grunde ist die heutige Klosterkirche interessant. Im Westen befindet sich in jenem Raumteil unter der Nonnenempore, den man für eine Krypta halten könnte, auf 14 Metern Länge das Südschiff des Vorgängerbaus. An dieser romanischen Hallenkirche sind außerdem Teile des ottonischen Gründungsbaus, ebenfalls eine Hallenkirche, ablesbar.

Drübeck, St. Vitus
Das ehemalige Benediktinerinnenkloster St. Vitus in Drübeck zählt zu den ältesten Klöstern in Sachsen-Anhalt. Schon vor dem Jahre 960 erstmals erwähnt, wurde es von Kaiser Otto I. als königliches Stift bestätigt. Ähnlich privilegiert wie Quedlinburg oder Gandersheim, wurden auch in Drübeck nur Adelige aufgenommen. Im Bauernkrieg wurde das Kloster schwer beschädigt und nach der Reformation in ein evangelisches Stift umgewandelt. Im 17. Jahrhundert kam es in den Besitz der Grafen von Stolberg-Wernigerode. – In der Klosterkirche wird nach längerer Zeit wieder der einfache Stützenwechsel bevorzugt, der Säule und Pfeiler im Wechsel anordnet und dadurch den Kirchenraum rhythmisiert.

Drübeck

Ähnlich reich ausgestattet wurde im 10. Jahrhundert das Frauenkloster St. Vitus in Drübeck. Kaiser Otto I. bestätigte Drübeck als königliches Stift. Ebenso privilegiert wie die Stifte Quedlinburg oder Gandersheim, nahm Drübeck bis ins 13. Jahrhundert ausschließlich adelige Frauen auf. Entsprechend hoch war der Bildungsstand und aufwendig die Klosterausstattung. Von letzterer ist allerdings nichts mehr erhalten. Die figürlichen Kapitelle lassen jedoch erahnen, dass man sich in Drübeck die besten Steinmetzen leisten konnte und sie von weither holte. Obwohl das nördliche Seitenschiff fehlt und die Mittelschiffarkade seitdem zur Außenwand geworden ist, lässt sich im wiederhergestellten Innenraum mit dem einfachen Stützenwechsel, der flachen Decke und den kleinen Obergadenfenstern die alte Klosterkirche ablesen.

Wie eng die wirtschaftlichen und damit auch künstlerischen Verbindungen nach Konstantinopel und in das Kalifat Córdoba waren, lassen die vielen hochwertigen Details am Gebäude erahnen.

Man denke nur an das von Otto I. 937 gestiftete Magdeburger Mauritiuskloster, den späteren Magdeburger Dom, für den nicht nur antikes Baumaterial und Reliquien, sondern auch ›griechische‹ Maler geholt wurden. Oder an die bis dahin in Sachsen unbekannten Langhausemporen von Gernrode, über die sich die Äbtissin Hathui mit der Kaiserin Theophanu ausgetauscht haben wird. Selbst Dorfkirchen zeigen an ihrer Ausmalung, wie in Pretzien, durch ihre Materialien und Motive, dass manche Menschen im Mittelalter weite Reisen auf sich nahmen und gefragte Bauleute durch ganz Europa reisten.

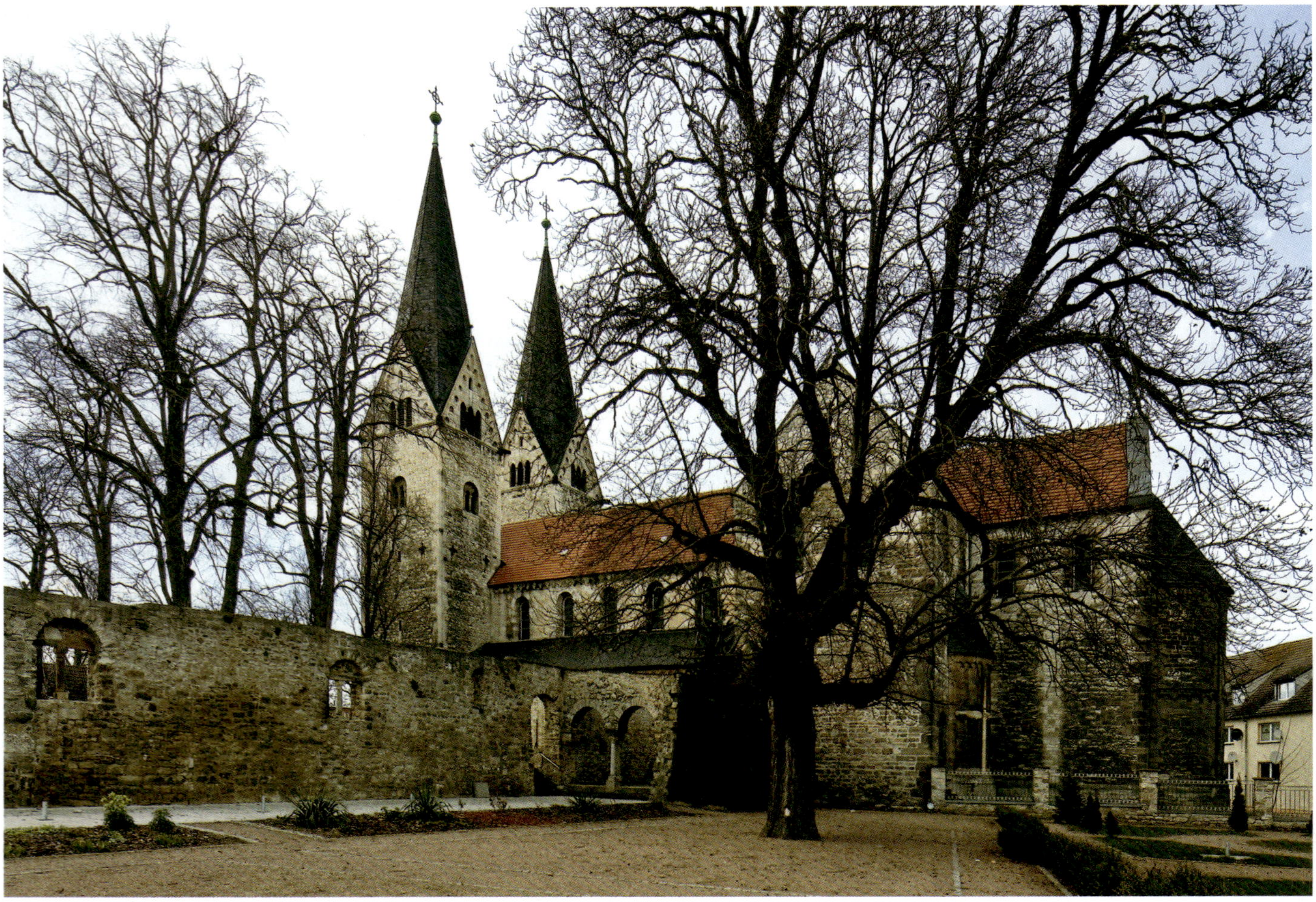

Hecklingen, ehemaliges Nonnenkloster

Hecklingen und die Hirsauer Baureform

Mit Sicherheit zählten Nonnen und Mönche zu denjenigen, die es freiwillig oder auf Anordnung in Gegenden weit von ihrer Heimat verschlagen konnte. Da sie Gehorsam gelobt hatten, konnte der Abt sie jederzeit in die Ferne schicken, um ein Tochterkloster zu gründen. Ihr Wissen um die Bautechnik nahmen sie mit. Wer in die Ungewissheit ging, schuf sich dort Vertrautes, baute wie in der Heimat und setzte die Tradition fort.

Auch an dem raffinierten Bauschmuck des ehemaligen Nonnenklosters in Hecklingen lässt sich ablesen, dass man mit oströmischer Bautradition in Berührung gekommen war. Die Klosterkirche St. Georg und St. Pankratius liegt südlich der sächsischen Metropole Magdeburg, in der sich die Fernhandelsstraßen trafen und wo auch der romanische Dom Ottos I. beim Baubeginn Hecklingens um 1150 noch stand. Ebenso deuten viele spätere Einzelmotive in Hecklingen auf byzantinische Kenntnisse, so etwa die Stuckengel an der Mittelschiffwand aus der Zeit um 1220.

Hecklingen ist in vielfacher Hinsicht interessant, denn bei allem Reichtum in der Ausstattung vermittelt die Kirche zugleich ein Beispiel für das sehr klare, einfache ›Hirsauer Bauschema‹. Vom französischen Cluny ausgehend, breitete sich diese Reformbewegung auch in den Osten aus. Die Mönche mahnten zur Rückbesinnung auf die alten benediktinischen Ideale, die ein einfaches Leben in Armut forderten. Das schloss auch die Bauten ein. Vom Kloster Hirsau im Schwarzwald gelangte die ›Hirsauer Reform‹ in das altehrwürdige Halberstadt, wo die Liebfrauenkirche zum Inbegriff der Hirsauer Bauschule wurde, und nach Hamersleben.

Hecklingen
Das Nonnenkloster Hecklingen wurde um die Mitte des 12. Jahrhunderts begonnen. Es liegt auf dem Weg zwischen Magdeburg, Quedlinburg und Gernrode und lässt auf die künstlerischen Verbindungen zu Byzanz schließen.

Hamersleben, Stiftskirche St. Pankratius
St. Pankratius in Hamersleben entstand nach 1112 nach dem Hirsauer Reformschema. Die dreischiffige Basilika mit apsidialem Chorabschluss verzichtet auf eine Westturmfassade. Dafür ist die Bauplastik der Kapitelle überwältigend reich.

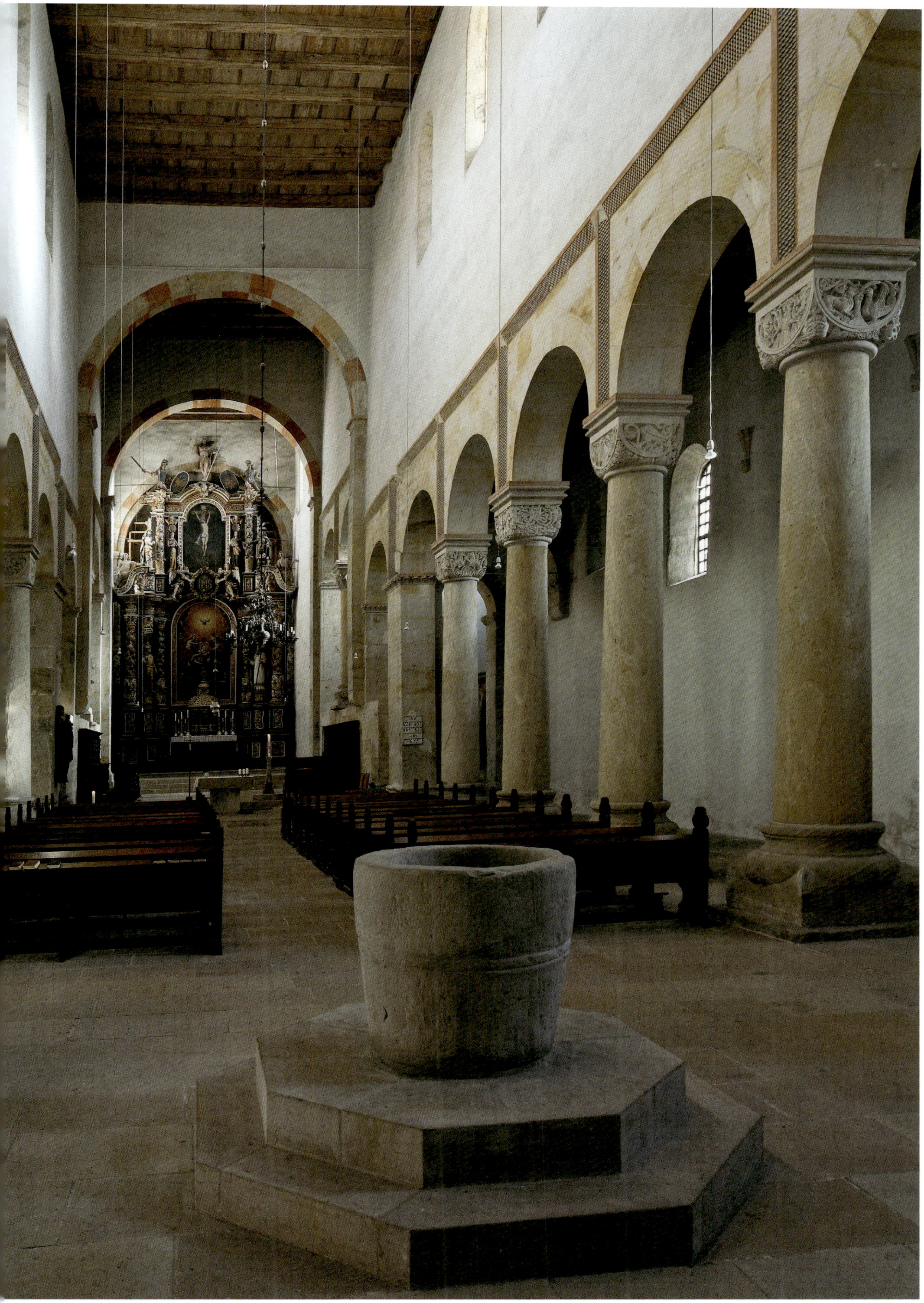

Hamersleben, Stiftskirche St. Pankratius

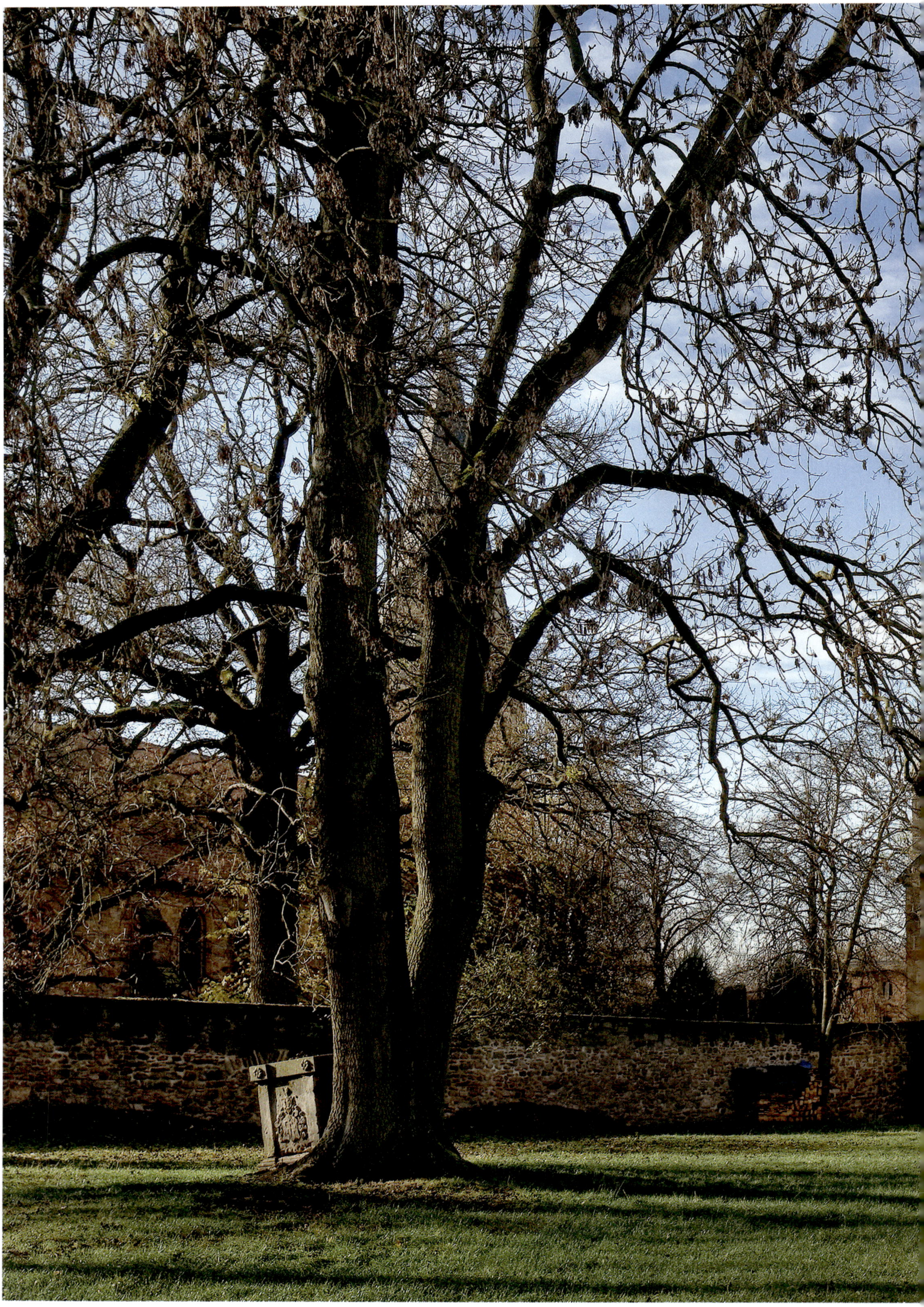

Hamersleben, St. Pankratius, Choransicht

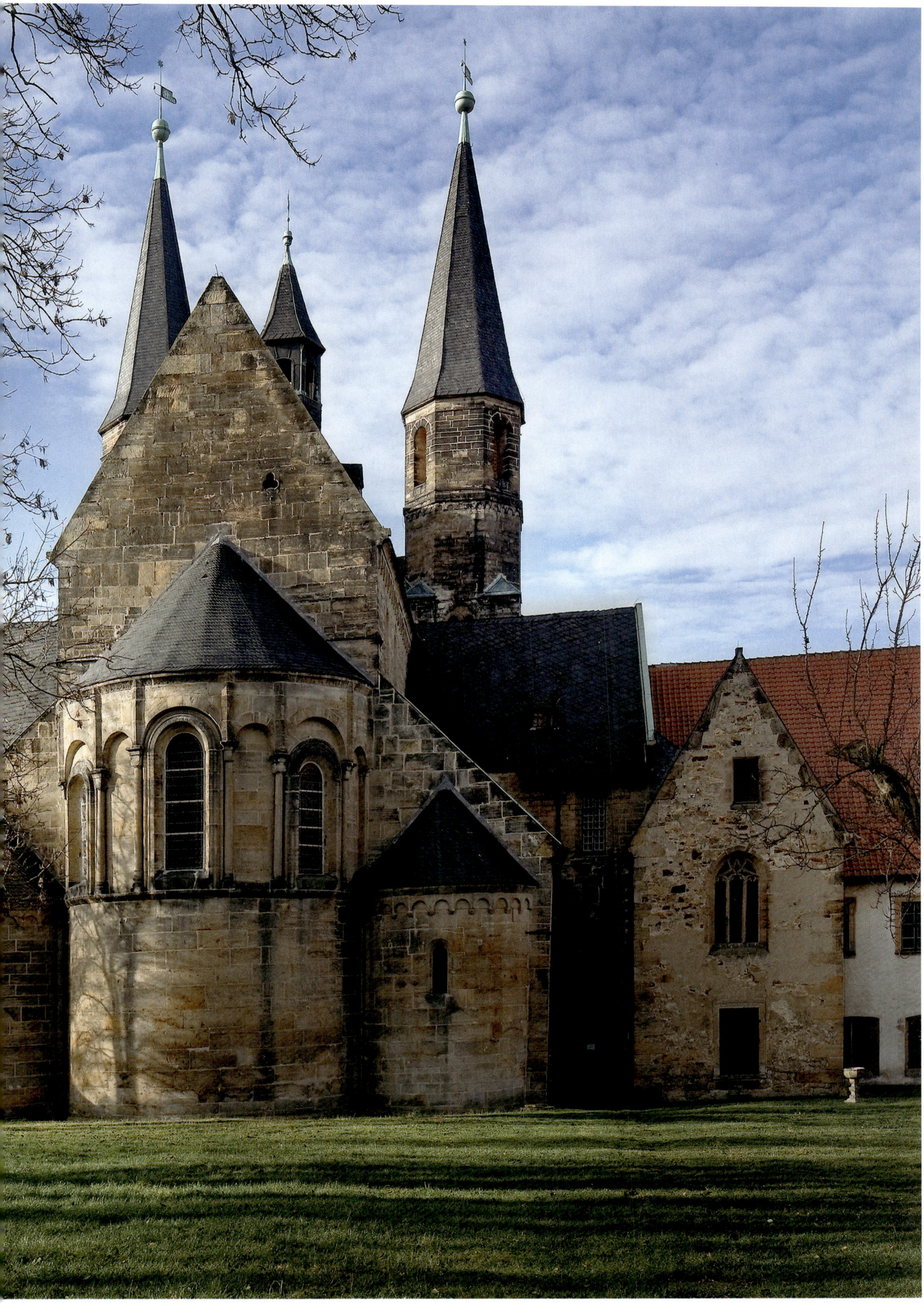

Hamersleben

Wie eine Erscheinung aus dem Mittelalter wirkt die Stiftskirche in Hamersleben. Mit Sicherheit gehört sie zu den stimmungsvollsten romanischen Kirchen. Sie hat mit Unterstützung der Denkmalpfleger als weitgehend originales Zeugnis aus dem Mittelalter überlebt.

Das von einer Klostermauer weitläufig umgebene ehemalige Augustiner-Chorherrenstift erscheint dem Besucher, als hätte es seit Jahrhunderten auf ihn gewartet. Diese vermeintliche Unberührtheit verweist auf die Behutsamkeit und Sachkenntnis, mit der die Denkmalpfleger seit dem 19. Jahrhundert vorgingen. Insbesondere dem ersten preußischen Konservator Ferdinand von Quast ist es zu verdanken, dass er den Wert der romanischen Kirche erkannte und 1857 Restaurierungsarbeiten einleitete, um die Bausubstanz zu sichern und den romanischen Raumeindruck zu bewahren. Ähnlich vorsichtig gingen die Denkmalpfleger und Restauratoren der DDR vor, als sie die Kirche über einen Zeitraum von zwanzig Jahren hinweg restaurierten. Sie sicherten den abgängigen Westgiebel und legten 1963 die Mittelschiffarkade wieder frei, die seit 1945 aus statischen Gründen zugemauert worden war.

So unvermittelt erhebt sich die Klosterkirche am Rande des Dorfes nach einer Fahrt durch die Landschaft über holprige Kopfsteinstraßen, dass man die Wirkung erahnen kann, die dieser Anblick auf einen Reisenden im Mittelalter ausgeübt haben muss. Jedes Kloster, das man nach etlichen Stunden zu Fuß durch Felder und Wälder, entlang von Flüssen und über Hügelketten schließlich am Horizont erblickte, vermittelte einen Hort der Zivilisation, eine Anlaufstelle, wo man Menschen antreffen würde, die eine Herberge boten und weiterhalfen.

Hirsauer Baureform als Vereinfachung? Hamersleben führt vor, wie der Verzicht auf luxuriöse, kostspielige Bauteile wie hohe Türme oder mächtige Querhäuser dazu führen kann, die Architektur noch eleganter und im baulichen Detail feiner durchzugestalten.

Die Kirche betritt man heute durch ein Portal im Osten. Der wilde Garten erinnert an ein lebendiges Paradiesgärtlein, einen Hortus Conclusus, den man von mittelalterlichen Tafelbildern kennt. Moderne Ergänzungen an der Kirche, wie das Eingangsportal, setzen die monastische Liebe zum Detail fort. Als Türgriff greift man einen Vogel, der sein Küken im Nest füttert.

Die Augen gewöhnen sich schnell an das gedämpfte Licht des Kirchenraumes, der als Pfarrkirche dient, und lassen die wunderbaren Stuckreliefs an der nördlichen Chorschranke plastisch hervortreten. Auf ihre Ähnlichkeit mit den Halberstädter und Hildesheimer Chorschranken wurde oft hingewiesen. In Hamersleben sind allerdings nur drei sitzende Relieffiguren erhalten.

Für den Kirchenraum und seine aufwendig bearbeiteten Kapitelle braucht man Zeit. Bei gleicher Grundfigur der Kapitellform, dem Würfelkapitell, nimmt der Schmuckreichtum von West nach Ost, und vom nördlichen zum südlichen Seitenschiff zu. Wie schon bei der Klosterkirche in Hadmersleben hat die Barockzeit auch in Hamersleben eine Ausstattung in den romanischen Raum eingebracht. Dank der denkmalpflegerischen Sorgfalt wirken heute auch hier der barocke Hochaltar und die Orgel als eigenständiger Schmuck, wie eine Skulptur, bei der das romanische Raumgefühl nicht gestört wird. Beide Sprachen stehen gleichwertig nebeneinander. Der Innenraum zeigt sich von der Hirsauer Bauschule beeinflusst, die über die thüringische Kirche St. Peter in Erfurt (1103–1147) aus Hirsau im Schwarzwald in die Königslandschaft Sachsen vermittelt wurde.

Keine Kirche ohne Christianisierung

Die Kritik am klösterlichen – oder besser unklösterlichen – Leben kam immer wieder aus den eigenen Reihen der Nonnen und Mönche. Wiederholt setzten charismatische Persönlichkeiten ihren Ruf, ihren Besitz und ihr Leben aufs Spiel, um die Zeitgenossen aufzurütteln, sich auf die alten klösterlichen Werte zu besinnen. Obschon Orden wie die Prämonstratenser und die Zisterzienser aus Reformabsichten entstanden, waren sie bei der gewaltsamen Christianisierung in den Kreuzzügen maßgeblich beteiligt. Dennoch

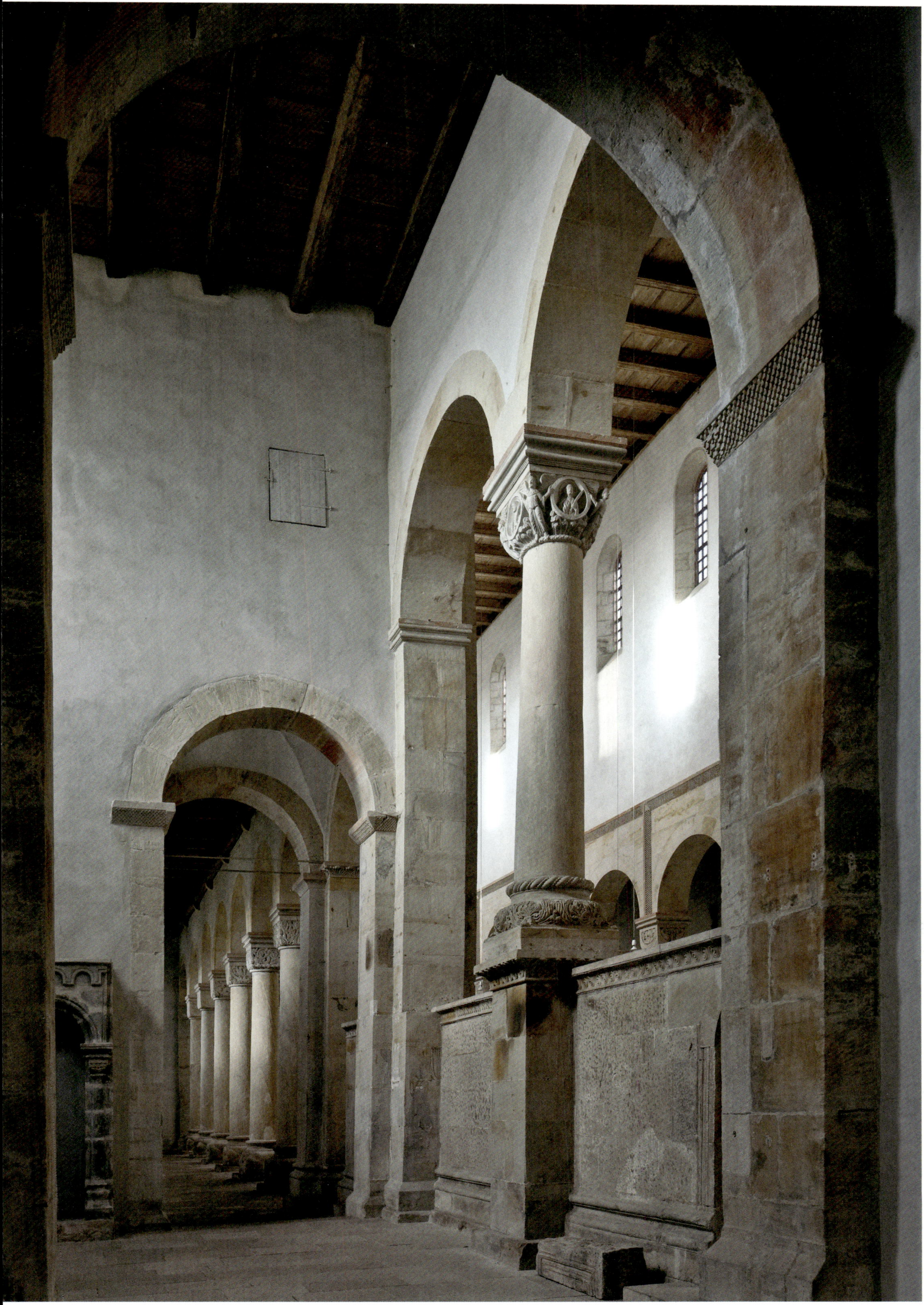

Hamersleben, St. Pankratius, südliche Chorschranke mit Mittelsäule

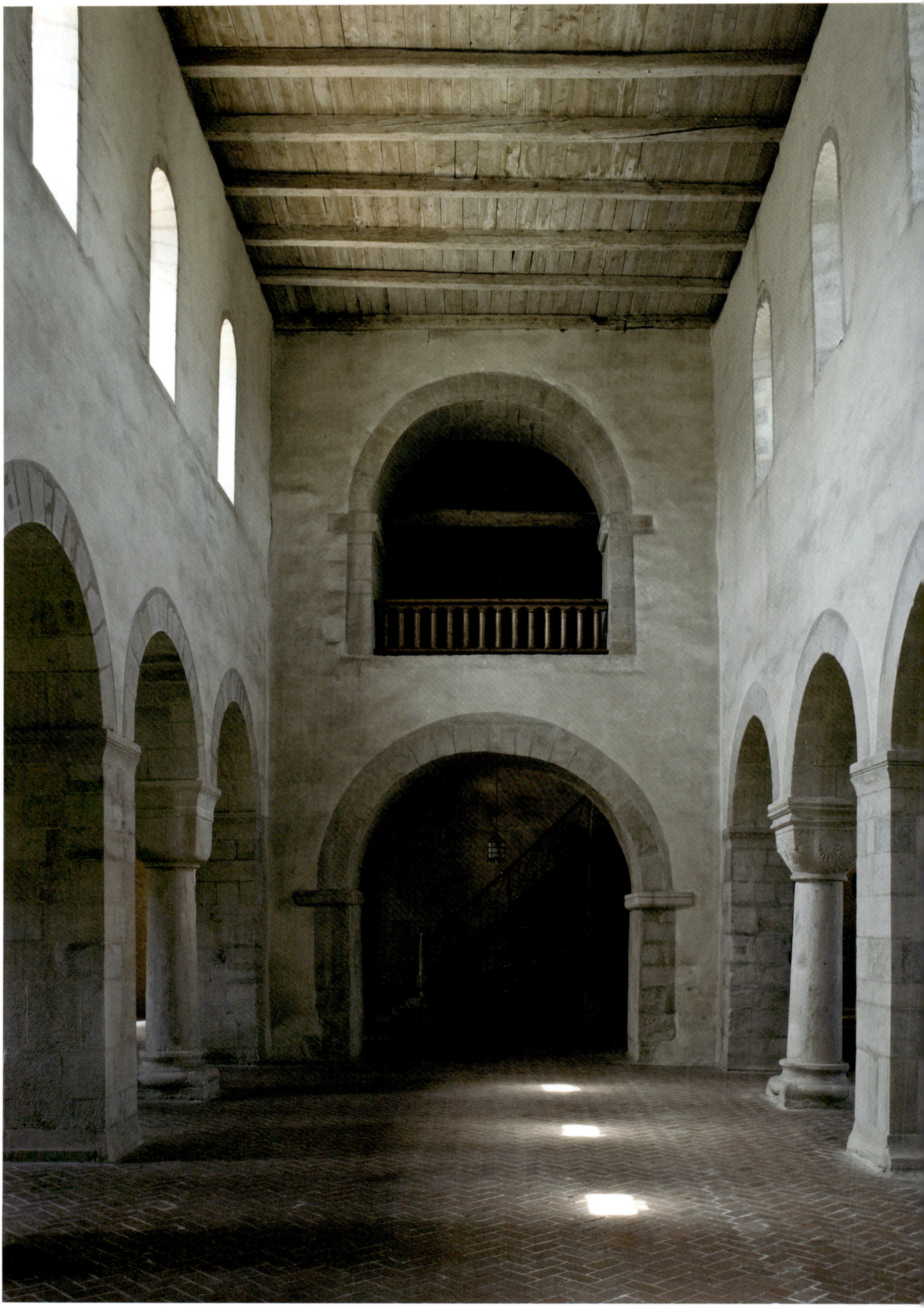

Klostermansfeld, Klosterkirche St. Marien

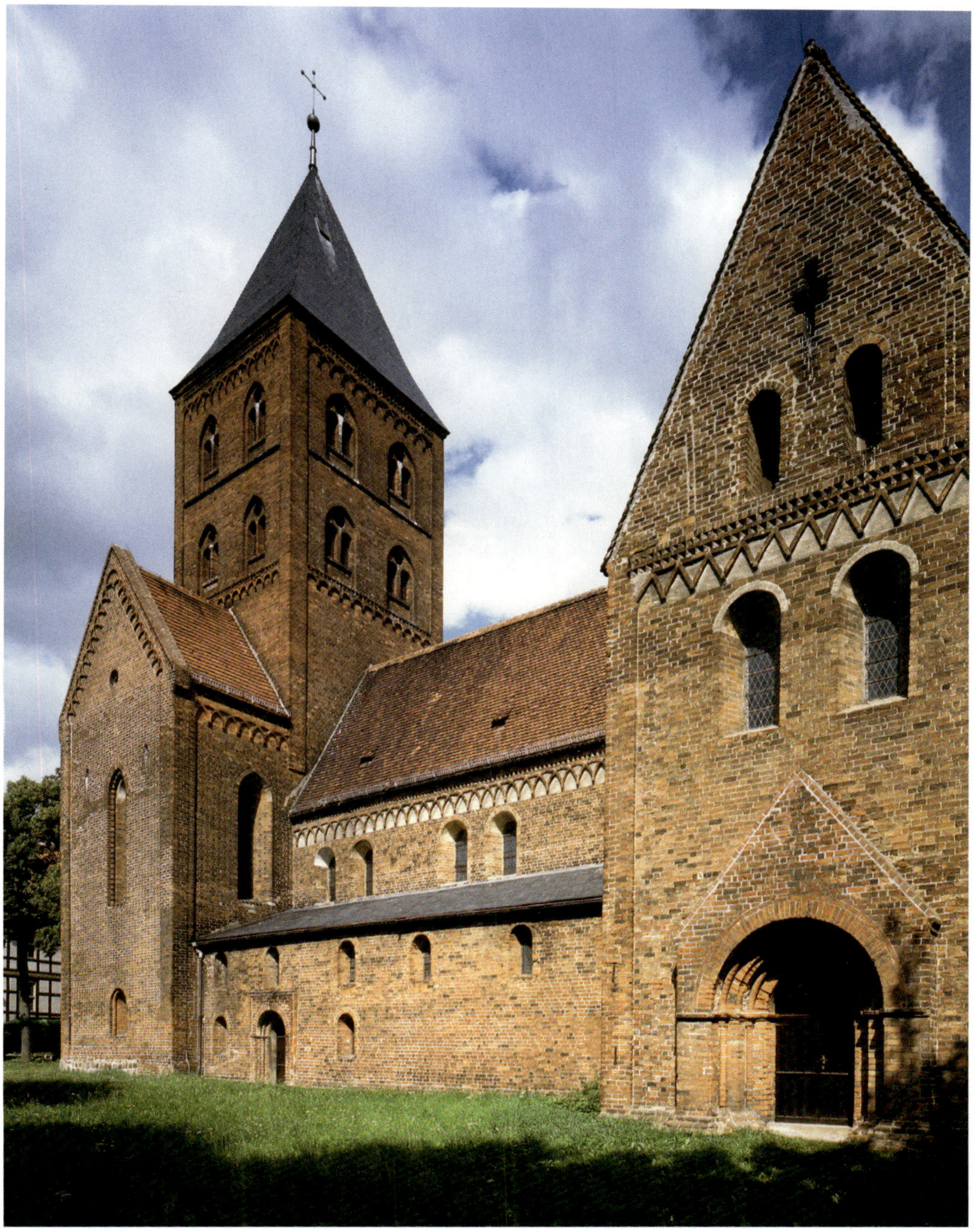
Diesdorf, Marienwerder

Diesdorf, Marienwerder
Die ehemalige Klosterkirche Marienwerder in Diesdorf wird heute als Pfarrkirche genutzt. Graf Hermann von Warpke-Lüchow hatte Diesdorf gestiftet, um von hier die Slawenmission zu unterstützen. Das Grabmal des Grafen, der 1272 starb, ist im nördlichen Seitenschiff erhalten. Am Außenbau sind sorgfältig gemauerte Lisenen zu erkennen, daneben Rundbogen- und Kreuzbogenfriese sowie ein doppeltes Deutsches Band.

Klostermansfeld, Klosterkirche St. Marien
Romanische Kirchen in Sachsen-Anhalt und Bergbau sind zwei Themen, die zusammen gehören. Die Klosterkirche in Klostermansfeld liegt im Mansfelder Land, das jahrhundertelang für den Bergbau bekannt war. Hier wurden Erze wie Kupfer und Silber gewonnen. Der Bergbau im Harz lieferte die Grundlagen für den Reichtum, ohne den die romanischen Baudenkmale nie hätten entstehen können. – Der heutige Raumeindruck der Klosterkirche geht auf das 12. Jahrhundert zurück. Der Bau wird mit Albrecht dem Bären in Verbindung gebracht, der 1158 nach Jerusalem gefahren ist und von dort Mönche mit nach Klostermansfeld gebracht hatte. Deshalb wurde das Kloster spätestens 1159 dem Orden vom Tale Josaphat übergeben.

schufen die Mitglieder dieser Orden in wenigen Jahrzehnten besonders viele und kunstvolle Klosterkirchen. Man denke nur an Jerichow, Havelberg und die vielen Dorfkirchen im Jerichower Land. Auch die zauberhaften Klosterkirchen in Diesdorf und Arendsee wurden von den Prämonstratensern in Jerichow beeinflusst. Die Aufgabe der Stiftsdamen und -herren in Diesdorf lautete: missionieren.

Dieser tragische Widerspruch zwischen Schönheit und Machtausübung ist in jedem Stein vermauert. Deshalb gehört das Thema bei einer Kirchenbetrachtung mit auf den Tisch oder auf das Papier, und zwar ohne Süffisanz, Häme und Zynismus. Es sollte mit Sachverstand in die Betrachtung einbezogen werden, denn es gehört zum Charakter der Baugattung dazu. Dann erst können die Kirchen ihre Großartigkeit und Schönheit offenbaren. Das christliche Gebot der Nächstenliebe will heute jegliche Gewalt grundsätzlich und bedingungslos ausschließen. Unsere Kirchen sind unersetzliche Kunstwerke von Menschen, die das damals oft anders sahen.

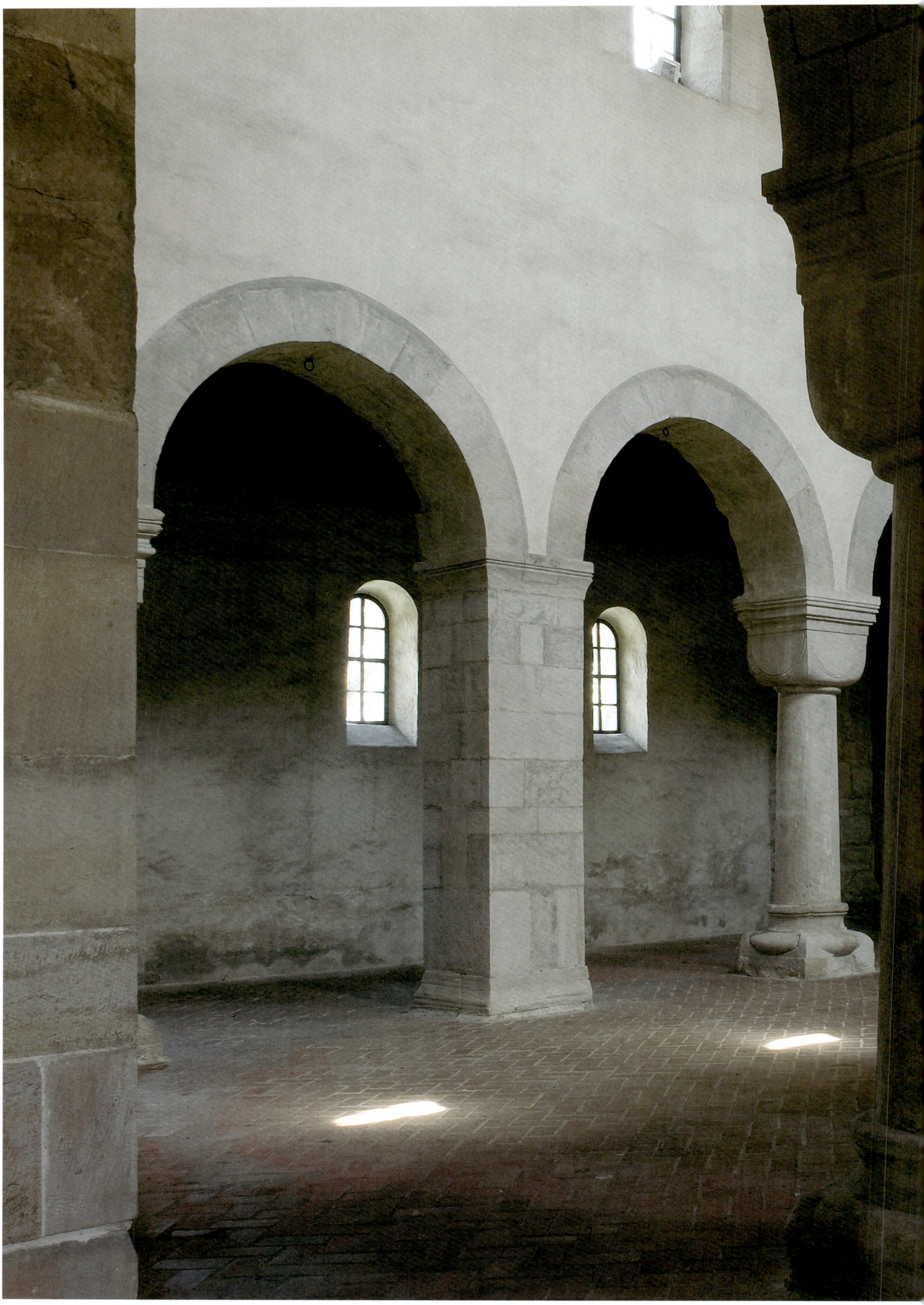

Klostermansfeld, Klosterkirche St. Marien

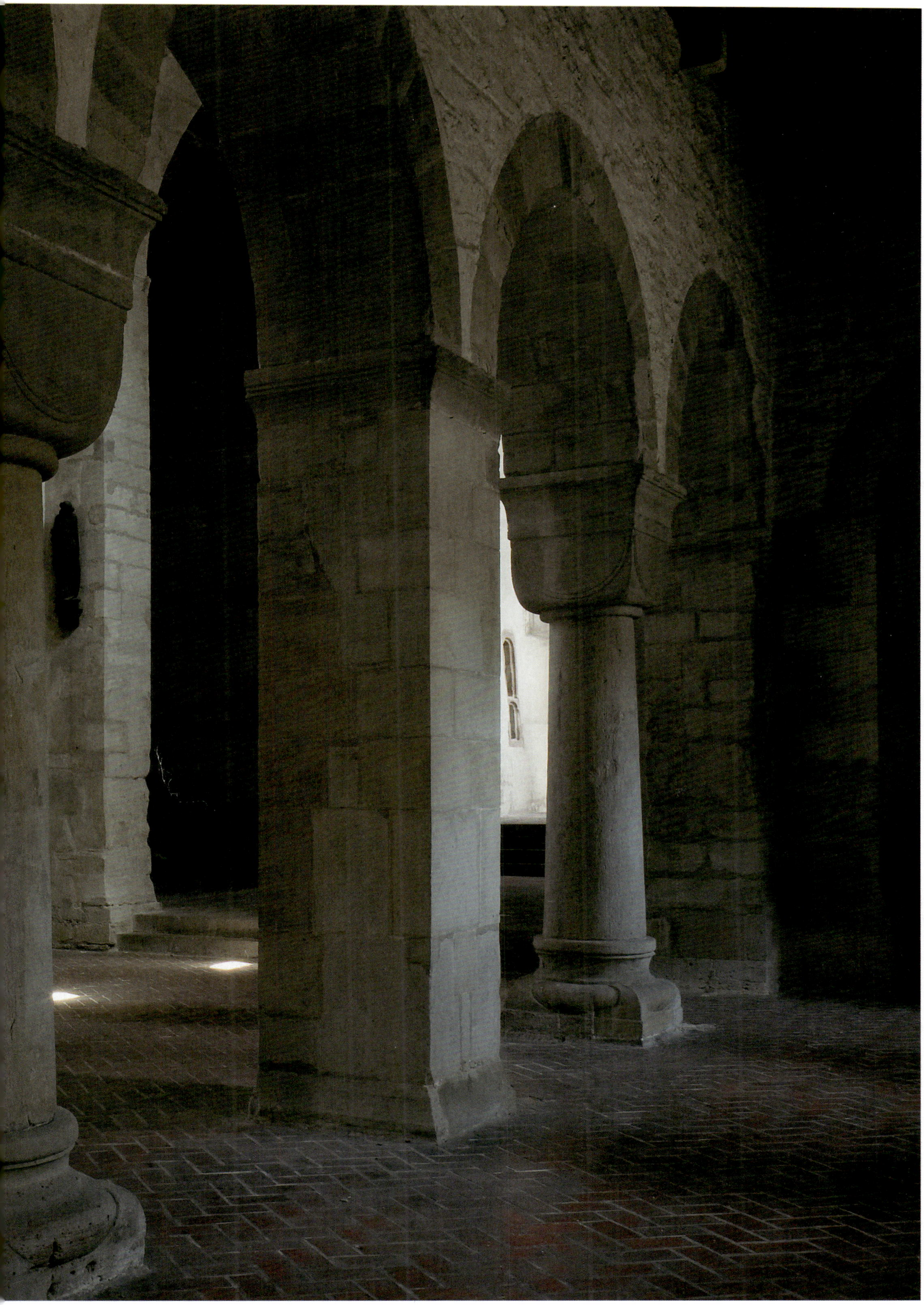

Arkade
Eine Arkade ist eine Folge von Säulen oder Pfeilern, die mit Bögen verbunden sind. Eine Blendarkade ist eine Bogenfolge, die einer Mauer aufgeblendet ist.

Basilika
Der Begriff bezeichnet einen Bautyp. Im Mittelalter gibt es vier Bautypen: Saal, Halle, Zentralbau, Basilika. Im Unterschied zu einer Halle ist eine Basilika ein Raum, dessen Mittelschiff nicht nur höher ist als die Seitenschiffe, sondern der zugleich durch Fenster im Obergaden separat beleuchtet wird.

Chor
Der Chor ist bei mittelalterlichen Kirchen der für das Gebet der Geistlichen und den Chorgesang bestimmte Raumteil einer Kirche. Bis auf wenige Ausnahmen liegt der Chor immer im Osten, weil die Heilige Stadt Jerusalem nach der damaligen Vorstellung im Osten liegt. Da man davon ausgeht, dass die meisten Kirchen geostet sind, beschreibt man die Lage der Gebäudeteile mit den Himmelsrichtungen. So weiß jeder Betrachter unabhängig von seinem subjektiven Standort, was gemeint ist.

Gesims
Das Gesims ist ein horizontales Gliederungselement, das friesartig dekoriert sein kann, aber nicht sein muss. Im Unterschied dazu ist ein Fries ein horizontales Gliederungselement mit einer Abfolge von darstellerischen Elementen.

Gewände
Als Gewände bezeichnet man die Laibung eines Portals oder eines Fensters, wenn sie schräg geführt ist.

Gewölbe
Gewölbe entstehen erst in der späteren Romanik. Ottonische Kirchen sind bis dahin flach gedeckt. Ein Gewölbe überspannt einen Raum als konkaver Mauerverbund, der sich selbst trägt.

Giebel
Ein Giebel ist die Abschlussform eines Satteldaches oder auch die Bekrönung eines Fensters.

Grundriss
Der Grundriss ist ein zeichnerisches Mittel, um Architektur darzustellen. Er ist der horizontale Schnitt durch das gesamte Gebäude in etwa einem Meter Höhe. Eine Ausnahme bilden Kirchengrundrisse, bei denen der horizontale Schnitt etwas höher liegt, weil man auch die Fenster und Gewölbe einzeichnen will.

Halle
Der Begriff bezeichnet einen Kirchen-Bautyp. Eine Halle oder Hallenkirche ist eine mehrschiffige Kirche, bei der alle Schiffe gleich lang sind und die gleiche Deckenhöhe aufweisen. Dadurch wird der Raum gleichmäßig von Licht durchflutet, und es sind axiale Blickbeziehungen möglich. Eine Hallenkirche kann keinen Obergaden haben, weil die Seitenschiffe ebenso hoch wie das Mittelschiff sind.

Joch
Ein Joch ist die Einheit der Gewölbefelder zwischen den Stützen, bestehend aus dem Gewölbefeld von nördlichem Seitenschiff, Mittelschiff und südlichem Seitenschiff. Das Joch wird vom nächsten Joch in Längsrichtung des Gebäudes durch den Gurtbogen getrennt. Bei der Beschreibung des Grundrisses einer Kirche werden die Joche in der Richtung der Längsachse gezählt. Mehrere Joche hintereinander ergeben das Kirchenschiff.

Kämpfer
Die Zone bei einer Stütze, in der die Krümmung eines Bogens oder Gewölbes beginnt. In der Romanik schließt der Kämpfer oft das Kapitell nach oben ab. Später verschmelzen Kapitell und Kämpfer zu einer einzigen Form.

Kapitell
Ein Kapitell ist das ausladende Kopfstück einer Stütze. Der Begriff ist vom lateinischen capitulum bzw. capitellum abgeleitet, was ›Köpfchen‹ heißt. Das Kapitell vermittelt zwischen der Stütze und der Last, die sie trägt. Es gibt eine Vielzahl von Kapitellformen. In ottonischer Zeit entsteht das Würfelkapitell.

Krypta
Die Krypta ist ein Raum, der meistens unter der Kirche liegt. Häufig liegt die Krypta im Osten unter dem Chor und diente oft dem Grab- und Reliquienkult. Da die frühen Krypten als Gang ausgebildet waren und erst später zu einem (Aufenthalts-) Raum wurden, nimmt man an, dass Krypten entwickelt wurden, um den Pilgergruppen zu ermöglichen, am Grab des Heiligen vorbeizugehen, ohne den Gottesdienst zu stören. Aus der Romanik sind viele Krypten überliefert. Nach der staufischen Zeit (bis 1250) werden sie seltener.

Lettner
Der Lettner ist eine steinerne oder hölzerne Raumschranke, die den Chor als Raum der Geistlichen von der Laienkirche im Langhaus trennt. Der Lettner diente zugleich als Bühne, etwa zum Verlesen der Evangelien. Vor ihm steht im Westen der Volksaltar.

Lisene
Eine Lisene ist eine leicht vortretende Mauervorlage zur optischen Gliederung der Wand. Sie hat im Unterschied zum Pilaster selten eine Basis, (meist) keinen Kämpfer und kein Kapitell.

Mittelschiff
Das Mittelschiff ist die mittlere, von Scheidarkaden seitlich abgegrenzte Raumeinheit einer mehrschiffigen Anlage.

Obergaden
Der Obergaden ist der bei einer Basilika erhöhte, durchfensterte Mauerteil der Mittelschiffwand.

Pfeiler
Der Pfeiler ist ebenso wie die Säule eine Stütze. Im Unterschied zur Säule hat der Pfeiler aber kein Kapitell. Er schließt meist mit einem Kämpfer ab, der vorkragend (hervorstehend) und profiliert sein kann. Der Kämpfer hat die Aufgabe, den Gewölbeschub auf den Pfeiler abzuleiten, wobei die Auskragung rein dekorative Funktion hat.

Querhaus und Querschiff
Das Querhaus oder Querschiff ist der quer zur Kirche ausgerichtete Bauteil. Das Querschiff hat die gleiche Deckenhöhe wie das Mittelschiff, während das Querhaus niedriger sein und auch aus mehreren baulichen Einheiten bestehen kann.

Saal, Saalkirche
Der Begriff bezeichnet einen Bautyp. Ein Saal ist ein Raum, der nicht durch Stützen untergliedert ist, also ein Einraum. Dies ist die einfachste und älteste Raumform, in der die frühen Dorfkirchen und Kapellen, versehen mit einer Apsis oder einem Rechteckchor, gebaut wurden.

Säule
Eine Säule ist eine besondere Form der Stütze. Im Unterschied zum Pfeiler handelt es sich bei der Säule um ein rundplastisches Element, das ein Kapitell trägt. Eine Säule besteht aus: Basis, Säulenschaft, Kapitell, Kämpfer. Im Unterschied zum umgangssprachlichen Gebrauch des Begriffes wird bei mittelalterlichen Bauteilen zwischen Säule und Pfeiler unterschieden.

Seitenschiff
Ein Seitenschiff ist eine parallel zum Mittelschiff gelegene Raumeinheit bei mehrschiffigen Anlagen. Normalerweise besitzt ein romanischer Kirchenbau zwei Seitenschiffe.

Stil
Unter Stil – wie zum Beispiel ›ottonischer Stil‹ – versteht man die Summe der Eigenschaften, die mehreren Werken gemeinsam sind (nach Heinrich Wölfflin und Alois Riegel). Man benutzt den Begriff, um einzelne formgleiche Kunstwerke unterscheiden zu können. Es gilt folglich, Stil und Form unabhängig voneinander zu betrachten, obwohl sie eng miteinander verbunden sind. Ein neuer Stil kann neue Formen hervorbringen, aber allein die Angabe des Stils ist zu grob, um einem Kunstwerk gerecht zu werden.

Triumphbogen
Als Triumphbogen bezeichnet man den Bogen, der den Chor von der Vierung oder vom Langhaus trennt.

Turm
Ein Turm an Kirchen oder auf Burgen dient in erster Linie der Repräsentation. Je höher der Turm ist, desto mächtiger will sich sein Bauherr darstellen. Ein Vierungsturm ist der Turmaufbau, der sich über der Vierung befindet und deshalb statisch besonders heikel ist, weil er keinen durchgehenden Unterbau hat, und seine Last nach außen abgeleitet werden muss.

Vierung
Als Vierung bezeichnet man den Raumteil, der an der Schnittstelle von Langhaus und Querhaus entsteht. Auf Grundrissen kann man Vierungen an dem quadratischen Feld erkennen. Will man die Vierung genau beschreiben, unterscheidet man zwischen ›ausgeschiedener‹ und ›abgeschnürter‹ Vierung. Bei der ausgeschiedenen Vierung sind die Raumhöhen der angrenzenden Bauteile gleich hoch und breit. Nur dann ergibt sich als Vierung ein Quadrat. Bei einer solchen Durchdringungsform verlaufen die Mauern in einer vertikalen Ebene. Die erste erhaltene, nachweisbare Vierung findet sich in der ottonischen Kirche St. Michael in Hildesheim (1010–1033). Die abgeschnürte Vierung hingegen ist ein Rechteck – sie kann somit auch ein Quadrat sein. Die angrenzenden Räume müssen nur annähernd gleich hoch sein, und die Vierung ist durch Mauerzungen abgesetzt. Das bedeutet, dass die Mauern nicht fluchten.

Lesestoff

Verwendete Kataloge

Europas Mitte um 1000. Hsg.: Alfried Wieczorek und Hans-Martin Hinz. 3 Bde. Stuttgart 2000

Europas Kunst um 1000. 950–1050. Hsg.: Liana Castelfranchi Vegas. Regensburg 2001

Krönungen. Könige in Aachen – Geschichte und Mythos. Hsg.: Mario Kramp. 2 Bde. Mainz 2000

799 – Kunst und Kultur der Karolingerzeit. Karl der Große und Papst Leo III. in Paderborn. Hsg.: Christoph Stiegemann und Matthias Wemhoff. Mainz 1999

Quellen für die Ottonenzeit

Thietmar von Merseburg: Chronicon. Chronik. Neu übertragen und erläutert von Werner Trillmich. Darmstadt 1957, 1962 (= Freiherr-vom-Stein-Gedächtnisausgabe Bd. 9)

Widukind von Corvey: Res gestae Saxonicae. Die Sachsengeschichte. Hsg. und Übersetzer: Ekkehart Rotter und Bernd Scheidmüller. Stuttgart 1992 (2. Auflage)

Der ›Dehio‹

Georg Dehio: Handbuch der Deutschen Kunstdenkmäler. Sachsen-Anhalt. Band I (1990) und II (1999). München, Berlin

Überblicksdarstellungen

Johannes Laudage: Otto der Große (912–973). Eine Biographie. Regensburg 2001

Gerd Althoff: Die Ottonen. Königsherrschaft ohne Staat. Stuttgart, Berlin, Köln 2000

Jutta Gladen: Auf den Spuren Ottos des Großen. Eine historische Entdeckungsreise entlang der Straße der Romanik. Halle / Saale 2001

Walter Merfert: An Elbe und Saale, zwischen Hakel und Heide. Sachzeugen der Kulturgeschichte – ein Kunstreisenbegleiter. Aus: Beiträge zur Kulturgeschichte der Magdeburger Börde und ihrer Randgebiete. Band 1, Oschersleben 1999

Walter Wulf: Romanik in der Königslandschaft Sachsen. Würzburg 1996

Aufsatzsammlungen

Memleben. Königspfalz – Reichskloster – Propstei. Hsg.: Helge Wittmann. Petersberg 2001

Form und Stil. Festschrift für Günther Binding zum 65. Geburtstag. Hsg.: Stefanie Lieb. Darmstadt 2001

Helmut Asmus und Manfred Wille: 1200 Jahre Stadtgeschichte Magdeburgs. Von der Kaiserpfalz zur Landeshauptstadt. Band 1, Magdeburg 2000

Zur Geschichte der Denkmalpflege

Peter Findeisen: Geschichte der Denkmalpflege. Sachsen-Anhalt. Von den Anfängen bis in das erste Drittel des 20. Jahrhunderts. Berlin 1990

Ein ›Klassiker‹

Hans Jantzen: Ottonische Kunst. München 1947, Berlin 1990

Überblick über Krypten

Ulrich Rosner: Die ottonische Krypta. Diss. Köln 1991

Überblick über Pfalzen

Günther Binding: Deutsche Königspfalzen von Karl dem Großen bis Friedrich II. (765–1240). Darmstadt 1996

Informationen rund um die Straße der Romanik

www.strassederromanik.de
www.strasse-der-romanik.net

www.dome-schloesser.de
www.die-domschaetze.de
www.vereinigtedomstifter.de

www.stiftskirche-gernrode.de
www.kloster-druebeck.de
www.kloster-jerichow.de
www.museum.de/museen/doppelkapelle-und-museum-landsberg
www.pfalz-tilleda.de

www.kirchenlandkarte.de
www.oekumenischer-pilgerweg.de
www.lutherweg.de
http://sachsen_anhalt.viaregia.org

DEUTSCHE STIFTUNG DENKMALSCHUTZ

Wir bauen auf Kultur.

Sitz der Stiftung Schlegelstraße 1, 53113 Bonn
Tel. 0228 9091-0, Fax 0228 9091-109

Die Deutsche Stiftung Denkmalschutz ist die größte private Initiative für Denkmalpflege in Deutschland. Sie setzt sich seit 1985 kreativ, fachlich fundiert und unabhängig für den Erhalt bedrohter Baudenkmale ein. Ihr ganzheitlicher Ansatz ist einzigartig und reicht von der Notfall-Rettung gefährdeter Denkmale, pädagogischen Schul- und Jugendprogrammen bis hin zur bundesweiten Aktion „Tag des offenen Denkmals". Rund 400 Projekte fördert die Stiftung jährlich, vor allem dank der aktiven Mithilfe und Spenden von über 200.000 Förderern. Insgesamt konnte die Deutsche Stiftung Denkmalschutz bereits über 5.000 Denkmale mit mehr als einer halben Milliarde Euro in ganz Deutschland unterstützen. Doch immer noch sind zahlreiche einzigartige Baudenkmale in Deutschland akut bedroht.

Wir bauen auf Kultur – machen Sie mit!

Mehr Information auf www.denkmalschutz.de

Spendenkonto
IBAN: DE71 500 400 500 400 500 400
BIC: COBA DEFF XXX

Impressum
© Deutsche Stiftung Denkmalschutz (Hrsg.)
Monumente-Publikationen
Schlegelstraße 1, 53113 Bonn, Tel. 0228 9091-300
www.denkmalschutz.de, www.monumente-shop.de
E-Mail: shop@monumente.de

Die Deutsche Nationalbibliothek verzeichnet dieses Buch in der Deutschen Nationalbiografie. Detaillierte bibliografische Informationen über diese Publikation sind abrufbar unter http://dnb.d-nb.de.

ISBN Festeinband 978-3-86795-127-2
ISBN Paperback 978-3-86795-125-8

Idee, Konzeption, Text, Redaktion und Gestaltung
Angela Pfotenhauer und Elmar Lixenfeld
www.duodez.de

Innenaufnahmen des Merseburger und Naumburger Doms mit freundlicher Genehmigung der Vereinigten Domstifter zu Merseburg und Naumburg und des Kollegiatstifts Zeitz. – Innenaufnahmen des Magdeburger und Halberstädter Doms, von Hamersleben, Schloss Neuenburg und Leitzkau mit freundlicher Genehmigung der Stiftung Dome und Schlösser in Sachsen-Anhalt. – Weitere freundliche Genehmigungen für Innenaufnahmen von der Stadt Landsberg und dem Museum, der Stiftung Kloster Jerichow, dem Evangelischen Pfarramt St. Cyriakus in Gernrode, dem Landeskirchenamt der Evangelischen Kirche in Mitteldeutschland, der Touristinformation Quedlinburg, den Gemeinden in Hadmersleben, Klostermansfeld und Sangerhausen, dem Kloster Petersberg in Petersberg bei Halle/Saale.

Schrift Barudio und Alibi von Elmar Lixenfeld
Druck Rehms Druck GmbH, Borken

Titelmotiv Landsberg, Doppelkapelle, Kapitell
Rückseite Arendsee, Klosterkirche
Vorsatz Landsberg, Doppelkapelle
Nachsatz Hamersleben, Stiftskirche

Bisher erschienene Bände der Monumente-Edition von Angela Pfotenhauer und Elmar Lixenfeld

Backsteingotik
Romanik in Sachsen-Anhalt
Barock in Sachsen
Quedlinburg
Wismar und Stralsund
Weimar (vergriffen)
Oberes Mittelrheintal
Trier
Frankfurt am Main
Der Rheingau
Mainz
Eifel
Köln